# 治疗药物监测质量控制与人员培训手册

主　编　张　峻　张相林

副主编　姚　勤　黄　桦　李晓甦　陈文倩

编　委（以姓氏笔画为序）

王晶晶　刘兴龙　李　骞　李晓甦

张　峻　张相林　陈文倩　陈寒梅

周　琼　郑巧玲　赵　婷　姚　勤

黄　桦

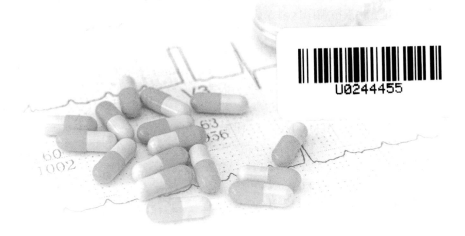

人民卫生出版社
·北京·

**图书在版编目（CIP）数据**

治疗药物监测质量控制与人员培训手册 / 张峻，张相林主编 . —北京：人民卫生出版社，2024.4
ISBN 978-7-117-36001-2

Ⅰ.①治…　Ⅱ.①张…　②张…　Ⅲ.①药物 – 监测 – 手册　Ⅳ.①R969-62

中国国家版本馆 CIP 数据核字（2024）第 031668 号

| 人卫智网 | www.ipmph.com | 医学教育、学术、考试、健康，购书智慧智能综合服务平台 |
| 人卫官网 | www.pmph.com | 人卫官方资讯发布平台 |

---

# 治疗药物监测质量控制与人员培训手册
Zhiliao Yaowu Jiance Zhiliang Kongzhi yu Renyuan Peixun Shouce

主　　编：张　峻　张相林
出版发行：人民卫生出版社（中继线 010-59780011）
地　　址：北京市朝阳区潘家园南里 19 号
邮　　编：100021
E - mail：pmph @ pmph.com
购书热线：010-59787592　010-59787584　010-65264830
印　　刷：三河市博文印刷有限公司
经　　销：新华书店
开　　本：710×1000　1/16　印张：16
字　　数：253 千字
版　　次：2024 年 4 月第 1 版
印　　次：2024 年 4 月第 1 次印刷
标准书号：ISBN 978-7-117-36001-2
定　　价：69.00 元

打击盗版举报电话：010-59787491　E-mail：WQ @ pmph.com
质量问题联系电话：010-59787234　E-mail：zhiliang @ pmph.com
数字融合服务电话：4001118166　E-mail：zengzhi @ pmph.com

# 前　言

治疗药物监测（therapeutic drug monitoring，TDM）是一门研究个体化药物治疗机制、技术、方法和临床标准，并将研究结果转化应用于临床治疗以指导临床合理用药的临床实践药学学科。治疗药物监测用具体的药学技术和方法指导合理用药（安全、有效、经济、适宜），其目的是通过分析技术检测体内的药物暴露和遗传因素的影响，应用药动学/药效学原理和方法调整给药方案，结合定量药理学、药物治疗学、循证药学多学科研究个体化药物治疗规律，制订适合患者的个体化给药方案，其核心是个体化药物治疗，是药师对患者进行药学监护的重要手段之一。

TDM 旨在对患者实施个体化药物治疗，提高药物疗效，减少毒副作用，降低药物治疗成本。TDM 的实施不仅提供检测数据结果，还对优化药物治疗方案、提高药物疗效、降低毒副作用、节省药物治疗费用具有十分重要的意义。我国早在 20 世纪 70 年代就开展了此项工作，经过 50 多年的发展，随着国家合理用药相关政策的要求提高、医学理念和技术的进步及药物治疗方法的不断创新，我国 TDM 工作在技术、方法、可监测药物品种数等方面均已有了很大突破，TDM 的理论技术及应用得到了长足的进步，并成为临床治疗中不可或缺的重要专业技术支撑之一，其在临床治疗中的价值也逐渐被实践所证明。然而，此项工作因受专业技术人员、设备设施等要求高所限，与国外相比还有较大差距。在国外，TDM 已成为临床实验室常规检测项目和临床医师用药的重要依据之一，而国内仍存在发展速度缓慢、各地发展不平衡等问题。随着国家和民众对药物治疗科学化和精准化的要求提高，TDM 工作在各级医疗机构中的逐步开展是大势所趋。

2019 年 8 月由中国药理学会治疗药物监测研究专业委员会发布了中国首个《治疗药物监测工作规范专家共识（2019 版）》，对我国 TDM 工作的规范开展指明了方向。有能力开展 TDM 的医疗机构除了积极探索 TDM 服务临床的新技术、新方法、新模式外，也在努力推进各级各类医疗机构开展此项工作及推进同质化管理，这使得开展 TDM 工作的医院数量和检测项目数逐年上升。但目前全国的调研数据表明，部分医院还存在检测技术标准不统一、人员资质及操作不规范、定量仪器未定期校验审核、未参加室间质量评价、检测结果不同质等问题，检测结果的准确性和同质性得不到保证。另外，药学服务覆盖率偏低，有资质进行报告解读和提出建议的药师不足，导致了部分医疗机构或针对所做的检测项目只能出具报告结果而无法提供相关药学服务或提供的药学服务质量参差不齐。

因此，为了进一步促进我国 TDM 工作的普及和深入，使 TDM 更加标准化、规范化和同质化，我们编写了本书，重点介绍开展 TDM 的规章制度、各类人员的岗位职责、危急值应急处理方法、标准操作规程和各个环节的质量控制标准，以保证 TDM 工作的质量，提高医疗机构检测同质性和结果可比性，优化医疗流程，为患者提供更优的个体化药物治疗方案。

本书凝集了编写人员在实际工作中长期积累的经验，并查阅和参考了国内外大量文献和指南建议，以期尽可能地反映 TDM 全方位、全流程的工作内容，力求科学、实用。本书适合从事临床 TDM 的临床医师、药师、检验师等阅读和参考。由于编写水平和条件有限，书中存在疏漏和不足在所难免，恳请各位专家、读者提出宝贵意见和建议，以便不断修订完善。

编者

2024 年 3 月

# 目　录

## 第一篇　质　量　控　制

## 第二篇　岗　位　培　训

## 第三篇　实　践　案　例

# 第一篇　质量控制

质量控制是指为达到质量要求所采取的作业技术和活动。实验室要获得可靠的测定结果，需要建立一个全面的质量管理体系。在全面质量管理体系中，实验室内质量控制是一个重要的环节，是保证工作质量和结果的必要措施。本篇从实验室规章制度的建立、实验室的建设、标准操作规程的制定以及质量管理的实施等四个方面对实验室的质量控制进行阐述。

# 第一章

# 实验室规章制度

实验室规章制度的建立是进行实验室质量控制的前提和基础。建立健全规章制度对于保障实验室工作的顺利开展以及确保实验室的安全和质量至关重要。实验室规章制度的建立应包括实验室环境、安全、人员、仪器设备、试剂耗材、样本、报告、信息管理等内容。

## 第一节　实验室工作制度总则

1. 建立健全实验室管理体系，承担并完成相应的医疗、教学、科研任务。

2. 坚持以患者为中心，以服务临床为宗旨，加强职业道德、医德医风教育及规范化培训，提高检测质量和服务质量；及时、准确、客观地报告检测结果，并为临床提供个体化的结果解读。

3. 贯彻落实《中华人民共和国传染病防治法》《医院感染管理办法》《医疗机构管理条例》《医疗机构临床实验室管理办法》《医疗机构临床基因扩增检验实验室管理办法》《医疗废物管理条例》《医疗卫生机构医疗废物管理办法》《危险化学品安全管理条例》《实验室生物安全通用要求》《生物安全实验室建筑技

术规范》《临床实验室设计总则》《临床实验室室间质量评价要求》《临床实验室定量测定室内质量控制指南》《医学实验室质量和能力认可准则》等有关规定，确保检测工作安全有序进行。

4. 建立健全质量管理体系，严格执行全程化质量控制，明确质量指标。建立差错事故登记、处理及报告制度，定期讨论存在的问题或缺陷，应用PDCA（plan，do，check，action）循环等质量改进管理工具实现全面质量管理，完成质量管理体系的监督和改进。

5. 实验室选址与布局合理，应便于与临床科室联系，便于检测仪器设备的摆放、操作和维护；实验室应具备宽敞、明亮、空气流通、消毒方便、电压水压平稳、上下水道通畅、避免阳光直晒等环境条件。

6. 实验室应每天打扫卫生，工作人员操作时应穿整洁工作服，操作结束后及时清理操作台及周边区域，确保实验室整洁有序。非实验室相关物品不得放置在工作区内，在实验室内不得吸烟、饮食。

7. 实验室岗位设置合理，组织管理结构及各人员岗位职责权限清晰明确，形成严密的实验室管理网络；专业技术人员应当具有相应的资格或专业技术职称。

8. 实验室仪器设备由专人负责并建立仪器、设备档案，制定标准操作规程，规定校准、检定、维护和保养流程，定期进行仪器和检测方法学的性能评价；设置操作权限，填写使用记录，规范申购和报废程序。

9. 实验室试剂耗材均设置采购人员和管理人员，试剂耗材应严格按照所需的保存条件存放，定期盘点并检查试剂质量和详细记录。

10. 加强安全管理和防护，包括生物安全、消防安全、试剂安全、强电安全、特种设备安全、信息安全等安全防护工作，完善安全管理制度并组织落实。

11. 建立样本采集、运送、接收（拒收）、检测（复测）、保存、销毁制度和工作流程；检测申请单（含书面申请单和电子申请单）由医师逐项清楚填写；送检样本应有唯一标识。留存缓检及已完成检测的暂存样本需要妥善保管。

12. 建立各检测项目的标准操作规程，如有变更及时更新。

13. 建立检测报告授权、审核、签发及解读制度，报告发放前工作人员应对患者基本信息、检测项目、检测结果、报告解读意见等进行认真审核，签名后发放报告。

14. 建立样本急诊检测制度和"危急值"报告制度,保证检测结果的时效性和医疗安全。

15. 建立室内质量控制制度,包括分析前样本质量保证、分析中室内质量控制措施和分析后质量保证体系,做好质量管理记录并妥善保存;积极参加室间质量评价,对不合格的项目,及时查找原因并采取纠正措施。

16. 密切与临床科室沟通联系,听取意见和建议,积极配合临床医疗工作;根据临床需求开展新技术和新项目。

17. 重视信息反馈,落实持续改进、制度的执行和更新完善。

18. 完善档案管理,包括学科建设管理档案、人员档案、仪器设备档案、科研档案、教学档案、质量控制管理档案等,各档案妥善保存,方便查阅、备份、修订。各项检测工作的相关资料应定期进行登记和统计,填写完整、准确,妥善保管 3 年以上。

19. 制订学科发展规划、工作计划、继续教育计划、科研教学计划等并组织实施,积极开展科研工作,发表论文。

## 第二节　临床基因扩增检验实验室管理制度

1. 临床基因扩增检验实验室仅允许进行临床基因扩增检测及相关实验工作,不得用于其他实验操作。实验室工作人员需具有临床基因扩增检验上岗证,并已完成临床基因扩增实验室的所有岗前培训。

2. 临床基因扩增检验实验室的管理核心为防止检测前、检测中和检测后的交叉污染。管理的主要内容是防止扩增片段、天然核酸、样本、试剂和耗材之间由于操作不当而造成的交叉污染,特别要注意防止扩增片段对上游样本、试剂和耗材的污染。

3. 实验室分为试剂准备区、标本制备区、扩增区和产物分析区共 4 个区,各区域有专用的仪器设备、办公用品、工作服、实验耗材和清洁用具等,专区专用,不得混淆。

4. 产物分析区分为洁净区和污染区,大量接触 DNA 显色剂的仪器如电泳仪、微波炉、移液器及显色剂的盛装容器等均应置于产物分析区的污染区内；凝胶成像仪、混匀仪、计算机及办公用品等应置于产物分析区的洁净区内。污染区的操作需在排风管下进行，污染区和洁净区的物品应专区专用，不得混淆。接触过污染区物品的一次性手套必须更换后才可接触洁净区物品。

5. 每天检测工作开始前应记录各区域的温度、湿度，以及冰箱温度；开启生物安全柜的紫外线灯消毒 30 分钟，再打开实验室排风装置，待压力及压差达到要求后方可进入。

6. 进入各工作区域的人员流向必须严格按照单一方向进行，即试剂准备区→标本制备区→扩增区→产物分析区。各区有独立设置的缓冲区，进入各区前必须在对应的缓冲区更换相应的工作服和拖鞋。工作人员离开时不得将工作服和各区域内物品带出。

7. 检测开始前和结束后必须清洁各工作区域。检测开始前，各区域工作台面需用紫外线灯照射至少 30 分钟，再用 75% 乙醇擦拭一遍；检测结束后，各区域工作台面需用次氯酸钠溶液擦拭并作用 10～15 分钟后，用蒸馏水擦拭一遍，再使用紫外线灯靠近工作台面（与台面的距离<30cm）照射至少 30 分钟。相应操作应详细记录。

8. 实验室工作人员必须严格遵守各项规章制度和操作规程，及时做好各项记录。检测工作结束后，将手套、口罩等置于各区域专用垃圾桶中，脱去工作服，离开所在区域。

9. 非本实验室工作人员未经允许不得入内，工作人员在操作时也不能随意进出，以免造成污染。

10. 严格遵守室内质量控制要求，每批样本进行检测时都必须完成阴性、阳性对照。

# 第三节 仪器设备管理制度

1. 仪器设备购置应根据实验室检测项目开展的需要、工作量及财务状况等提出购置申请，说明开展新项目及仪器设备更新或购买的目的。科室进行论证后，上报相关部门通过正常途径采购。仪器设备应满足工作需要，并符合质量要求，具备有关证件和批文。

2. 仪器设备采购到货后应立即组织相关人员进行验收，并填写验收记录。新购进的仪器设备，投入使用前应对其主要性能参数进行验证，监测数据须达到说明书规定的要求。

3. 仪器设备应根据相应的环境要求放置于相对独立的合适位置，避免相互之间的干扰。通风、照明、温度及湿度适宜，以免环境因素变化对仪器设备的性能产生不利影响，从而影响其正常工作。精密仪器设备搬运或移动位置后要重新进行校准。

4. 实验室的全部仪器设备由仪器设备管理员协调管理，建立总账，账物相符。建立仪器设备档案，按类别进行编号，并制作统一标识牌（内容包括仪器名称、品牌型号、购置日期、仪器编号、仪器负责人等），贴挂在仪器设备的易观察部位。使用说明书、操作手册、维修手册等原始资料应一并归档，由档案管理员统一管理。必要时可制作副本放置于仪器设备旁。

5. 各仪器设备的管理应责任到人，由专人（仪器负责人）管理。制定仪器设备的标准操作规程，制作仪器设备的使用、维护、维修、校准、检定等记录，定期归档。未经仪器负责人授权，任何人不得调试仪器设备，未经仪器负责人批准不得搬动仪器位置，更不得拆卸和维修。

6. 仪器设备应定期维护，以保证其运转正常。仪器设备的日常维护保养（一级维护）由使用人负责。使用人在仪器设备使用过程中须检查环境条件和仪器设备状态，发现异常及时上报仪器负责人；使用后及时复原仪器状态，必要时进行关机维护，保持仪器外部和台面清洁。二级维护由仪器负责人负责，包括定期仪器外部清洁，检查零部件是否完整、有无异常情况等，出现异常应及时处理和报告。三级维护由仪器负责人和维修人员共同负责，检查仪器设备的主要部件，调整精度，必要时更换易损部件。做好仪器设备的使用、维护记录。

7. 仪器负责人应实时掌握仪器设备的运行和使用情况，对于需要检定和校准的仪器设备，应制订年度计划，按计划进行检定或校准。在检定有效期内，检定证书可在实验室内由仪器负责人保管，有效期满后将检定证书移入仪器档案盒。确定仪器设备校准周期时，如该仪器设备技术标准中有相关规定，则执行规定要求；若无相关规定，可根据仪器设备技术特性、使用频次等方面来确定。相关记录定期存档，并妥善保存至仪器设备报废。

8. 仪器负责人根据仪器设备的检定结果对其进行标识，配有 5 张状态标识卡，分别为故障、未校准、运行中、空闲中、维护中，贴挂于仪器设备的易观察部位。仪器设备的检定标志由仪器负责人管理，其他人不得擅自更改。

9. 仪器设备出现故障，应立即报告仪器负责人，根据实际情况，按照"仪器负责人→设备管理员→资产管理部门→生产厂家"的流程维修，并做好维修登记。仪器设备维修期间，应张贴"维修中"标识牌，使之明显区别于正常仪器，不被错误使用。维修后应经校准、验证或检测达到规定标准后方可继续使用。

10. 所有人员初次使用任何仪器设备前，均需由仪器负责人进行严格、系统的培训。内容包括仪器设备的工作原理、标准操作规程、保养方法、常见故障排除、检测结果分析等。完成培训并经考核合格后方可授权使用。

11. 非本实验室人员未经许可不得使用或外借仪器设备，有特殊情况时需经实验室负责人同意后方可外借并登记。

12. 仪器设备达到报废标准后，应按规定填写报废申请，经资产管理部门论证确定后，可视为报废仪器，交资产管理部门统一处理。

13. 若有人员调动或长期不在岗，应更换仪器设备管理员或仪器负责人，并有交接手续和记录。

# 第四节　试剂耗材管理制度

## 一、试剂耗材管理员的设置

试剂耗材管理员协助实验室负责人规范管理试剂耗材使用过程中的各个环节，负责实验室各类试剂耗材的日常监管，包括登记入库、出库、清点盘存、保管、报废等工作，做到账册与实物相符，防止试剂耗材变质、过期和浪费；按需及时申购，以保证日常检测工作的正常开展。

## 二、试剂耗材的购买、验收及入库

1. 购买的试剂、校准品、质控品、耗材等应符合国家有关部门标准。实验室负责人组织试剂耗材管理员负责评价和选购。

2. 试剂耗材管理员验收试剂耗材时，应核对试剂耗材的品名、品牌、型号、等级、规格、数量、价格等是否与申购内容相符，同时检查生产日期及有效期。若试剂耗材包装破损、过期、临期、试剂溢出或有其他不符合要求的情况应拒收。验收合格的试剂耗材入库时应详细记录上述产品信息，并完善入库日期、验收人等信息，由专人妥善保管，在有效期内按规定使用。

## 三、试剂耗材的存放

1. 试剂耗材的存放应做到分类陈列整齐、放置有序、方便取用、先进先出、保证质量、保障安全。

2. 试剂保管条件要符合不同试剂的理化性质要求，严格按其性质和贮存要求放置。一般遵循以下原则：

（1）易燃、易挥发、易爆试剂皆应密封、单独存放于凉暗处。

（2）酸、碱试剂分开存放。

（3）固体、液体试剂分开存放。

（4）有毒、有害化学品单独存放。

（5）不常用的试剂单独存放。

（6）易制毒物品、剧毒试剂、标准品、对照品及贵重试剂应双人双锁，两人负责共同管理。

（7）需冷藏或冷冻保存的试剂、校准品、质控品、标准品及对照品应根据要求保存在医用冰箱或冷库内，储存温度应实时进行监控。

3. 实验室盛放的原包装试剂都应保护好原标签或商标。分装试剂应在分包装贴附试剂标签，标签要完整、清晰。

4. 操作区内的橱柜中及操作台上存放的化学试剂一般不超过3个月的使用量。

5. 试剂应避免阳光直晒及其他热源；要求避光的试剂应装于棕色瓶中或用黑纸、黑布等包好存于柜中。

6. 存放的试剂应定期检查，查看包装是否完好，防止试剂的跑、冒、滴、漏；对于密封不良的，用棉纱、胶带等有效密封，并优先使用。

7. 无标签或标签无法辨认的试剂都要当做危险物品重新鉴别后按要求处理，不可随便乱扔，以免引起严重后果。

8. 注意试剂的存放期限，一些试剂在存放过程中会逐渐变质，甚至形成危害物，即使按要求存放，也可能出现变质的情况，应予以警惕。

9. 耗材的存放也需符合相应的存放要求，需要特殊条件保存的耗材应满足保存条件。

## 四、试剂耗材的使用

试剂耗材的使用应建立使用登记制度，严格控制试剂耗材用量，按需使用、厉行节约。

1. **使用前辨明标签，仔细核对**　使用原包装试剂时，应辨明标签，仔细核对品名、规格、纯度、试剂等级等；进口试剂要核对外文名称，必要时加注中文名称，以免错用。使用中要注意保护标签，倾倒液体试剂时应使标签朝向虎口，避免试剂洒在标签上；使用过程中如有脱落应及时贴好，如有损坏则应照原样补全并贴牢。

耗材使用时，要注意保护耗材的标签标识，防止标签的污染损坏。

2. **开封启用，填写启用标签**　试剂耗材开封启用时，启用人应在试剂耗材的外包装上填写启用标签，内容包括启用人、启用日期、有效期等内容。

3. **试剂分装**　对于一些易吸潮、易氧化、易变质的试剂，为避免频繁开启瓶盖导致试剂使用效期缩短，可在开封后对试剂进行分装，分装试剂应贴附试剂标签。可用原包装储存，用小瓶分装少量日常使用。分装容器要求干燥、洁净；原包装中储存的试剂及分装后的试剂均应用封口胶密封后按要求保存。

4. **试剂取用**　取试剂用的工具和称量用的器皿都应保持干燥、清洁。对已经从试剂瓶中取出但未用完的部分可贴好标签单独保存，不得再放回原试剂瓶中，以免影响试剂质量。

实验室的所有试剂应在规定地点有序摆放，取用后立即放回原处；尤其是需要低温、避光等特殊条件保存的试剂，应尽快取用后按存放条件放回原处，避免存放条件不适宜而导致试剂变质。

使用有挥发性的试剂（如浓硝酸、浓盐酸、浓氨水）和有毒试剂（如溴）时，应在通风橱内开启瓶塞，操作宜迅速，用毕立即盖紧瓶塞，放回原存放处。

5. **自配试剂**　实验室自配试剂应保证原料及溶液的质量，可溯源，详细填写配制记录，成品应贴附试剂标签。

### 6. 试剂标签书写

（1）自配试剂或分装试剂均应贴附试剂标签。标签由试剂配制者或分装者制作，要求字迹清楚，标签表面可用透明胶带缠绕包裹以防浸水；若标签已被水浸湿、字迹模糊不清，则需立即更换标签。

（2）标签内容尽量完善。自配试剂的标签内容应包括试剂名称、溶剂、浓度、配制人、配制日期、有效期、保存条件等内容；分装试剂的标签内容应包括原试剂名称、规格、分装日期、有效日期、分装人、保存条件等内容。

**7. 试剂批号管理** 新批号的试剂使用前，必要时应进行新、旧批号平行实验或常规质量控制等方法进行性能验证。

## 五、试剂耗材的盘点

试剂管理小组应定期对实验室存放的试剂耗材进行盘点，以保证实验室有足够的库存试剂耗材备用，对即将用完还需使用的试剂耗材应及时作出申购或请领计划。及时更换及清理超过有效期或已无法使用的试剂耗材，对应该报废的试剂耗材进行报废，并详细记录。

## 六、召开试剂耗材管理小组会议

定期召开试剂耗材管理小组会议，对近期试剂耗材使用中的问题进行讨论解决，对试剂耗材的管理工作进行检查和考核，以保证实验室检测工作顺利开展。

# 第五节 样本管理制度

建立样本管理制度，保证实验室样本采集、运送、接收（拒收）、检测（复测）、保存及销毁等工作的规范操作。

## 一、制订治疗药物监测样本采集手册

1. 制订治疗药物监测样本采集手册，对实验室、医、护、运送等相关人员进行培训，避免由于样本采集、运送等因素影响检测质量及生物安全。

2. 治疗药物监测样本采集手册应包括但不限于以下内容。

（1）检测项目、样本类型、采集容器、抗凝剂选择及采样量。

（2）采集时间，例如血药谷浓度采血时间，多剂量用药达稳态血药浓度后（即多次使用相同剂量超过5～6个半衰期），某一次用药前采血。

（3）送检时限，应根据方法学验证时的稳定性考察结果严格规定样本采集后的送检时限及存放、运送条件，避免因暂存环境和时间延缓等因素影响样本检测结果的准确性。不能及时送检的样本，要按规定的储存条件及方式妥善保管。

## 二、样本运送

样本采集后要保持容器口封闭且向上垂直放置的状态运输，防止样本蒸发、污染和外漏等，使用合格的样本运送箱，加盖封闭并尽快运送至实验室。运送过程中尽量减少样本振动，防止因过度振荡而造成样本变质。

## 三、合格样本的要求

1. 患者基本信息（姓名、性别、年龄、科室、住院号等）、检验项目等完整正确，且与申请单一致，并有唯一标识；若使用条码录入患者信息，扫码后应核实上述信息是否完整。

2. 样本类型、样本量、采集容器、采集时间、采集部位等符合项目检测要求。

3. 样本质量符合项目检测要求，如无溶血、无脂血样本或不影响检测结果的轻度溶血及轻度脂血样本。

4. 样本采集到接收之间的时间间隔在允许范围内。

5. 建立样本接收、登记、处理的标准操作规程。合格的样本经接收人员核查无误后按照标准操作规程接收；不合格样本应拒收，并及时告知送检医师或其他相关人员，明确处理意见，做好记录。不合格样本不得进一步处理、检测，更不能将明知是"失真的"检测结果签发报送临床。

6. 样本接收后应及时处理，防止其中的待测物质降解或被破坏，影响检测结果。留存、缓检的样本验收后，应根据方法学验证时稳定性考察结果所规定的条件妥善保存，最大限度地维持样本的真实状态，保证样本内待测物质的稳定和浓度，从而保证检测结果的可靠性。

7. 接收外单位送检的样本时应有专人负责并有记录。

8. 所有样本不得无故流出实验室；如其他部门需使用样本从事科学研究，必须征得实验室负责人同意，并做详细记录备案。

9. 检测完成后的样本应按规定根据不同要求和条件限时保存，以备复测。保存时间视工作需要和待测物质的稳定性而定，确保样本在保存期内不变质、不丢失、不损坏、不混淆，特殊样本特殊保存。保存的样本应按检测时间分别存放，并有明显标志，到保存期后即行处理。

10. 样本保存的环境条件应得到保障，以保证样本在保存期限内性能稳定、不变质。对保存样本的冰箱必须设置温度监控及记录。

11. 建立样本复测的标准操作规程，严格规定需要复测的情况及处理流程，对有必要进行复测的样本按规定复测，并做详细记录。

12. 样本采集、运送及检测人员须严格执行生物安全防护要求，接触样本时须佩戴手套、穿工作服，若有可能发生血液或体液的飞溅或渗出时，还需戴口罩和护目镜；工作完毕后按要求彻底清洗双手，做好个人防护。

13. 废弃样本应严格按照实验室感染性材料和废弃物管理相关规定处理。

# 第六节　报告审核发放及解读制度

## 一、报告审核发放

1. 实验室检测报告的审核需要对检测全过程的每个环节进行质量控制分析，确保检测结果的真实性、可靠性和可溯源性。

2. 报告审核人应当具有中级及以上专业技术职称，经实验室负责人授权后方可上岗，并对所签发的报告质量负责；审核人应当熟悉所审核项目的检测流程，有运用临床、药物分析等相关知识对检测结果的准确性和可靠性进行判断的能力，当测定结果与临床实际情况不符时，应当采取必要措施，以保证报告的准确性。实习、进修、见习期工作人员及研究生等无报告审核权。

3. **报告审核内容**

（1）对照室内质量控制进行的审核：包括样本是否合格、仪器工作运转是否正常、试剂有无问题、室内质量控制是否在控、操作是否正规无差错、检测结果计算是否正确、有无突然停电等突发状况影响,对于手工录入的检测结果还应审核结果转录是否准确无误。

(2)根据临床信息进行的审核:医师所申请的检测项目是否全部检测、有无漏项;检测结果填写是否清楚、正确;有无异常、难以解释的结果;是否需要复测等。

4. 异常结果的处理。为确保审核人、医师及患者能快速准确地识别出异常的检测结果,报告中异常结果应有明确的标识,如高于或低于参考区间可用升高或降低的箭头标识等。对于与临床情况不符、与以往检测结果相差较大或与相关联实验室结果不符的情况,应及时与医师或患者沟通,必要时复测(相同样本用相同方法再次检测)。对于危急值,应严格实行危急值报告制度。

5. 检测报告单应包含以下信息:实验室名称、样本唯一性编号、患者信息、样本类型、检测项目、检测方法、检测仪器设备名称、检测结果、参考区间、采样时间、核收时间、报告时间、打印时间、检测人和审核人签名等。

6. 报告时限。应结合实验室实际情况和临床需求规定各检测项目的报告时限,并向临床科室和患者公示,在规定的时间内及时发放报告,并定期评估检测结果的报告时间。对于急诊检测项目应在最短时间内报告;日常检测报告时限以不影响临床及时诊断和治疗为原则;如实验室因特殊情况不能按时发放检测报告,应及时与医师或患者联系,说明原因,并保留相关记录,必要时启动应急预案。

7. 报告修改。由于各种原因导致的错误报告,应及时召回,由检测人进行修改,经审核签字后重新发出,并向医师或患者解释错误原因。记录结果修改过程,包括被修改或变更的内容、修改或变更后的内容、修改或变更的原因、修改或变更人、修改或变更日期及时间、检测人和审核人签字等。

8. 定期统计检测报告错误率,分析原因,持续改进。

9. 报告发放。所有检测报告须经审核后方可签发,应有检测人和审核人的双签字。检测过程中应采取必要措施保护和尊重患者隐私,门、急诊检测报告单可采取集中打印、自助打印、网络查询等方式发放,或要求患者持相应凭据领取报告单,以避免错拿。

## 二、报告解读

TDM 报告解读是指解读人结合患者个体情况（包括人口学数据、生理病理特征、临床特殊诊疗操作、用药情况、依从性、遗传学信息、生活及饮食习惯等），分析与解读检测结果，实施定量计算，为临床干预提供建议，最终实现临床个体化用药。TDM 的实施不止提供检测数据结果，更重要的是通过科学解读检测数据以提出合理的药物治疗建议，保障患者用药安全、有效、经济和适宜。

1. **解读原则**　基于患者生理病理、遗传、环境等因素，个体化解读检测结果；体现解读工作的专业性、规范性、及时性和临床适用性。

2. **解读人资质**　解读人应需具备 TDM 结果解读相关知识，如 TDM 基本原理和方法、药动学、定量药理学、药物分析、病理生理学、临床药物治疗学等，熟悉相关检验检查结果，同时应接受相关专业的持续培训，取得临床药师岗位培训证书或者具有临床药学工作经验 2 年以上且具备中级及中级以上专业技术职称。

3. **解读范围**　包括但不限于以下情形：①检测结果不在参考范围内；②与前一次检测结果相差较大；③具有与药物代谢或不良反应密切相关的特殊遗传表型；④特殊病理生理状态，如肝肾功能不全、腹膜透析、血液透析、体外膜氧合（ECOM），以及老年人、儿童、孕妇、危重患者等；⑤临床疗效不佳或出现不良反应时；⑥其他临床提出解读需求等情况。

4. **解读流程**

（1）患者信息重整：报告解读前应对患者信息进行重整，内容包括但不限于以下几个方面。

1）监测药物及 TDM 结果（包括既往检测结果及遗传药理学信息）、监测药物给药方案及采血时间。

2）患者人口学数据：性别、年龄、体重、生活与饮食特征等。

3）病史、诊断及生理病理状态：是否为儿童、妊娠期等特殊生理状态，肝肾功能，是否在进行透析、连续性肾脏替代治疗等。

4）合并用药：注意可能影响所监测药物的药动学的其他药物。

5）疗效、不良反应及依从性评估等。

以上患者信息重整可通过查询病历系统、患者管理档案或询问患者及医护人员等途径获得。

（2）检测结果分析

1）安全有效的血药浓度范围：①参考范围是一个统计均值，该范围会随着 TDM 研究的深入而发生变化，药师应参考最新的指南、专家共识或药品说明书等关于参考区间的推荐。②因为特异性的差异，检测方法不同则检测结果会有所差异，所对应的安全有效范围也不同。③有的药物有多个适应证，不同的治疗目的所需的有效血药浓度不同。例如免疫抑制剂他克莫司，随移植器官不同、病程时间长短或用于其他免疫系统疾病，都有不同的治疗窗。④参考范围来自群体资料，但由于靶器官、组织或细胞对药物反应性存在个体差异，因此在解释判断 TDM 结果时不能拘泥于参考范围，而错误地认为只要药物浓度在治疗浓度范围内就会产生期望的临床疗效。实际情况是如果药物浓度在该范围内，出现期望的临床疗效的可能性较大，出现不良反应的概率较小，因此还必须结合具体患者的临床表现及治疗效果来进行分析。

2）检测结果分析：应包括对监测指征与监测目的的阐述、原因分析和结果评价。应用药动学、药效学、临床药物治疗学、遗传药理学等知识，结合不同的检测方法，综合分析产生该结果的原因，同时评估该结果对药物治疗效果、安全性及用药依从性等方面的影响。对于不在参考范围内的报告，解读前应先排除因给药方式及时间不适宜、采样方式及时间不适宜、样本保存与转运不当、实验室检测等因素导致的检测结果异常。

（3）提出推荐意见：结合前述重整的患者信息、检测结果分析，评估该检测结果对药物治疗效果、安全性等方面的影响，基于可获得的最佳证据提出推荐意见，为临床医师确定药物治疗方案、药师实施药物治疗管理及患者居家自我管理提供参考。推荐意见应包括但不限于以下几个方面。

1）临床诊疗方案建议：基于可获得的最佳证据，给出监测结论及干预建议，当临床治疗方案需要调整时，有条件的机构可利用定量药理学、遗传药理学等方法推算调整剂量。目前剂量调整可参考的方法有稳态一点法、重复一点法、血清肌酐法及定量药理学方法等；也可以使用定量药理学软件，如 JPKD、Smart Dose 等。

2）监护与随访建议：结合患者个体情况、药物治疗特点、疾病特征等制订个体化患者监护与随访计划。

3）患者自我管理建议：为患者提供居家自我管理（依从性、有效性、安全性）、饮食等方面的建议。

# 第七节　危急值报告制度

## 一、危急值的定义

危急值（critical value）通常是指能够提示患者生命处于危险/危急状态的检查数据/结果。此时实验室必须立即将结果报告给临床科室，以便临床迅速给予有效的干预措施或治疗来挽救患者生命，否则有可能出现严重后果。危急值是医学决定水平的一个阈值，不是所有项目都必须设定危急值。

## 二、危急值的报告要求

危急值报告项目和范围应根据服务对象、临床诊疗指南及与治疗药物血药浓度相关的常见不良反应等，由医务部（科）、临床科室及实验室共同参与，根据临床需要制订。制订后的危急值项目在使用过程中应定期评审，进行总结分析和必要的修改、增删，以符合临床需求，并保证危急值项目的安全性和有效性。危急值报告应遵循全程负责制，以及"谁报告，谁记录"的原则。

当检测结果出现危急值时，检测者首先确认样本状态是否合格、患者信息是否正确、检测仪器是否正常、操作过程是否规范、室内质量控制是否在控，必要时应复测。在经双人复核、确认上述各个环节无异常后，立即电话或通过实验室信息系统（LIS）报告临床科室，并在"危急值报告登记本"上详细记录，内容包括送检日期、检测日期、患者姓名、住院号/门诊号、科室/床号、检测项目、检测结果（如复测还应记录并报告二次检测结果）、临床联系人、联系电话、报告时间（至分钟）、报告人（签字）等项目。电话报告时应提示接电话人员该结果是"危急值"，并要求对方复述结果，防止信息传递错误。

危急值报告与急诊报告不同,急诊检测结果无论正常与否必须立即报告,而危急值项目不一定是急诊检测,但只要发现危急值必须迅速报告临床科室。

# 第八节　急诊检测制度

急诊通常是指对患者进行紧急救治和抢救。急诊检测是紧急救治和抢救时开出的检测申请,是抢救急、危、重患者的重要环节,保证患者在突发疾病、意外伤害时能在最短的时间内得到专业、科学的救治,因此急诊检测必须及时准确地发出报告。实验室可根据急诊工作的实际需要,配备有资质的急诊检测人员和设备,按照急诊检测制度开展急诊检测工作,提高检测的质量和工作效率。急诊检测制度一般包括:

1. 急诊项目设置应充分征求临床科室意见,使检测项目能够充分满足危急情况下诊断治疗的需求。

2. 各临床科室根据患者病情开具急诊检测申请单或医嘱,样本采集后应立即送至实验室。临床科室可先电话告知实验室等待接收。

3. 实验室人员接到急诊样本后,必须先检查样本是否符合检测要求,核对患者姓名、性别、年龄、住院号/门诊号、科室、床号、样本类型、样本量、容器、检测项目等,核对无误签收后立即检测。对于危及生命的急症患者样本,应优先于其他样本检测。

4. 急诊检测完成后应及时发出审核过的报告,如为危急值须及时报告临床科室,做好记录,以备查询。

5. 定期征求临床科室对急诊检测工作的意见和建议,持续改进服务质量。

# 第九节　差错和投诉处理制度

实验室应严格执行各项规章制度,积极采取措施,有效避免和防止重大差错事故的发生;并通过持续改进实验室的工作质量及服务态度,提高满意度,降低投诉率。如遇到差错事故或投诉时,应分析原因并立即给予纠正,并及时上报实验室负责人,及时处理,防止差错进一步扩大,将可能造成的损害降至最低。

## 一、差错处理

1. **差错认定** 检测报告签发后,因质量抽查或临床、患者投诉,经调查证实并由实验室质量管理小组讨论认定。

2. **处理办法**

(1)由实验室质量管理小组讨论决定差错和投诉的处理方案及对当事人的处理意见。

(2)发生医疗差错的当事人,如不按照规定及时上报或有意隐瞒不报者,一经发现,按情节轻重给予处分和经济处罚。

(3)发生差错事故的有关记录、检测和残存的样本及试剂均由专人妥善保管,任何人不得擅自涂改、伪造、隐藏、销毁、丢失,以备鉴定研究之用。违者按情节轻重予以严肃处理。

(4)设立差错事故登记本,详细记录差错事故的发生原因、经过、初步分析、调查结果、处理、涉及人员情况等,并在规定的时间内对处理和改进措施落实情况进行跟踪检查并记录。

## 二、投诉处理

1. **投诉信息来源** 实验室服务对象通过各种途径(如上门、来信、电子邮件、电话、调查等)向实验室或上级部门提出对服务质量、服务态度等不满的意见或媒体的负面报道,即投诉成立。

2. **投诉的受理** 相关工作人员必须认真接受服务对象以各种途径或通过上级部门转达等形式向实验室提出的投诉,尽可能详细问明情况并做好记录,立即向实验室负责人汇报。

3. **投诉的处理** 投诉受理后,实验室负责人应及时与相关责任人员联系,通过调查核实、分析研究,确定投诉性质是否为有效投诉,查明原因,有错必纠;当实验室负责人无法解决时须迅速向上级部门汇报,及时处理,给投诉者满意的答复。

对患者投诉要认真做好接待、调查、处理工作,对涉及医疗安全的隐患要及时采取措施予以纠正,确保医疗质量及患者的合法权益。

## 三、整改

实验室需对发生的差错事故和投诉定期讨论,重大差错应立即讨论,总结经验教训,提出整改及防范措施,给予当事人批评教育或必要的处理,必要时向有关上级领导报告。

定期征求医、患意见或建议,规范医、患沟通内容及形式,增强沟通效果。

# 第十节 安全管理制度

实验室负责人为实验室安全责任人,负责建立安全管理制度、安全应急预案、风险评估等相关文件,定期开展安全制度与流程的管理培训,进行安全检查,以保障实验室安全。

实验室安全主要包括生物安全、试剂安全、强电安全、消防安全等。实验室安全关系到实验室内外相关人员的人身安全,也是实验室质量的重要前提保障。

## 一、生物安全管理

TDM实验室接收到的所有生物样本都应被看作具有潜在的传染性(如乙型肝炎病毒、人类免疫缺陷病毒等)。实验室内的安全设施和严格的个人防护措施是确保实验室工作人员不与致病微生物及其毒素直接接触的一级屏障。所有人员都应树立足够的个人防护意识以保障自身及他人的安全。

1. **设置感染监控小组** 感染监控(以下简称"感控")小组可由实验室负责人及若干名监控技术人员组成,监控技术人员作为日常感控管理员,建立监控小组相关文件记录,负责实验室生物安全管理的各项工作,协助实验室负责人制订和修订生物安全管理制度、操作规范和应急预案并组织实施。定期组织生物安全培训和考核,考核合格后由实验室负责人授权上岗。感控管理员日常工作中要求在岗,若有人员调动或长期不在岗,需及时补充或更换人员,并有交接手续和记录。

2. **制订职业暴露后的应急预案** 规范处置刀、剪、碎玻璃、针头等锐器,规范处置血液、体液、排泄物等样本。感染监控小组建立职业暴露的应急措施和处置流程,定期开展职业暴露的培训及演练,要求实验室的所有人员掌握防护用品的规范使用方法、职业暴露处置相关知识及技能。实验室内有职业暴露处置登记及人员发生暴露后随访记录。

3. **制订消毒措施和样本溢出处理流程**  针对不同情况制订消毒措施,建立样本溢出处理流程;定期对消毒用品的有效性进行监测,相关人员掌握消毒方法及消毒用品的使用方法,保留消毒记录。

4. **实验室废弃物处置**  实验室产生的废弃物应分类处置。样本处理过程中产生的医疗废物丢弃于标有感染性废物的垃圾袋中;尖锐物品丢弃于锐器盒中;一次性手套外包装或洗手后的擦手纸等丢弃于生活垃圾袋中。感控管理员应定期检查实验室废弃物处置是否符合要求、处理登记资料是否完整,定期检查整改。

5. **生物危害警告标识**  在实验室入口处张贴生物危害警告标识,注明实验室生物安全等级、负责人电话等相关信息。未经实验室负责人许可,非授权人员不得进入实验室。

6. **实验室环境管理**  保持实验室干净整洁、通风良好,各种废弃物及时处理。每个工作区的手卫生设施齐全,免洗手消毒剂标注开启及失效日期,在有效期内使用。洗手池旁配备洗手液,保持洗手池附近的清洁。不应在实验室内穿漏脚趾的鞋子。不能在实验室工作区域内进食、饮水、吸烟、化妆和处理接触镜(如角膜接触镜)等。不能在实验室工作区域内储存食物。

7. **个人防护**

(1)在实验室工作时,应穿着整洁、干净的工作服。实验室工作服不应与日常服装混放在一起。

(2)手卫生

1)因样本处理过程中可能接触患者的血液、体液、排泄物等,所以操作全程都应佩戴一次性防护手套;发现手套破损或被严重污染时应立即更换;不重复使用手套。

2)离开实验室前摘除手套,将用过的手套丢入感染性医疗废物的专用垃圾桶内。无论手套是否破损或污染,摘手套后都应洗手或使用速干手消毒剂清洁手部:当手部有肉眼可见的污染(血液或其他体液等)时,先用肥皂(皂液、洗手液)和流动水洗手,再用速干手消毒剂;若手部没有肉眼可见的污染,可使用速干手消毒剂消毒双手代替流动水洗手。洗手时遵循"六步洗手法",双手揉搓时间不少于15秒,必要时清洗手腕。

3)特别注意:乙型肝炎病毒、人类免疫缺陷病毒等可通过血液和皮肤、黏膜传播,工作人员如有皮肤、黏膜破损情况,在检测操作前一定要加强防护。

**8. 安全设备及设施**

(1)生物安全柜是阻挡人员与生物威胁的重要屏障,实验室应根据需要配置生物安全柜。所有可能使致病微生物溅出或产生气溶胶的操作除特殊情况外,都必须在生物安全柜内进行,以确保操作人员的安全。

(2)实验室医疗废物袋、垃圾桶均应使用较为显眼的黄色,其表面应印有感染性废物标识作为提醒。

(3)利器盒专门用于收集易刺破皮肤的医疗废弃物,包括注射针、穿刺针、缝合针、各类刀片、玻璃制品等。利器盒禁止装满,使用时应注意其外包装的标记线,在废弃物盛满至标记线之前及时更换。应将整个利器盒进行处理,禁止将内部物品倒出后重新使用。感控管理员负责利器盒的常规检查。

(4)样本处理过程中操作人员的眼部可能会不慎溅入酸、碱、腐蚀性液体或样本的液滴,故实验室内应配备洗眼器以便及时对眼部进行冲洗,或者提前戴好护目镜进行预防。

(5)紧急喷淋的使用目的同洗眼器,可对人体进行快速、大量的喷淋,减少溅出试剂、样本等对人员造成的伤害。

(6)实验室应配备职业暴露防护应急箱,并放置在方便取放且醒目的位置,便于职业暴露后进行紧急处理。应急箱内应至少配备0.5%碘伏或75%乙醇消毒液、一次性医用灭菌棉签、医用胶贴、一次性帽子、符合行业标准的医用外科口罩、医用防护口罩、乳胶手套、护目镜、防护面屏、防护服等。

**9. 实验室清洁消毒**　在每天工作结束之后,都必须清洁工作台面并消毒。通常用有效氯浓度为500mg/L的消毒液擦拭;若发现台面有明显的生物样本污染,应立即用有效氯浓度为2 000mg/L的消毒液洒于污染表面,使消毒液浸过污染表面,保持30~60分钟后再擦干清洁。使用过的抹布和拖把应浸泡于有效氯浓度为2 000mg/L的消毒液中至少1小时。

临床基因扩增检验实验室应在每天检测开始前和结束后按照临床基因扩

增检验实验室管理制度中的相关要求进行实验室清洁消毒工作。

**10. 利器伤的防护**

（1）利器用完后应直接放入防刺穿、防渗漏、有警示标识的利器盒中。

（2）在使用针头及其他尖锐物品时应小心仔细。用过的注射器针头不要再戴针头套或试图使其弯曲，应直接丢弃于利器盒中。

（3）不要将已打开或已使用过带有针头的注射器随处摆放。在使用针头等尖锐物时，尖锐端不能随意对准自己或其他人，以免造成意外伤害。

（4）禁止用手直接拿取破损的玻璃用品，应使用垃圾铲和镊子等工具处理。

（5）处理污物时，严禁用手直接抓取，不能将手伸到垃圾容器中向下挤压，以免被尖锐物意外刺伤。

**11. 意外情况的处理**

（1）感染性物质溢出的处理：处理感染性溢出物时，应穿戴好防护服、口罩、护目镜等。先用足量的布或者纸巾覆盖溢出物，随后倒上有效氯浓度为 2 000mg/L 的消毒液，使其作用 30～60 分钟，最后将清理用的布或者纸巾丢弃于感染性废弃物垃圾桶内。如有玻璃碎片等利器，应用镊子先将碎片小心清理至利器盒内，再用上述方法处理。

（2）职业暴露的紧急处理：发生职业暴露时，需紧急处理暴露位置。立即从近心端向远心端轻轻挤出伤口内的血液（禁止直接按压伤口），用皂液配合流动水反复冲洗伤口。冲洗后用 75% 乙醇或 0.5% 碘伏进行消毒，简易包扎；被暴露的黏膜，应当反复用生理盐水冲洗干净。记录受伤原因并向感控部门报告。

## 二、试剂安全管理

1. 制订试剂管理制度及试剂溢出应急预案。设置专门的试剂储存地点，专人管理，详细记录使用情况，相关人员熟悉制度和预案。

2. 实验室内配备有试剂溢出处理工具箱，工具箱内至少包含防护服、防腐蚀手套、足量的吸液棉或吸附棉、符合行业标准的医用外科口罩、医用防护口罩、护目镜、防护面屏等。定期检查箱内物品是否需要补充及更换。

3. 一旦发现试剂溢出，除相关处理人员外，其他人员应及时撤离出可能受溢出物影响的区域。将实验室的所有门窗打开增加空气流通。若溢出试剂为易燃易爆液体，必须立即熄灭及移开附近的所有火源。

4. 处理溢出试剂时应由两人及两人以上共同完成，以便处理过程中出现紧急情况时能快速应对或寻求帮助。处理溢出试剂时，应佩戴好个人防护装备，从距离安全出口最近的地方延伸向内处理。

5. 发生剧毒或极易挥发的试剂大量溢出时，通知全部在场人员立即撤离该区域。将该区域封锁后可以向消防部门寻求帮助，等待专业处理。切勿自行处理，以免造成不必要的人员伤亡。

## 三、强电安全管理

实验室中所使用的仪器设备大多数为强电设备，如果使用前未仔细观察或使用不当，容易引起人员触电甚至导致火灾等事故，给生命及财产造成巨大损失。应定期组织实验室工作人员进行强电风险防范培训，基本内容包括：

1. 实验室工作人员应了解电源总开关的位置，以便在紧急情况下及时关断总电源。

2. 定期检查实验室内用电设备、电源线路的安全性是否符合使用要求，电线的绝缘皮是否有剥落等。

3. 不用湿手触摸通电设备，不用湿布等擦拭通电设备。

4. 发现有人触电时应及时关断电源；或用绝缘物体将触电者与触电源分开，严禁徒手直接救人。

5. 除专业工作人员外，禁止随意拆卸、安装电源线路、插座、插头等。

## 四、消防安全管理

1. **消防安全知识人人知晓** 实验室内大型电器设备和易燃易爆试剂较多，如有操作不当或疏忽大意，容易造成难以扑灭的火灾事故。为预防火灾及火灾发生时能尽量减少生命、财产损失，应将消防安全知识普及至每个实验室人员。

2. **定期进行实验室消防安全检查** 实验室全体人员要树立消防安全意识，坚持以"预防为主"为原则，定期进行实验室消防安全检查，对发现的问题及时整改。检查内容包括用电设备、电源线路、给水及排水系统的安全性是否符合使用要求等。定期保养、检查各类消防器材,保证消防器材时刻处于良好使用状态。

**3. 消防演练与培训**　实验室工作人员必须掌握消防安全知识及基本技能,定期参加消防演练。演练与培训内容包括灭火器等消防设备的正确使用,以及火灾发生时的应对措施、紧急疏散和救援等。

**4. 疏散逃生**　做到人人知晓所在工作环境中的安全通道,掌握基本的逃生自救常识和技能,在火灾发生时能迅速逃生,甚至帮助他人疏散逃生。可提前指定好安全空旷的地方作为集合点,紧急撤离到集合点后能快速清点人数,报告给消防人员。

**5. 正确存放易燃和可燃物品**

(1)易燃和可燃物品应存放整齐、有序,及时处理不需要的易燃和可燃物品;与存放房间相接的通道时刻保持畅通;存放的易燃和可燃物品应贴有明显、规范的标识。

(2)易燃和可燃物品需远离火源存放,避免置于阳光下直接照射、暴晒。

(3)摆放易燃和可燃物品的区域附近严禁烟火。

**6. 消防设施、通道、出入口检查**　实验室内的通道、出入口应保持通畅,无任何阻塞。消防通道门应处于常开状态。确保手提灭火器、防火门等灭火防火装置有效可用。

**7. 仪器的日常检查**　仪器的日常检查工作主要由使用者进行。注意仪器电线的绝缘皮是否有剥落、漏电、出现电火花等情况。

# 第十一节　值　班　制　度

1. 值班是指在正常上班以外的时间和法定节假日安排工作人员上班,以处理非正常上班期间需要完成的检测项目。

2. 值班人员必须坚守岗位,履行职责,自觉遵守纪律,不得迟到、早退、脱岗。如遇特殊情况需短暂离开,应明确告知去向及联系方式。

3. 值班人员负责检查各种仪器的运行状态,值班期间如有异常应立即处理;当处理有困难时,应向仪器管理员或上级领导报告。

4. 在规定的时间内完成样本检测,及时签发报告;出现危急值时,经复核无误后立即通知临床。

5. 值班人员遇到疑难问题不能解决时,应立即报告相关负责人。

6. 工作期间须按要求认真做好样本验收、室内质量控制、危急值报告、仪器使用及维护保养等各项记录。

7. 值班人员负责值班期间的实验室环境、卫生,以及门、窗、水、电、气等安全工作。

# 第十二节　信息管理制度

1. 实验室应设有信息管理员,负责实验室计算机、网络、软件的规范有序运行,负责信息系统、相关软件的操作培训及与信息管理部门的沟通和联络。

2. 实验室计算机宜保持清洁和妥善维护,必要时连接不间断电源(uninterrupted power supply,UPS)。

3. 实验室工作人员应正确使用计算机,严格按规定程序开启和关闭计算机系统。未经许可,禁止在工作计算机上使用个人光盘、移动硬盘、U 盘等,以防病毒感染。因工作需要存储或备份电子数据时应使用指定的存储介质。

4. 计算机发生故障或出现病毒感染且经实验室工作人员简易处理仍不能解决的,须及时报告信息管理员,信息管理员不能解决的情况应及时上报信息管理部门,不得擅自越权操作。

5. 实验室计算机应设置密码,未经许可,禁止外来人员使用实验室计算机;经许可的外来人员使用计算机时,须有实验室指定人员陪同。外请人员对计算机进行维修时,实验室应有人全程陪同。维修前应先备份存储数据,确保数据安全。

6. 制订信息系统故障的应急预案,定期组织预案演练,检验应急预案各个环节之间的通信、协调、指挥等是否符合快速、高效的要求;明确应急响应时的各岗位职责,以解决当信息系统发生故障时的服务问题,保证及时有效地报告患者的检测结果。

7. LIS 的使用使样本核收、数据存取、报告审核和签发等操作过程实现了智能化、自动化和规范化管理,有助于提高实验室的整体管理水平,减少差错,实现检测数据和信息共享。使用 LIS 的实验室应设有专人进行 LIS 管理,对使用人员进行岗前培训，考核合格后由实验室负责人授权，不同的操作者应授予不同的权限。工作人员须妥善保管密码，出现问题应责任到人。定期验证 LIS 数据传输的准确性、安全性及效率，存储数据应定期备份，避免各种原因造成的数据丢失或改变。

8. 医院信息系统（HIS）的使用应遵循医院关于 HIS 的各项管理规定，规范操作，如需要进行工作流程优化或模块配置优化，应告知信息管理员与信息管理部门联系。

# 第十三节　数据备份管理制度

1. 数据备份是指复制、记录数据的过程，用以预防原始记录、数据完整性和可用性的损失。实验室应建立检测数据备份的管理制度，保证电子数据资料的准确溯源和有效存档。

2. 需备份的电子数据包括方法学建立和验证数据、日常样本检测图谱、检测结果、各种记录表等。

3. 数据备份和归档应安排专人完成，定期进行。须采用独立的物理介质备份（实验室专用数据备份移动硬盘），以避免系统因意外事故、网络中断、病毒恶意攻击、系统或软件参数修改等造成重要的数据丢失，备份完成的物理介质应妥善保存。

# 第十四节　人员管理及教育培训制度

1. 所有人员应自觉遵守国家及本单位的各项法律、法规、制度及条例。

2. 制订实验室科研、教学管理办法，鼓励实验室人员结合工作实际，因地制宜开展科研活动，并以论文、专利等形式进行成果转化；积极申报继续医学教育项目、参加学术会议及交流、外出进修学习及提升学历、承担教学任务（包括实习生、研究生、进修人员等的理论和实践教学）、参加教学比赛等，促使实验室全体工作人员不断地认真学习专业知识、熟练掌握专业技能、提升专业技术水平。

3. 每年制订科研、教学、继续教育计划，定期检查、考核和总结，促进计划落实和实施。

4. 坚持以专业培训和自学相结合的原则,每周或每月定期举行业务学习,内容包括专题讲座、论文交流、案例分析、课题计划及进度汇报等,相互学习专业相关知识和技术。

5. 根据专业需要和实验室条件,选派人员外出参加学术交流、培训班及进修,完成后须向实验室其他人员介绍、传达学习内容。

6. 进修人员、实习生及研究生等应在实验室有计划地安排学习,指定专人带教。带教老师以身作则,严格要求,定期汇报、检查、考核,记录存档。进修人员、实习生及研究生等应虚心学习、认真工作,不断提高自己的理论水平和专业技能。

7. 新职工必须按照岗位职责的要求,执行"先培训、后上岗"的原则,培训考核合格后由实验室负责人授权上岗;岗前培训和考核记录归档留存。

# 第二章

# 实验室建设

实验室具备科学的布局和适宜的环境是高效率开展 TDM 工作的重要基础。TDM 实验室应立足实验需求结合药物分析实验室、临床检验实验室及 PCR（polymerase chain reaction）实验室的建设特点来进行规划和设计。本章从总体布局、分区及功能等方面分别对 TDM 实验室及 PCR 实验室的建设进行描述。

## 第一节　TDM 实验室总体布局和设计要求

TDM 实验室（以下统称"实验室"）建设是一项复杂的系统工程，其布局的合理性与实验室的工作流程、工作效率和可持续发展密切相关。实验室建设需综合考虑实验室的总体规划、合理布局和平面设计，以及供电、供水、供气、通风、空气净化、安全措施、环境保护等基础设施和基本条件。只有具备完善的实验室布局和环境，才能实现高效的工作流程和工作效率。

### 一、质量和安全相关的空间布局

#### （一）通道设计

实验室区域分配时，应考虑非洁净区域和洁净区域的有效区分，形成科学的生物安全通道、消防逃生通道和物流人流通道，以使工作人员、患者和样本转运等的流向合理，做到人流、物流分开，污染物品与洁净物品彼此无交叉污染。

1. **样本流向**　样本可按以下流程进行检测：样本接收区→检测区→样本储存室→无害化处理区→实验室污物出口。样本储存室应尽可能地紧邻无害化处理区和污物出口。

2. **人员流向**　为防止工作人员将病原体带入或带出实验室，避免交叉污染，工作人员进出实验室前须进行更衣、手卫生处理。具体流程为实验室外工作人员通道→工作人员（或外来人员进入实验室）入口→男、女更衣室→检测区→男、女更衣室→工作人员（或外来人员离开实验室）出口→实验室外工作人员通道。

**3. 物资流向** 实验室供应品和仪器设备进出实验室通道的宽度与门的宽度设计应保证大型仪器方便进出。

**4. 安全通道** 实验室应设置门禁管理系统，贴有警告标志及生物危害警告标识，仅限于预先被告知危险性、经过特殊培训的工作人员及支援人员能够进出。安全通道包括清洁通道、污物通道和消防通道。

（1）清洁通道：清洁物品流向的区域，如实验室外工作人员通道、工作人员（或外来人员进入实验室）出入口、生活区（男、女更衣室，办公室，会议室，卫生间，清洁间，档案室等）和实验室辅助用房如弱电间、强电间、空调机房、不间断电源房、水房等。

（2）污物通道：检测区样本储存室→无害化处理区（污物储存间或洗涤室）→污物出口通道。

（3）消防通道：实验室规划设计中应充分考虑对安全逃生通道的特别设计，应在实验室的醒目位置设置有紧急情况时的人员消防逃生通道标志和示意图。消防通道的设置需要考虑通道的数量、位置、宽度。消防设施包括消防门、喷淋、消火栓的数量和位置。假设一个 400m² 的实验室，安全出口数量应不少于 2 个；实验室内布局不要形成袋形走道；总疏散净宽度应保证不小于 2m；同时安全出口、疏散走道、房间门最小净宽度应满足消防规范的最小要求，不小于 0.9m。

**（二）分区布局和设计**

实验室无论大小，需分为检测区、生活区及存储区，这 3 个区域之间可以线形、L 形或夹角形方式排列。

**1. 检测区的布局和设计** 检测区是化学物质或致病因子污染风险最高的区域，包括实验室的工作台、工作人员的工作区域。实验室工作台、工作区域及附属设备的质量、类型和布局影响实验室的安全性、舒适性和工作效能。

（1）实验室工作台的设计：应充分考虑到工作台的尺寸与实验室出入口及通道的关系，方便进出，同时还应最大限度地满足实验室的功能。①工作台的类型：可选用钢材、木材或塑料薄板作为材料，根据其类型和构造等进行设计。②工作台面：工作台面应对热、酸碱、有机溶剂、紫外线、冲击力等具有较强的抵抗作用，而且不导电、易清洁、耐磨损、耐潮湿，方便维护。③台面高度要体现人体工程学的舒适性和安全性，例如坐着操作的工作台一般要求高度为 76cm 左右、站着操作的工作台高度一般为 90cm 左右；同时应注意工作台面拐角处的角度设计，应避免对人或物造成伤害。

（2）实验室的空间和环境：实验室空间设计时应把实验工作台面、工作人员所占面积及其走动的空间转化为地面占用的面积大小，保证最大数量的工作人员能在同一时间工作，减少工作人员从一个工作台到另一个工作台的时间，样品制备区域应尽可能靠近仪器室。实验室内温度、湿度、气流速度等的微小变化均会影响仪器设备的正常运行，实验室的部分仪器（如酶联免疫分析仪、高效液相色谱 - 串联质谱仪等）对温度、湿度有严格的需求，可根据仪器或试验要求使用空调控制温度、使用加湿器或抽湿机调节湿度。实验室内的含尘量须严格控制，灰尘积在仪器设备内的元件表面上可影响元件散热，增加元器件表面的热阻抗，进而可能造成设备运行障碍，诱发潜在风险，甚至引起短路。实验室可安装高效的灰尘过滤装置，还应对室内的墙面、顶棚等有特殊要求。

**2. 生活区的布局和设计** 实验室的生活区是清洁区，包括工作人员办公、休息、穿衣与换衣、学习讲座和供应品储存等区域，此区域应集中设置，且与实验室的其他功能用房分开设置。

**3. 存储区的布局、设计和管理** 实验室按其需求应储备一定数量的清洁物品（试剂耗材和文件等）及实验后待处理的生物废弃物（如样本）或需要洗涤或高压灭菌的容器，因此根据存储物品的清洁程度，存储区分为洁净存储区和生物污染存储区。应设置专用库房。根据保管物品的不同，可分为普通仓库（存储试剂耗材）、冷藏仓库（存储需冷藏的试剂）、危险品仓库（存储易燃易爆化学物品或试剂）等。

（1）洁净存储区：包括档案室和试剂耗材库。其中，档案室主要用于存储实验相关的文件，如标准操作规程（standard operating procedure，SOP）、实验记录等；试剂耗材库主要用于存放实验用试剂及耗材，如果实验室有易燃易爆、有毒、有害、有强烈腐蚀性的试剂如乙醚、乙酸乙酯、强酸、强碱、苯、过氧化物等，应根据危险品的种类及特性按照《危险化学品安全管理条例》在洁净存储区单独划分危险化学品仓库，同时申请"危险化学品存储证"用于存放危险化学品。洁净存储区需按要求满足通风、防晒、防火、防爆、防毒、防潮、防静电、防腐、防渗漏等条件，同时还应配有相应的监测设施和设备，必要时可及时调温、泄压、中和、隔离、灭火等。

（2）生物污染存储区：主要包括无害化处理区和样本库。无害化处理区的大小和位置对实验室的正常运行和安全有重要影响，应设置在污染区，紧邻实验室污物出口并需划分出污物储存间、洗涤室、高压灭菌室。样本库主要用于储存样本，样本储存和安全管理应满足如下要求。

1）根据样本存储条件配置不同类型的冰箱进行存储。常温，即 18～26℃；冷藏，即 2～8℃；冷冻，一般 −20℃～−80℃。实验室冰箱应每天记录温度变化，或安装配备自动报警装置的独立温度监控系统，并保证 24 小时不间断供电。

2）由于冷藏或冷冻冰箱和其他储存设备可大量产热，应注意通风并保持室内温度不超过 25℃。

3）样本出入库应有严格的管理及登记制度。

## 二、空气流向的设计和管理

实验室通风是实验室设计和管理中不可缺少的一个组成部分。实验室可能因使用有机、无机化学试剂或剧毒化学药品而具有一定的污染性，除此之外生物样本容易产生气溶胶，这些污染可能危及实验人员的健康和安全，也可能影响设备的正常运行和检测结果的准确性。因此，实验室合理的空气流向的设计可尽可能减少工作人员暴露在化学或生物污染环境中。

**1. 实验室通风设施及其要求**　保持室内通风或装备中央空气处理系统控制空气流向和每小时室内空气更换次数。

**2. 全室通风排风**

（1）实验室通风空调系统：空调系统的设计要考虑以下几个主要因素。①保证一定数量的换气次数；②解决实验室通风系统负压的设计和系统控制；③在满足换气次数和全新风条件下控制能耗；④实现实验室的温度控制；⑤系统稳定可靠；⑥避免系统之间的交叉污染。

（2）实验室通风要求：①空气流向应满足实验室内空气从清洁区流向非清洁区；②实验室换气应满足换气次数不少于 6 次 /h；③实验室排出的空气直

接到户外，来自实验室的空气不能在设备中再循环。

### 3. 局部通风排风

（1）通风柜或生物安全柜是实验室最常用的一种局部排风设备，实验室中的通风柜和生物安全柜应能适用于易燃液体和气体，结构材料具有适当的耐火能力，以保持通风柜的完整和及时将火封熄。PCR 实验室的空气流向：①设置 PCR 内部缓冲间为正压，使室内外空气互不流通；②试剂配制室及样本处理室可通过控制进风量大于排风量使其呈微正压，以防外界含核酸气溶胶的空气进入而造成污染；③核酸扩增室及产物分析室可通过控制排风量大于进风量使其呈微负压，以防含核酸的气溶胶扩散污染试剂与样品；④各区域之间应具备单向的试验工艺流、物流、人流与气流，形成单向流程的保护屏障，避免试验之间的相互干扰，防止核酸气溶胶对试验过程造成污染产生假性结果。

（2）局部排气罩主要是用来快速排放样本处理过程中小范围产生的粉尘、热气、挥发性气体、有害气体等小颗粒状悬浮物或气体的装置，常用的有万向抽气罩及不锈钢排气罩。万向抽气罩一般采用聚丙烯材料，伸缩管采用聚氯乙烯材料，可 360° 旋转调节方向；不锈钢排气罩主要为不锈钢材质，不可伸缩，需手动抽气。局部排气罩可安装于电感耦合等离子体 - 发射光谱仪、电感耦合等离子体 - 质谱仪、气相色谱仪、液相色谱仪、气相色谱 - 质谱仪、液相色谱 - 质谱仪及原子吸收分光光度计等上方。

## 三、供电系统的设计和管理

实验室建设应充分考虑供配电、动力、照明、防雷、接地等系统设计。供电系统设计时要科学计算照明用电、动力用电和设备用电负载，配置与之相匹配的网管、线、开关、插座，配备应急电源系统；设置切断电源的总闸和电源安全保护，应有合理的电路网，满足设备对电压升降的要求；应有防雷及接地系统，避免意外且严重的用电安全隐患。

### 1. 电源的合理布局

（1）电量和电压：估算实验室所有仪器设备所需的总电量、电压和功率，需充分考虑往后数年的总用电量增长；对于高效液相色谱 - 串联质谱仪等用电功率较高的设备，需注意电路的承受范围。

（2）电线布局：宜布局在天花板内，在需要的工作台面位置用中空管道下拉。实验室电线设计中还应考虑到地线安全,即保护接地,以提高设备电路系统工作的稳定性,为信号电压提供稳定的零电位参考点,也为工作人员提供安全保障。

(3)插座:实验室仪器设备和计算机所需的插座数量应配备充足。

(4)开关:照明设备的开关应安装在每个工作室的出口或入口处。日光灯应安装双开关,每个开关控制其中一组灯管的照明,方便选择性地开关照明灯,为实验室提供适宜的照明度。

2. **不间断电源(UPS)**　UPS 是一种以逆变器为主要组成部分的恒压恒频的不间断电源设备,是保障任何情况下供电稳定和连续性的重要储电装置(备用电源设备)。UPS 可以在交流电断开的情况下在一定时间内持续供电,以使自动化仪器正常运行或安全关机,防止意外断电导致数据丢失等意外发生。实验室应跟随大型仪器设备提供分体式 UPS。

3. **特殊照射设备**　基因扩增实验室,即 PCR 实验室,应设应急照明装置,同时考虑合适的安装位置,以保证人员安全离开实验室;有可靠的电力供应和应急照明;每个房间必须装有紫外线杀菌灯,杀菌灯的安装高度在 1.8~2.1m;传递窗内部安装有紫外线灯,供消毒用。使用紫外照明设备时,必须确保物体表面如墙体表面的涂料、工作台面等能经受紫外光的漂白作用。紫外线灯在使用过程中,需同时监控其能量和累计使用时间,防止紫外线灯能量不足导致的照射失败。

## 四、给水系统的设计和管理

1. **实验室给水系统的设置**　在设计和建设实验室给水系统时,除了考虑试验和日常的基本用水外,还需考虑和配置相应的消防设备给水系统,包括水量、水质和水压。实验室内部的给水管道布置要合理,内部管道线尽可能短,同时避免交叉,使供水更加安全、可靠,以及方便后期管道的维护和保养。管道尽可能暗装,铺设在地下室、天棚、管沟或公用管廊内部。另外,所有暗设管道都应该在控制阀门处设置检修孔,以方便故障维修。生活供水管道通常设置在洁净区。

2. **实验室废液的处理及污水的排放**

(1)实验室废液的处理:实验室废液成分复杂,如试验过程所用的化学试剂、仪器的清洗液、缓冲液等,应按照医院医疗废物处理的标准操作规程进行处理。

（2）实验室污水的排放：经稀释后无害的污水可直接排入医院的污水管网集中处理。被化学物质污染，含有对人体有害有毒物质的污水应设置独立的排水管道，经局部处理或回收利用才能排入室外排水管网。怀疑被致病性体液污染的污水则应经过无害化处理后才能排放。实验室要根据废液、污水的可能来源进行排水管道和净化装置的设计和预留，上下水管道定要通畅，要选用管径粗、耐腐蚀的水管，水池壁应选用耐酸、耐碱的材料。排水管道的设置同样需要进行合理的布局，主管道应尽量安排在靠近杂质较多、排水量较大设备的位置，转角尽量少，以防止杂质堵塞，管道排布应相对集中，便于出现故障后的维修。排管时应尽量沿着走道、柱角、墙壁、天棚等，但应避免穿过精密仪器室等卫生安全需求较高的实验区域。

## 五、气路的设计和管理

实验室的部分仪器运行时需要使用外部气体辅助分析，如原子吸收光谱仪其火焰部分使用乙炔气，石墨炉部分使用氩气；气相色谱仪使用氩气和氮气；气相色谱 - 串联质谱仪、液相色谱 - 串联质谱仪及氮吹仪使用氮气。实验室气路一般有两种方式：①统一建气瓶室，将所有气体放置其中，通过气路将气体引到所需的房间；氮气使用量较大可以选用氮气发生器或大型室外液氮罐。②在需要气体的房间放置气瓶柜，将气瓶放置其中，氩气和乙炔气瓶应单独放置。

气瓶室隔墙应为防火墙，电源设备要求持有防爆功能，室内的氧化性气体和还原性气体不能放在一起，气瓶室要保持良好通风。气瓶需要固定，且远离火源、避免直接阳光直射或置于温度可能升高的房间。

## 六、生物安全设施的设计和管理

为保证 TDM 实验室工作人员、患者和公众的安全和健康，实验室在设计和建设时应配备适宜的安全设备和设施，避免危险生物因子造成实验室人员职业暴露和向实验室外扩散并导致危害。在实验室建筑规划和施工中应设计的生物安全设备和设施至少包括门禁系统、非手接触式洗手水池、紧急洗眼装置、紧急喷淋装置、通风柜和生物安全柜等。PCR 实验室与其他检测区需有效分隔，危险化学品储存柜（区）应当与普通化学品储存柜（区）彼此分隔。相关生物安全设施应根据医院感染管理制度标准设置。

# 第二节 临床基因扩增检验实验室
# 总体布局和设计要求

## 一、临床基因扩增检验实验室设置

根据《医疗机构临床基因扩增检验实验室管理办法》,临床基因扩增检验实验室应按照一定标准进行设置,从而保障临床基因扩增检验质量和实验室生物安全。

1. 临床基因扩增检验实验室是通过采用 DNA 测序或实时荧光定量等技术,扩增检测特定的 DNA 或 RNA,从而进行疾病诊断、治疗监测和预后判定等的实验室。

2. 实验室分为试剂准备、标本制备、扩增及产物分析 4 个独立的实验区域,每个区域间设置传递窗,要求一侧打开时另一侧无法打开。各区有独立设置的缓冲间。

每个房间的所有进、出风口均需加装高效过滤器。样本制备间一般配备 A2 型生物安全柜和通风橱并有外连,外连出口需加高效过滤膜。

设置专用走廊与缓冲间形成一道双向保护屏障,既能阻止外部环境的潜在污染物如气溶胶等进入实验核心区,又能控制核心区内的有害物质渗入环境。专用走廊内距离标本制备区的门最近的地方加装一个水池(手卫生用),并放一个半截柜(用于存放和穿防护服等);标本制备区实验室内有两个水池(一个用于倾倒废液,另一个用于手卫生),此区的缓冲间加装一个水池(用于脱防护服时手卫生)。

3. **实验室各分区的功能**

(1)试剂储存和准备区:试剂的制备、分装和扩增反应混合液的准备。

(2)标本制备区:核酸(RNA、DNA)提取、贮存及其加至扩增反应体系。

(3)扩增区:cDNA 合成、DNA 扩增及检测。

(4)扩增产物分析区:扩增片段的进一步分析测定,如 DNA 酶切与凝胶电泳等。

4. 各工作区配备有专用的仪器设备、工作服、实验耗材、办公用品和清洁用具等，并有明显的区分标示，严禁混用。

5. 实验室各区域间通过设置相对正压和相对负压来控制气流方向。气流方向为试剂准备区→标本制备区→扩增区→产物分析区，防止下游物质污染上游样品。

## 二、临床基因扩增检验实验室各区设置

### 1. 试剂准备区实验室设置

（1）区域用途：储存溶液的准备，反应体系混合液的制备，成品试剂和化学试剂的分装及贮存。

（2）区域设置要求

1）压力要求：本区相对其他功能区域为正压，相对独立缓冲区为负压。

2）着装和标识：本区工作服及专用物品以专用标签进行标识。

3）基本配置：见表1-2-1。

表 1-2-1　试剂准备区所需的仪器、设备及耗材

| 仪器及用品 | 数量 |
| --- | --- |
| 2～8℃冰箱 | 1 |
| −20℃冰箱 | 1 |
| 掌上瞬时离心机 | 1 |
| 振荡混匀器 | 1 |
| 加样器（0.1～1 000μl 全量程） | 1 套 |
| 可移动紫外线灯 | 1 |
| 专用工作服及拖鞋 | 按需要准备 |
| 万向排风扇 | 1 |
| 生物垃圾桶和生活垃圾桶 | 各 1 |
| 办公用品 | 若干 |

### 2. 标本制备区实验室设置

（1）区域用途：负责各种样本和质控品的核酸提取、纯化及样本贮存。

（2）区域设置要求

1）压力要求：本区相对扩增区为正压，相对独立缓冲区为负压。

2）着装和标识：本区工作服及专用物品以专用标签进行标识。

3）基本配置：见表1-2-2。

表 1-2-2　标本制备区所需的仪器、设备及耗材

| 仪器及用品 | 数量 |
| --- | --- |
| 2～8℃冰箱 | 1 |
| −20℃冰箱 | 1 |
| 掌上瞬时离心机 | 1 |
| 振荡混匀器 | 1 |
| 加样器（0.1～1 000μl 全量程） | 1 套 |
| 可移动紫外线灯 | 1 |
| 生物安全柜 | 1 |
| 专用工作服及拖鞋 | 按需要准备 |
| 生物垃圾桶和生活垃圾桶 | 各 1 |
| 办公用品 | 若干 |

### 3. 扩增区实验室设置

（1）区域用途：DNA 扩增及实时荧光检测。

（2）区域设置要求

1）压力要求：本区相对试剂准备区、标本制备区和缓冲区为负压，相对产物分析区为正压。

2）着装和标识：本区工作服及专用物品以专用标签进行标识。

3）基本配置：见表 1-2-3。

表 1-2-3　扩增区所需的仪器、设备及耗材

| 仪器及用品 | 数量 |
| --- | --- |
| −8～20℃（上下）冰箱 | 1 |
| 生物安全柜 | 1 |
| 荧光定量 PCR 仪 | 1 |
| 掌上瞬时离心机 | 1 |
| 振荡混匀器 | 1 |
| 加样器（0.1～1 000μl 全量程） | 1 套 |
| 可移动紫外线灯 | 1 |
| 专用工作服及拖鞋 | 按需求准备 |
| 生物垃圾桶和生活垃圾桶 | 各 1 |
| 办公用品 | 若干 |

### 4. 产物分析区实验室设置

（1）区域用途：扩增片段的电泳分析。

（2）区域设置要求

1）压力要求：本区相对实验室的所有其他区域均为负压，防止扩增片段向其他区域转移造成样本污染。

2）着装和标识：本区工作服及专用物品以专用标签进行标识。

3）基本配置：见表 1-2-4。

表 1-2-4　产物分析区所需的仪器、设备及耗材

| 仪器及用品 | 数量 |
| --- | --- |
| mini 水平电泳槽 | 1 |
| 小型垂直电泳槽 | 1 |
| 电泳仪通用电源 | 1 |
| 凝胶成像仪 | 1 |
| 微波炉 | 1 |
| 掌上瞬时离心机 | 1 |
| 焦磷酸测序仪等检测设备 | 按需要配置 |
| 加样器（0.1～1 000μl 全量程） | 1 套 |
| 可移动紫外线灯 | 1 |
| 专用工作服及拖鞋 | 按需要配置 |
| 生物垃圾桶和生活垃圾桶 | 各 1 |
| 办公用品 | 若干 |

# 第三章

# 标准操作规程

TDM 实验室应根据各自的实际情况,制定标准操作规程(standard operating procedure,SOP)。通过制定并实施一整套符合法规和技术要求、覆盖 TDM 全过程所有实践活动的 SOP,可使 TDM 的各项活动实现标准化,以达到保证 TDM 质量的目的。在编写 SOP 之前,首先应规定 SOP 撰写的基本原则和方法,即制定 SOP 的标准操作规程及相关文档的标准化管理,所有 SOP 的编写及使用均应遵照执行。本章将从 SOP 制定的基本原则、通用技术、仪器设备、TDM 项目 4 个方面示范 TDM 实验室 SOP 的编写内容,但技术在不断进步,仪器设备在不断更新,因此 SOP 也应该不断地制定、修订,做到"写我所做、做我所写"。

## 第一节 SOP 制定的基本原则

### 一、制定 SOP 的标准操作规程

#### (一)目的
建立撰写与编码 TDM 工作相关标准操作规程(SOP)的规范,保证所有 SOP 的格式统一,方便 SOP 文件的识别、查找和管理。

#### (二)范围
适用于所有 TDM 工作相关的 SOP。

#### (三)规程
1. SOP 内容 所有 SOP 内容按统一格式制定,格式参照本规程,应包括以下内容。

(1)首页信息应包括 SOP 标题、编号、页数;起草人、审核人及批准人签

名；SOP 的颁发及生效日期；修订记录表和审查记录表。

（2）SOP 正文应至少包括以下内容。

1）标题。

2）目的。

3）适用范围。

4）规程的详细叙述：按操作步骤的先后顺序进行描述。

5）附件：该 SOP 所用到的各类表格、清单或图表。

6）参考依据：列出制定该 SOP 所参考的主要法规、标准、指南、使用说明书或其他相关文件。

7）个别特殊 SOP 可根据内容的实际情况做相应调整。

## 2. SOP 文件编码

（1）编码原则

1）系统性：将 SOP 文件统一分类、编码。

2）专属性：文件与编码一一对应，一文一码，一旦某文件停止使用，此文件编码也随之作废，不再使用。

3）稳定性：文件编码系统一旦确定，不得随意变动。若确有需要变动时，必须得到批准，并随之变更所有相关文件的编码。

4）发展性：为 SOP 文件的校订或修订预留空间。

（2）SOP 文件分类：①技术类（JS）；②项目类（XM）；③仪器类（YQ）。

（3）SOP 编码形式：SOP- 文件分类 - 序号 - 版本号。

1）文件分类。

2）序号：该类文件中的第几个文件，不足 3 位数的用 0 补齐，如 023。

3）版本号：第几次修订，如首次制定为"v1.0"，第 1 次修订后改为"v1.1"，重新制定时版本号为"v2.0"。

4）例如"SOP 设计与编码标准操作规程"编码为 SOP-JS-001-v1.0。

（4）文档管理人员负责登记、汇总 SOP 文件编码，并对编码汇总表更新。

## 3. 格式设置（各实验室应根据实际情况调整）

（1）首页、修订记录表及审查记录表页请参考本规范格式。

（2）页面设置：统一采用 A4 纸，上下、左右页边距均为 2.5cm，无装订线。

（3）从正文页开始使用页眉、页脚，页眉、页脚距边界均为 1.5cm。

1）页眉：左边为单位名称，右边为 SOP 编号，字体用小五号宋体。

2）页脚：第 × 页，共 × 页，小五号字体居中。

3）标题：字体为二号加粗。

4）正文内容：为小四宋体，英文字体为 Arial，行距为 1.5 倍，字间距为加宽 1.2 磅。

（4）SOP 框架：Ⅰ.目的—Ⅱ.范围—Ⅲ.规程—Ⅳ.附件—Ⅴ.参考依据。

（5）内容序号：例如"1.—1.1—1.1.1"。

（6）制表位位置和缩进位置：均为 1.5cm。

**（四）附件**

**1. SOP 首页**

| SOP 编号 | SOP-XM-002-v1.1 |
|---|---|
| 页数 | |
| 颁发日期 | yyyy-mm-dd |
| 生效日期 | |

SOP 名称

单位名称

起草人：（签名、日期）

审核人：（签名、日期）

批准人：（签名、日期）

**2. SOP 修订记录表及审查记录表**

修订记录表

| SOP 编号 | | 修订内容 | 修订原因、依据 | 修订人签名/日期 | 批准人签名/日期 |
|---|---|---|---|---|---|
| 修订前 | 修订后 | | | | |
| | | | | | |
| | | | | | |

审查记录表

| SOP 编号 | 审查日期 | 审查意见 | 审查人签名 |
|---|---|---|---|
|  |  |  |  |
|  |  |  |  |

### （五）参考依据

如法规、行业规范、指南共识、仪器说明书等。

## 二、SOP 文件管理的标准操作规程

### （一）目的

建立 SOP 文件管理的标准操作规程，保证所有 SOP 文件的起草、审批、发布、执行、修订、审查、废止及保存等规范化操作，以实现 SOP 文件的标准化管理。

### （二）范围

适用于 TDM 工作相关的所有 SOP 文件。

### （三）规程

**1. SOP 的起草**

（1）SOP 编写人员首先应制定出"制定 SOP 的标准操作规程"，保证所有 SOP 文件按统一格式制定，便于查阅及管理。

（2）SOP 编写人员制定出与 TDM 相关的所有 SOP 项目待撰写列表，并组织熟悉业务或有丰富实践经验的相关人员编写。

（3）制定 SOP 必须符合现行的相关法规、指南及说明书等，必须合理可行，具有可操作性，其格式必须符合"制定 SOP 的标准操作规程"。

（4）在 SOP 起草过程中，编写人员应阶段性地开展讨论会，共同商讨 SOP 文件编写中遇到的问题和保证 SOP 切实可行的措施等。

（5）SOP 初步定稿后提交审批。

**2. SOP 的审批**

（1）确定初稿后按审批流程交至格式审核人员、质量保证人员、实验室负责人分别进行审批。

（2）审批要点包括文件的格式是否符合统一的规范；文件的书写内容是

否简练、准确、易懂；是否符合现行相关的法律、法规；同已生效的其他文件是否有矛盾之处；文件内容是否具有科学性和可操作性。

（3）审批通过则进入下一步；若不通过，填写审批意见发回修改，SOP提交者根据审批意见进行修订，并按照"制定SOP的标准操作规程"升级版本号，填写修订记录。

**3. SOP的发布和执行**

（1）SOP审批通过生效后，由文档管理员发至相关人员阅读，或由培训人员组织培训学习。

（2）SOP纸质版应放在相应仪器设备附近或实验室的固定位置，便于工作人员取用。

（3）必须保证现行SOP为最新版本。新修订的SOP生效后，旧版SOP应及时废止，文档管理员回收统一处理，不再流通。

**4. SOP的修订**

（1）SOP需根据最新的法规、标准及实践经验不断进行修改、完善，以保证SOP的合理性与进步性。

（2）重新修订的SOP批准并生效后，应更新首页，并填写修订记录表。

**5. SOP的周期审查**

（1）每年由实验室负责人组织相关人员对所有SOP进行审查，如有需修正的内容，按上述程序进行修订、审核和批准。

（2）周期审查应填写审查记录表。

**6. SOP的废止**

（1）审查不能通过并决定废止的SOP文件，应由实验室负责人和文档管理员发出通知，同时收回被废止的文件，使其不得在工作现场出现。

（2）废止的SOP文件除保留完整的一份原版作为备案外，其余应统一销毁。

**7. SOP的保存**

（1）文档管理员同时保存电子版和纸质版SOP。电子版应锁定为非可编辑版，纸质版保留一份在档案室。撤销的文件保留一份原件备案。

（2）SOP文件存档后永久保存，每年进行一次文件清查，做到SOP目录与文件相符。

**（四）附件**

《TDM 实验室 SOP 目录》（略）。

**（五）参考依据**

1. 中国合格评定国家认可委员会 . 医学实验室质量和能力认可准则（CNAS-CL02），2023.

2. 冯仁丰，胡晓波 . 临床检验操作规程编写要求（WS/T227—2002）. 中华人民共和国卫生部，2002.

# 第二节　通用技术类标准操作规程

## 一、样本采集、运送、接收和拒收的标准操作规程

**（一）目的**

建立生物样本采集、运送、接收和拒收的标准操作规程，规范 TDM 工作中上述过程的操作，保证获得合格的待检样本。

**（二）范围**

适用于 TDM 实验室的所有生物样本。

**（三）规程**

**1. 样本的采集**

（1）由 TDM 部门将样本采集的具体要求（包括不同项目的样本采集时间、采集管或装置、样本接收时间及其他特殊情况）告知样本采集部门，并委派专人对采血人员及运输人员进行专门培训。

（2）血药浓度监测所需的样本一般为静脉全血；药物相关基因检测所需的血液样本应为全血或含有白细胞组分的血片。全血需使用 EDTA 抗凝的采血管采集患者的外周静脉血 2～3ml。

（3）门诊采血室或临床科室的护士负责采血，样本采集后要保持管口封闭，管口向上垂直放置，防止污染和外漏。

**2. 样本的运送**

（1）TDM 实验室将样本运送的具体要求（包括运送时间、运送条件及其他特殊情况）告知样本采集部门，保证样本转运条件符合检测要求。

（2）常规情况下样本采集后应尽快送往实验室，运送过程中注意减少样本晃动，防止样本剧烈晃动造成异常情况如溶血。由送样人和接收人共同填写"样本接收登记表"。

（3）样本采集部门如因特殊原因无法将样本及时送达实验室，应按要求存放样本。

**3. 样本的接收**

（1）实验室接收样本前应先检查样本的标识、状态、数量及运送条件是否符合要求，查看"样本接收登记表"填写情况并签字。

（2）接收的合格样本，按照"样本保存与销毁的标准操作规程"进行后续样本处理和保存。

**4. 样本的拒收**

（1）接收人员对于不合格样本有权拒收。

（2）对于采血管、样本量、样本类型、样本状态或检测项目不符合要求的，都应拒收。

（3）样本退回时应及时填写"样本退回登记表"，并在"样本接收登记表"中记录，如要求重新采样的须及时传达到位。以上登记可电子化。

**（四）附件**

1. 样本接收登记表（略）。

2. 样本退回登记表（略）。

**（五）参考依据**

中国药理学会治疗药物监测研究专业委员会 . 治疗药物监测工作规范专家共识（2019 版）. 中国医院用药评价与分析，2019，19（8）：897-898，902.

## 二、样本保存与销毁的标准操作规程

**（一）目的**

规范样本的保存和销毁操作，保证样本测试及复测时的样本质量以得到准确的测定结果，确保样本的销毁符合生物安全的要求。

**（二）范围**

适用于 TDM 实验室分析的所有样本。

（三）规程

1. **待测样本的保存**　待测样本送达实验室接收后,按测试项目及样本编号的标准操作规程进行编号,根据项目测试要求进行相应处理,区分当天完成的项目及择期完成的项目后分别保存,保存温度的选择依据方法学验证中的稳定性考察结果,并在"TDM待测样本保存记录表"上登记。

2. **已测样本的保存**

（1）TDM样本测试完成或取样完成后应及时放入冰箱中,避免在室温放置过长时间,影响复测结果,并填写"TDM已测样本保存记录表"。

（2）TDM样本测试后的保存期限为7日,7日后从冰箱取出、装袋封口,并注明样本检测日期。打包好的样本统一放置于带盖的感染性医疗垃圾桶中待销毁。

（3）需长期收集、保存的样本应贴好标签（标签内容包括样本来源、患者姓名、采样日期、保存日期、样本类型等）保存于 −80℃ 冰箱,并填写"样本长期保存记录表"。

3. **样本的销毁**

（1）每天或定期对超出保存期的样本进行收集,放置于套有医疗废物专用黄色塑料袋且带盖的感染性医疗垃圾桶内,并填写"TDM样本销毁记录表"。

（2）废弃样本盛装量不超过医疗废物专用黄色塑料袋容量的四分之三。严禁使用破损或已污染的医疗废物专用黄色塑料袋。

（3）每周或定期由专职卫生员（需经过医疗废物处理流程、医院感染控制、自身防护、意外事故处理等知识培训）将废弃样本按规定的时间转送到医疗废物专门暂存场所,由相关部门统一处理。

4. **应急预案**　当出现停电或冰箱故障的情况时,应将冰箱中保存的样本及时转至其他温度相近的冰箱,或保存于装有冰袋的泡沫箱中,再在样本上层铺满冰袋后盖上盒盖。来电后或冰箱恢复正常保存温度后,及时将样本转回至原冰箱保存位置。

（四）附件

1. TDM待测样本保存记录表（略）。

2. TDM已测样本保存记录表（略）。

3. 样本长期保存记录表（略）。

4. TDM 样本销毁记录表（略）。

**（五）参考依据**

1.《医疗废物管理条例》。

2.《医疗卫生机构医疗废物管理办法》。

## 三、样本编号的标准操作规程

**（一）目的**

规范实验室样本编号过程，保证样本编号唯一、清晰及统一，避免样本混淆情况的发生。

**（二）范围**

适用于 TDM 实验室样本的编号。

**（三）规程**

1. 为使样本编号简洁明了，检测项目可根据其英文或者中文名称采用固定的缩写。例如他克莫司缩写为 FK，丙戊酸缩写为 VPA。

2. **样本类型缩写** 全血、血浆／血清、尿液及脑脊液等用英文小写表示。如全血缩写为 w（whole blood），血清缩写为 s（serum），尿液缩写为 u（urine）等。

3. **样本编号方法**

（1）样本编号原则：一个样本无论测一个或同时测多个项目，通常对应一个编号；一个编号对应一张报告单。

（2）样本编号格式：样本接收日期＋检测项目缩写＋流水号（两位数字，不足两位的用"0"补足）。

1）如 2020 年 11 月 25 日检测丙戊酸的全血样本 1 个，已为当天收到的第 3 个检测丙戊酸的样本，则编号为 w201125VPA03。

2）若同一个患者同时检测两个或两个以上项目，如同时检测吗替麦考酚酯和他克莫司，送检两个样本，则两个样本分别编号。

3）若同一个患者同时检测两个或两个以上项目，如同时检测卡马西平、苯妥英钠和苯巴比妥，送检一个全血样本，则编号方法为收样日期＋第 1 个检测项目名称缩写＋流水号／第 2 个检测项目名称缩写＋流水号／第 3 个检测项

目名称缩写 + 流水号……，如 w201125CBZ01/PHT03/PB02。

（3）复测样本编号：在样本编号前加复测信息"R"，如 Rw201125VPA03。

（4）标准曲线每个浓度点编号：标准曲线工作点分别用 A、B、C、D……代表不同的浓度点，一般以 A 代表最高浓度，需标明生物介质的类型；同时做两条或两条以上标准曲线分析同一批样本时，分别用 1、2……作为同一浓度重复测定点编号。

如 s A 1（2、3……）

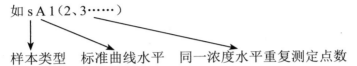

样本类型　标准曲线水平　同一浓度水平重复测定点数

（5）质量控制样本编号：质量控制（quality control，QC）的浓度水平至少包括高、中、低 3 个浓度水平，可分别用 H、M、L 表示。

s QC H（M、L）　1（2、3……）

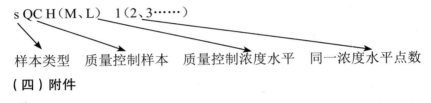

样本类型　质量控制样本　质量控制浓度水平　同一浓度水平点数

**（四）附件**

无。

**（五）参考依据**

无。

## 四、试剂申购与验收的标准操作规程

**（一）目的**

对 TDM 实验室试剂的申购、验收进行质量控制和规范管理，以保证满足检测工作的需要。

**（二）范围**

适用于 TDM 实验室试剂的申购，以及对所申购试剂到货后的验收、入库、退货或拒收工作。

**（三）规程**

**1. 试剂申购操作步骤**

（1）选择合适的供应商：根据相关部门管理规定结合 TDM 工作需要，确定符合要求的试剂供应商名单。从未采购过的品种，可由 TDM 实验室委派专人会同相关部门人员一同寻找合适的供应商。

（2）试剂的定期申购：试剂管理人员定期进行试剂盘点，明确库存情况并根据实际工作需要预估所需申购的试剂量，填写申请单，内容包括试剂供应商、规格、申购量等，经负责人签字批准后进入采购程序。

（3）试剂的临时申购：如果试剂消耗过快超过预期，或者因工作需要临时紧急申购试剂，可及时报告试剂管理人员，确认后填写相关申请单，进入临时采购程序。

（4）建立长期供应商名单：TDM实验室委派专人会同单位采购部门有关人员对供应商进行调研，了解其产品质量情况、质量保证体系和商业信誉，并结合本实验室试用或使用经验拟定合适的长期供应商名单。该名单应根据供应商产品质量情况、遵守合同情况、商品信誉及售后服务情况等进行调整，不断淘汰产品质量不稳定、信誉差的厂商，补充信誉好、产品质量高且稳定的供应厂家。

**2. 试剂验收操作步骤**

（1）试剂验收时应检查试剂品名、等级、规格、数量及生产厂家等是否与申购内容相符，同时检查试剂的生产日期及有效期。

（2）所申购的试剂送达时，试剂管理人员应尽快验收，验收合格后入库，填写"试剂验收入库记录"。验收合格后，需在供货公司出具的销售单、发货清单（要求盖有该公司的财务专用章）等相应的单据上签字，并留一联存档。

（3）不合格试剂的退货或拒收处理

1）如有试剂不合格的情况，如已过有效期、有效期过短或包装破损影响使用等情况，则应拒收并同时填写"试剂退换货记录"。

2）若验收入库后，在使用过程中发现不合格的情况，应联系厂家做退货或换货处理，同时填写"试剂退换货记录"。

3）与"试剂申购计划表"上的厂家、等级、规格不符的，一般做退货处理。如有特殊原因（如该试剂无申报的规格），试剂管理人员应立即与需使用该试剂的项目负责人确认，如不影响使用可以验收入库，但要在"试剂验收入库记录"上注明情况，如确实无法达到要求的则做退货处理。

**（四）附件**

1. 试剂申购计划表（略）。

2. 试剂验收入库记录（略）。

3. 试剂退换货记录（略）。

（五）参考依据

医院相关规章制度。

## 五、PCR 生物检测试剂质检的标准操作规程

（一）目的

保证 PCR 生物检测试剂质量良好，符合检测要求。

（二）范围

按照"试剂申购与验收的标准操作规程"验收合格后的 PCR 生物检测试剂。

（三）规程

1. 新批次试剂使用前按如下要求进行校验实验。

（1）空白对照：用无菌水代替全血，完成核酸提取步骤。

（2）各基因型阳性对照：PCR 体系的模板为经过纯化及测序验证过的已知基因型的质量控制样本。

（3）阴性对照：PCR 体系中不加模板，用等体积的无菌水替代。

2. 空白对照、阴性对照无扩增，阳性对照分型准确，表明该批试剂良好，可以投入临床使用。若试剂出现下述任何一种情况，则判定为试剂不合格，不能用于临床检测。

（1）在排除耗材及实验用水污染的可能性后，重复实验验证阴性对照均出现扩增或者荧光定量扩增曲线的 $C_t$ 值<25。

（2）重复实验验证阳性对照均未检出或阳性对照基因分型错误，表示试剂酶可能失活、减活或存在其他问题。

（3）排除其他污染的可能性后出现空白对照有扩增，提示核酸提取试剂存在污染可能。

3. 质检不合格的样本需及时联系供货商进行更换。

（四）附件

无。

（五）参考依据

《医疗机构临床基因扩增检验实验室管理办法》（卫办医政发〔2010〕194 号）。

## 六、试剂保存与使用的标准操作规程

### （一）目的

对 TDM 实验室试剂的保存和使用进行质量控制和规范管理，以保证能够满足检测工作的需要。

### （二）范围

适用于实验室试剂的保存和使用工作。

### （三）规程

#### 1. 试剂的保存

（1）保存原则：试剂保存要做到分类存放、取用方便、注意安全，保证质量。

（2）试剂保存

1）放置试剂的储藏柜应干燥、通风、凉暗、无阳光直晒。

2）应根据试剂性质分门别类进行保管，试剂保管条件要符合不同试剂的理化性质要求，易燃液体、固体应远离火种、热源，与强氧化剂、强酸、强碱分开存放，保持容器密封，酸碱应分开放置。

3）标准品及对照品应根据标签、说明书确认储存条件，严格按规定储存。一般保存在干燥器中，特殊品种在符合特殊要求的环境条件下贮存。

4）易制毒物品及剧毒物品应双人双锁保存。

5）实验室盛放的原包装试剂都应保护好原标签或商标。

#### 2. 试剂的使用

（1）用原装试剂时，首先辨明标签，仔细核对分子式、结晶水、试剂品级等；进口试剂要核对外文名称并加注中文名称，以免错用。

（2）使用试剂前应查看名称、外观、理化性质、性状、浓度、颜色、有无沉淀及生产日期和保质日期等，以防试剂变质和弄错。

（3）试剂开瓶非一次用完的应及时封闭保存并在试剂的外包装上填写启用标签，包括启用人、启用日期、有效期等内容。

（4）标准品及对照品的使用

1）用多少取多少，已取出的严禁倒回原瓶，并填写"标准品及对照品使用记录"。

2）密封包装的标准品或对照品启封后尽快使用，使用前需干燥的，按照要求的条件进行干燥。

3）称量过程应规范，根据称样量和容许误差选择适合的天平准确称量。

4）配制好的标准品或对照品溶液应在适当条件下保存，并在稳定期内使用。

（5）分装

1）对于一些易吸潮、易氧化、易变质的试剂，为避免频繁开启瓶盖导致试剂使用效期缩短，可以在开封后对试剂进行分装；也可用原包装储存，另用小瓶分装少量作为日常工作之用。

2）分装容器要求干燥、洁净。

3）分装试剂的标签要规范、贴牢，如需长期贮存，必须用蓝色或黑色圆珠笔、签字笔书写标签并在贴牢后外贴透明胶带防水。

4）原包装中储存的试剂及分装后的试剂均应加塞并用封口胶密封。

5）遇光变质的试剂，取用后用黑纸包好，并存放于避光处。

（6）取试剂用的药匙和称试剂用的器皿都应保持干燥、清洁。对已经从试剂瓶取出但未用完的部分可单独保存，不得再放回原试剂瓶中，以免影响纯度。

（7）使用有挥发性的强酸、强碱（如浓硝酸、浓盐酸、浓氨水）和有毒试剂（如溴）时，应在通风橱内开启瓶塞，操作宜迅速，用毕立即塞紧瓶塞。

（8）一般试剂可用大瓶盛装、储存。用小瓶分装少量作为日常工作之用，用完再从大瓶分装，一旦发现污染变质应立即倒掉不可再用。

（9）倒出或吸出的标准溶液，用毕剩余的不得再放回原瓶中，以免污染而影响整批结果。

（10）需冰箱保存的试剂，取用后立即放回原处，防止室温放置过久而使试剂变质。

（11）实验室所用试剂瓶应在规定地点依次摆放好，取用后立即放回原处，以节省以后的工作时间和防止差错。

**（四）附件**

1. 标准品及对照品使用记录（略）。

2. 试剂使用记录（略）。

（五）参考依据

无。

# 七、试剂盘点与报废的标准操作规程

## （一）目的

对 TDM 实验室试剂的盘点和报废工作进行质量控制和规范管理。

## （二）范围

适用于 TDM 实验室库存试剂的盘点和报废工作。

## （三）规程

### 1. 试剂的盘点

（1）试剂管理人员应定期进行试剂盘点，得出本室试剂的库存节余量，并与各项目负责人沟通确认需求，及时申购需要补充的试剂，以保证本室有足够的库存试剂备用。试剂管理员盘点时发现超过有效期和无法使用的试剂应及时更换和清理。盘点后应及时填写"试剂盘点记录"。

（2）盘点过程中若发现试剂的异常损耗情况，应会同相关项目负责人或试剂使用人员一起查找原因，杜绝试剂的浪费。

### 2. 试剂的报废

（1）盘点中若发现超过有效期和无法使用的试剂，应做报废处理。若有特殊情况的，如该试剂难以购得且可以作其他用途的（如考察有关杂质、降解产物），在经实验室负责人批准后可以保留，但应单独存放且应在外包装上以醒目标签注明。

（2）试剂报废经实验室负责人批准后由试剂管理人员执行，报废的试剂统一由专职卫生员（需经过医疗废物处理流程、医院感染控制、自身防护、意外事故处理等知识培训）交相关部门作为医疗废物特殊处理，有毒和危险品的报废要特别说明，并填写"试剂报废记录"。

## （四）附件

1. 试剂盘点记录（略）。

2. 试剂报废记录（略）。

## （五）参考依据

医院相关规章制度。

## 八、试剂标签书写的标准操作规程

### （一）目的

控制实验室所配制的储备液、工作液、溶剂等试剂标签的书写步骤，保证各种标签书写规范，为样本分析结果的质量提供保证。

### （二）范围

适用于实验室配制储备液、工作液、溶剂等试剂标签的书写工作。

### （三）规程

1. 试剂标签应由试剂配制者使用蓝色或黑色碳素笔、签字笔书写，字迹清楚。

2. 标签应按统一格式，整齐地贴于容量瓶、具塞试管或试剂瓶的显著位置，方便查看取用。标签外均需用透明胶带覆盖，以防浸水。若标签已被水浸湿、字迹模糊不清，则需立即更换标签。

3. 储备液、工作液的标签内容应包括试剂名称、溶剂、浓度、配制者、配制日期、有效期、保存条件等。

4. 溶剂的标签内容应包括溶剂名称、各溶剂比例。若为无机盐缓冲液，还应标明浓度、溶液 pH、配制者、配制日期、有效期和保存条件等内容。

5. 试剂开瓶后标签的内容包括开瓶日期、开瓶者、开瓶后有效期、开瓶后保存条件等内容。

### （四）附件

无。

### （五）参考依据

无。

## 九、空白生物基质保存和使用的标准操作规程

### （一）目的

控制试验中空白生物基质的使用过程，确保空白生物基质领取、分装、保存和使用的规范性。

### （二）范围

适用于 TDM 实验室空白生物基质的领取、分装、保存和使用。空白生物

基质包括空白人血浆、血清、全血等，主要用于标准曲线绘制、方法学建立和质量控制样本配制等。

（三）规程

**1. 空白生物基质的领取或购买**

（1）试验中需要使用人空白生物基质时，向实验室负责人提出申请。生物样本负责人到相关部门领取或购买空白基质，并按领取 / 收货日期进行编号，注明样本类型（如 2020 年 2 月 1 日领取空白人血浆，则编号为 20200201，并在包装上注明"人血浆"），填写"空白生物基质领取 / 购买记录"。

（2）试验中需要使用动物空白生物基质时，由生物样本负责人到相关部门领取或购买空白基质，动物空白生物基质应是匀浆后的样本。生物样本负责人对动物空白生物基质按日期进行编号并注明样本类型（方法同本规程前述"人空白生物基质"），填写"空白生物基质领取 / 购买记录"。

**2. 空白生物基质的分装**

（1）领取的袋装空白生物基质若需解冻，应在室温或冷水中解冻，不可进行超声或在热水中解冻。

（2）空白生物基质解冻后，可按需分装入干净的塑料管中。分装时每一管中的空白生物基质不可超过其管容积的 4/5。分装完成后，用合适的盖子密封，在每一试管外都应贴上标签，注明空白生物基质的类型、编号、分装日期、分装者等信息，在标签外贴上透明胶带以防水，并填写"空白生物基质分装和使用记录"。

**3. 空白生物基质的保存** 分装后的空白生物基质在 −20℃及 −20℃以下的冰箱中冷冻保存。保存空白基质的冰箱应有相应的温度记录。

**4. 空白生物基质的使用**

（1）根据试验需要，从冰箱中取出适量的空白生物基质在室温或冷水中解冻、混匀后使用，并填写"空白生物基质分装和使用记录"。在相关的试验记录中应注明所用空白生物基质的编号。

（2）解冻后的空白生物基质应避免反复冻融，不再置于 −20℃及 −20℃以下的冰箱中冷冻保存，应在取完所需的样本后及时置于 2～8℃冰箱中冷藏保存。

**（四）附件**

1. 空白生物基质领取／购买记录（略）。

2. 空白生物基质分装和使用记录（略）。

**（五）参考依据**

无。

# 十、常用洗液配制的标准操作规程

**（一）目的**

建立常用洗液配制的标准操作规程，为 TDM 实验室的常规清洁消毒工作提供保证。

**（二）范围**

适用于常用洗液的配制。

**（三）规程**

**1. 合成洗涤液**

（1）配制：用温热水将市售的餐具洗涤灵（中性洗液）配制成 1%～2% 的水溶液，也可用温热水将洗衣粉配制成 5% 的水溶液。

（2）用途：广泛适用于玻璃器皿的洗涤，尤其适用于沾污轻微油污或有机物的玻璃器皿。

（3）用法：用毛刷蘸取洗刷或倾入少量荡洗，再用自来水、去离子水冲洗。

**2. 铬酸洗液**

（1）配制：取 $K_2Cr_2O_7$ 50g 加入 100ml 水中，加热溶解，冷却，缓缓加入浓硫酸至 1 000ml，边加边用玻璃棒不断搅拌（注：不能将水或溶液加入浓硫酸中），注意不要溅出，混合均匀，冷却后即得。

（2）保存：配制好的铬酸洗液应转移到带玻璃塞的试剂瓶中盖紧，防止浓硫酸吸收空气中的水分或与空气中的还原性物质发生反应，从而降低铬酸洗液的洗涤能力。

（3）用途：广泛适用于玻璃器皿的洗涤，尤其适用于洗涤沾污较难清洗的油污或有机物及顽固性污染物（如致癌物质残留）的玻璃器皿，以及一些口径小而长不宜用刷子刷洗且沾有油污或有机物的玻璃器皿（如移液管、容量瓶等）。

（4）用法：取用铬酸洗液浸润或浸泡器皿后，再用自来水、去离子水冲洗。铬酸洗液可反复使用，新配制的洗液为红褐色，氧化能力很强，当洗液用久后变为黑绿色，即表明失去氧化作用，可再生后使用或重新配制。

（5）再生：取废铬酸洗液，在不断搅拌下加高锰酸钾粉末（每100ml废铬酸洗液中加入6～8g高锰酸钾粉末），至溶液呈棕色为止，静置。取上清液在160℃以下加热，不断搅拌使水分蒸发得浓稠状棕黑色液体，放冷，再加入适量浓硫酸。

（6）该洗液有剧毒，配制、使用时均需小心。

（7）铬酸洗液中存有具有强氧化性的三氧化铬，遇到乙醇会猛烈反应以至着火，所以应避免与乙醇接触。

### 3. 碱性洗液

（1）配制：常用的碱性洗液为氢氧化钠 - 高锰酸钾水溶液。其配制方法为：取高锰酸钾40g溶于100ml水中，再缓缓加入10%氢氧化钠溶液至1 000ml，搅拌均匀，即得。

（2）用途：适用于洗涤有油污物及有机物的器皿，但碱性洗液对玻璃器皿的腐蚀性较强，使用时间不宜过长。

（3）用法：将洗液倾入器皿中，浸泡或振荡一定时间，用自来水、去离子水冲洗。

### 4. 浓盐酸

（1）用途：适用于除去器皿上的水垢或无机盐沉淀。

（2）用法：将浓盐酸倾入器皿中，浸泡或振荡一定时间，用自来水、去离子水冲洗。

### 5. 含氯消毒液

（1）配制：将含有效氯400mg/ 片的消毒灵泡腾片1片溶于1 000ml水中，搅拌混匀，即得含有效氯400mg/L的含氯消毒液。

（2）用途：适用于各类物品的除污、灭菌和消毒。

（3）用法：含氯消毒液一般现配现用。将待除污、灭菌或消毒的物品放入装有含氯消毒液的容器中，加盖浸泡30～60分钟，取出后立即用自来水、去离子水冲洗。

**（四）附件**

无。

**（五）参考依据**

郭伟强 . 分析化学手册 1：基础知识与安全知识 .3 版 . 北京：化学工业出版社，2016.

## 十一、玻璃器皿洗涤、干燥和保存的标准操作规程

**（一）目的**

建立玻璃器皿洗涤、干燥、保存的标准操作规程，保障生物安全并避免玻璃器皿污染对分析结果的准确度和精确度造成影响。

**（二）范围**

适用于 TDM 实验室的所有玻璃器皿。

**（三）规程**

**1. 洗涤**

（1）清洗液的配制：参照"常用洗液配制的标准操作规程"。

（2）清洁程序

1）圆底试管、离心试管等普通玻璃器皿的清洗：①用自来水冲洗数次以去除器皿内残留的化学试剂和生物样本，从实验室水槽冲走；②将器皿放入盛有含氯消毒液的专用消毒桶中加盖浸泡 30～60 分钟；③超声清洗仪中放入合成洗涤液，反复超声冲刷 5～15 分钟，如有必要用毛刷刷洗或在铬酸洗液中浸泡 24 小时；④用自来水冲洗 5 次以上；⑤用去离子水淋洗 2～3 次；⑥在100～120℃烘箱中烘干。

2）大肚吸管、移液管、容量瓶等精细定量玻璃器皿的清洗：①用自来水冲洗数次以去除器皿内残留的化学试剂，从实验室水槽冲走；②用洁净烧杯取足量的合成洗涤水，用洗耳球反复吸取洗涮 10 遍以上，每次洗涮均应高于器皿的最高定量刻度线，必要时可用铬酸洗液荡洗或浸泡；③用洁净烧杯取自来水，用洗耳球反复吸取洗涮 10 遍以上，每次洗涮均应高于器皿的最高定量刻度线；④用洁净烧杯取去离子水，用洗耳球反复吸取洗涮 5 遍以上，每次洗涮均应高于器皿的最高定量刻度线；⑤将洗好的器皿倒置，控干水分。

3）新的砂芯玻璃滤器使用前应以热的盐酸或铬酸洗液边抽滤边清洗，再

用去离子水洗净。

（3）清洗效果评估

1）将洗净的玻璃器皿倒置，水流出后，内壁能被水均匀浸润、无水纹、无水珠挂壁。

2）由于实验室所用的去离子水为中性（pH 约为 7），而常用的合成洗涤液为碱性、铬酸洗液为酸性，故可用测定 pH 的方法检验清洗效果，着重检查是否有清洗液残留，测定多次取平均值，pH 在 6.50～7.50 为合格。

3）若玻璃器皿的清洗效果达不到要求，则整批被清洗的器皿应按清洁程序再次清洗。

4）如反复清洗后这批器皿仍不能达到检测标准，应向负责人汇报，分析可能的原因并进一步解决。

## 2. 干燥

（1）晾干：要求一般干燥，用去离子水淋洗后，在无尘处倒置晾干水分，自然干燥。

（2）烘干：洗净的器皿控去水分，放在电烘箱中 105～120℃烘 1 小时左右，此法适用于一般器皿。带实心玻璃塞的器皿或厚壁器皿烘干时要注意慢慢升温并且温度不可过高，以免烘裂；硬质试管可用酒精灯烘干，要从底部烘起，把试管口向下，以免水珠倒流把试管炸裂，烘到无水珠时，把试管口向上排除水汽；量器不可放于烘箱中烘干。

（3）热（冷）风吹干：对急于干燥的器皿或不适合放入烘箱的较大器皿可用吹干的办法，通常用少量乙醇、丙酮（或最后再用乙醚）倒入已控去水分的器皿中摇洗，控净溶剂（溶剂要回收），然后用电吹风吹，开始用冷风吹 1～2 分钟，当大部分溶剂挥发后吹入热风至完全干燥，再用冷风吹净残余的蒸气，使其不再冷凝在器皿内。此法要求在通风橱内进行，防止中毒，不可接触明火，以防有机溶剂爆炸。

## 3. 保存

（1）在储藏柜内玻璃器皿应分类存放，以便取用。

（2）放置玻璃器皿要稳妥，高的、大的玻璃器皿应靠储藏柜内侧放置。

（3）可将适合孔径大小的不带盖玻璃器皿（如量筒、锥形瓶）和直立放置易倒的玻璃器皿（如容量瓶）倒置于储藏柜带孔隔板的孔中，既可防尘，又可保证玻璃器皿的稳妥放置。

（4）移液管和大肚吸管：洗净后置于防尘盒中。

（5）比色皿：用毕洗净后，倒置放在瓷盘或塑料盘的滤纸上，晾干后装入比色皿盒或清洁的器皿中。

（6）带磨口塞的器皿：容量瓶、具塞锥形瓶在洗净前用橡皮筋或小线绳把塞和管口拴好，以免打破塞子或互相弄混。需长期保存的磨口器皿在塞子和磨口间垫一张纸片，以免日久粘住。

（7）成套器皿：用完立即洗净，成套保存。

（8）所用的玻璃器皿用完后均要清洗干净，按要求保管，养成良好的工作习惯，不要在器皿内遗留油脂、酸液、腐蚀性物质（包括浓碱液）或有毒药品，以免造成后患。

**4. 注意事项**

（1）处理或清洗玻璃器皿时应注意个人防护，穿工作服，戴口罩、橡胶手套等。

（2）玻璃器皿清洗前一定要确保无有害试剂残留在器皿内。

（3）碎玻璃器皿一定要放在利器盒中。

（4）在清洗过程中如有液体溢出、溅落、受伤等事故发生必须立即上报。

**（四）附件**

无。

**（五）参考依据**

郭伟强 . 分析化学手册 1：基础知识与安全知识 .3 版 . 北京：化学工业出版社，2016.

# 十二、仪器设备定期检查的标准操作规程

**（一）目的**

建立仪器设备定期检查的标准操作规程，保证仪器设备的正常使用。

**（二）范围**

适用于 TDM 实验室的所有仪器设备。

**（三）规程**

1. 实验室的所有仪器设备应定期检查并保养，以保证仪器运转良好、随

时处于正常状态。除日常保养外,还实行三级保养制。

(1)日常保养:由仪器使用人负责。使用人在使用后及时复原仪器状态,擦拭干净仪器外部,保持仪器周围环境清洁,并注意检查零部件是否完整。

(2)一级保养:由仪器负责人按计划进行,分为周维护、月维护、季维护和年维护。主要是对仪器进行清洁、检查仪器使用情况、对需要进行校准的仪器进行室内校准、针对仪器性能检查局部有无异常情况及对仪器的一些易损配件进行定期更换,出现异常应及时调整和报告。

(3)二级保养:由仪器负责人和维修人员共同负责。在进行一级保养时如果发现问题,仪器负责人同维修人员进行二级保养,检查仪器设备的主要部件,调整精度,必要时更换易损部件;此外,由厂家维修人员对仪器进行定期巡检和深度清洗维护工作。

(4)三级保养:如果在二级保养后仍不能排除异常的则进行三级保养,送有关部门和单位检修。

2. 精密仪器和贵重仪器每天应由使用人填写"使用登记本",记录当天的仪器工作内容和工作状态。

3. 周期校准,根据具体仪器的标准操作规程实施仪器校准。

(1)分析天平、pH 计、电子天平、微量加样器等计量仪器每年定期由专业人员至少校正一次。

(2)校准结果的记录保存:每次校准的相关资料须及时送交实验室负责人审阅予以核准。校准记录须妥善保存直至设备报废。

4. 冰箱、干燥箱、恒温水浴锅、氮气吹干仪等带控温的设备使用前需用标准温度计加以检验。

5. 任何仪器设备状态异常时,使用者均应告知仪器负责人,必要时报告实验室负责人。

6. 状态异常设备应及时报修,并按"仪器设备状态标识的标准操作规程"标识,使之明显区别于正常仪器,不被错误使用。

7. 检修后的仪器设备须经校正后方能投入使用。

**(四)附件**

无。

**（五）参考依据**

各仪器的使用手册。

# 十三、仪器设备状态标识的标准操作规程

**（一）目的**

建立仪器设备状态标识的标准操作规程,保证仪器设备状态一目了然,不被错误使用。

**（二）范围**

适用于 TDM 实验室所有仪器设备状态的标识。

**（三）规程**

1. 新仪器验收合格后,应制作仪器档案卡,贴于仪器明显位置(图 1-3-1)。

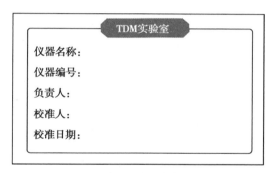

图 1-3-1　仪器档案卡

2. 除微量加样器外,每台仪器设备上均贴有状态标识框,配有 5 张状态标识卡,分别为空闲中、维护中、未校准、故障、运行中(图 1-3-2)。

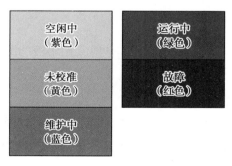

图 1-3-2　仪器状态标识卡

3. 由仪器设备负责人或仪器设备使用人员将相应的状态标识卡插入状态标识框中，对仪器状态进行标识。

（1）用紫色空闲卡标示该仪器性能良好并处于空闲中，实验人员可以向仪器负责人申请使用该仪器。

（2）用绿色运行卡标示该仪器性能良好并处于使用中，非使用者勿进行操作。

（3）用蓝色维护卡标示该仪器处于维护中，非仪器负责人勿进行操作。

（4）用红色故障卡标示该仪器有故障，严禁任何人使用。对于故障仪器应关闭电源开关，拔下电源插头，保持仪器清洁。及时将故障仪器送修。

（5）用黄色未校准卡标示该仪器维修后尚未进行校准或计量校准效期已超过，严禁任何人使用。对于未校准仪器应及时进行校准。

4. 需检定或校准的仪器设备，其状态标识由仪器负责人依据相关部门校准结果或实验室内部校准结果自制标签贴示。

**（四）附件**

无。

**（五）参考依据**

无。

# 十四、常用溶液配制的标准操作规程

**（一）目的**

对 TDM 实验室储备液、工作液等常用溶液的配制进行质量控制和规范管理，为样本分析结果的质量提供保障。

**（二）范围**

适用于 TDM 实验室储备液和工作液等常用溶液的配制工作。

**（三）规程**

**1. 储备液配制步骤**

（1）配制前，根据化合物的溶解性、稳定性等理化性质确定配制储备液的溶剂，根据拟定浓度计算标准品或对照品称量质量、溶剂取用体积。

1）取用标准品或对照品前应进行检查，检查合格后方可使用。检查内容包括保存条件是否适宜，颜色、性状是否有异常，包装是否有破损、生产日期及保质期等。

2）对极性较大的物质，可直接用水配制储备液；对极性较小的物质，可用甲醇、乙腈或一定比例的甲醇、乙腈的水溶液配制储备液；对极性很小的物质，可选择加入适宜的助溶剂后，再用甲醇、乙腈进行配制；易氧化物质配制储备液时可加入适量抗氧剂。配制溶剂的水应为去离子水。

3）配制待测物质储备液必须使用清洁、干燥的 A 级容量瓶，配制内标储备液可使用清洁、干燥的 B 级以上的容量瓶，对光不稳定的物质应使用棕色容量瓶。

4）无盐的标准品或对照品可直接称量所需的质量；成盐的标准品或对照品应使用校正系数进行换算，校正系数为成盐后的分子量除以无盐状态时的分子量。换算方法为称量质量 = 所需的无盐标准品或对照品质量 × 校正系数。

5）若标准品或对照品为固体，按照电子天平的标准操作规程称取适量，可在称量纸上称量后全部转移至容量瓶中，称量纸上残留的少量标准品或对照品应用配制储备液的溶剂洗脱入容量瓶中，至少洗脱 3 次，保证所有对照品均能进入容量瓶。

6）若标准品或对照品为液体，则应根据其性质和所需配制的储备液浓度选择适合的容器进行称量；或使用移液器取适量，所用移液器吸头残留的少量标准品或对照品应用配制储备液的溶剂洗脱入容量瓶中，至少洗脱 3 次，保证所有标准品或对照品均能进入容量瓶。

7）容量瓶内的标准品或对照品先用少量配制储备液的溶剂溶解，极性很小的物质可加入少量助溶剂，溶解性不好的物质可用超声清洗仪超声助溶。待标准品或对照品完全溶解后，再用配制储备液的溶剂定容至容量瓶刻度。拧紧容量瓶盖后，上下颠倒混匀。

（2）配制好的储备液应贴上规范的标签，内容应包括储备液名称、配制溶剂、配制浓度、配制者、配制日期、有效期、保存条件等，并在贴牢后外贴透明胶带防水。

（3）第 1 次配制的储备液应进行稳定性考察。应参考稳定性考察结果或标准品和对照品说明书置于合适的温度保存，光不稳定储备液应避光保存。

### 2. 工作液配制步骤

（1）工作液的配制包括待测物质标准曲线系列工作液、内标工作液的配制。

（2）使用待测物质储备液配制待测物质标准曲线系列工作液的步骤如下。

1）根据待测样本的浓度水平和样本处理方法确定待测物质标准曲线系列工作液的浓度范围。

2）配制前，应使待测物质储备液恢复至室温，检查待测物质储备液的性状、容量瓶有无泄漏或渗漏、核对待测物质储备液的浓度和有效期。根据待测物质储备液的浓度计算出待测物质标准曲线系列工作液的最高浓度稀释倍数，其他工作液再从最高浓度管依次稀释。

3）配制好的待测物质标准曲线系列工作液应立即混匀。

4）配制好的待测物质标准曲线系列工作液应置于 2～8℃冰箱保存；若待测物质的稳定性欠佳，应置于 −20℃或更低温度冰箱保存，光不稳定工作液应避光保存。

5）待测物质标准曲线系列工作液应在其有效期内使用，使用前应恢复至室温。

（3）使用内标储备液配制内标工作液的步骤如下。

1）内标的响应值应与待测物质标准曲线系列工作液中的中间浓度样本的响应值接近，此时的浓度作为内标工作液的使用浓度。

2）内标工作液可配制于容量瓶中，也可配制于具塞试管中。

3）配制前，应使内标储备液恢复至室温，检查内标储备液的性状、容量瓶有无泄漏或渗漏、核对内标储备液的浓度和有效期。

4）配制好的内标工作液应立即混匀，置于 2～8℃冰箱保存；若物质的稳定性不好，应置于 −20℃或更低温度冰箱保存；光不稳定内标工作液应避光保存。

5）内标工作液应在有效期内使用，使用前应恢复至室温。

### （四）附件

无。

### （五）参考依据

无。

## 十五、分析方法建立的标准操作规程

### （一）目的

用于样本中某些物质（药物、内源性物质等）定量分析检测方法的建立。本 SOP 用于规范分析方法建立的流程及注意事项。

### （二）范围

适用于实验室分析方法的建立。

### （三）规程

根据待测物质的理化性质、浓度水平选择适宜的分析仪器及方法。对有紫外吸收或衍生化后有紫外吸收、浓度水平高的待测物质可选择用高效液相色谱 - 紫外法（HPLC-UV）检测；对有荧光吸收或衍生化后有荧光吸收、浓度水平较低的待测物质可选择用高效液相色谱 - 荧光法（HPLC-FD）检测；对浓度水平很低或紫外、荧光吸收弱的物质可选择用高效液相色谱 - 串联质谱法（HPLC-MS/MS）检测。

**1. 高效液相色谱分析方法的建立**　包括以下几个方面。

（1）色谱柱：根据待测物质的理化性质和仪器性能，选择适宜的固定相类型、填料、厂家品牌、规格。一般选择反相色谱柱，C18 填料，常用规格为（100mm×4.6mm，5μm）、（150mm×4.6mm，5μm）和（250mm×4.6mm，5μm）等。当待测物质的极性较大时，可根据极性大小选择 C8 柱、氰基柱、氨基柱、HILIC 柱、正相柱等。应注意色谱柱越长，柱压越高，选择色谱柱柱长时应考虑待测物质的分离情况及仪器所能承受的最高柱压。

（2）预柱：可选择适宜的预柱，用来保护色谱柱。预柱的填料应与色谱柱一致。

（3）柱温：根据待测物质的稳定性和仪器性能，选择适宜的柱温，设定的柱温应在所选择的色谱柱规定的柱温范围内。

（4）流动相：根据待测物质的理化性质，选择适宜的流动相条件，使待测物质的色谱峰不受其他物质的干扰。对于 C18 填料的色谱柱，流动相组成通常为甲醇 - 水、乙腈 - 水，水相也可为缓冲液。所用试剂的 pH 应在所选择的色谱柱规定的 pH 使用范围内。

（5）流速：根据色谱柱的填料粒径、长度等参数，选择适宜的流速，流速应在所选择的色谱柱适用范围内。一般常规流速设定为 1ml/min，或根据色谱柱的使用说明设定。

（6）HPLC-UV 的检测波长：根据待测物质的理化性质，选择适宜的紫外检测波长，使待测物质有较高的响应，且待测物质的色谱峰不受其他物质的干扰。紫外检测波长可根据文献查询结果确定，或使用二极管阵列检测器扫描获得。

（7）HPLC-FD 的荧光发射波长和激发波长：根据待测物质的理化性质，选择适宜的荧光发射波长和激发波长，使待测物质有较高的响应，且待测物质的色谱峰不受其他物质的干扰。发射波长和激发波长可根据文献查询结果确定，或使用荧光扫描获得。

（8）进样体积：根据待测物质的浓度水平及响应，选择适宜的进样体积，且进样体积应在仪器性能允许的范围内。

**2. 高效液相色谱 - 串联质谱法（HPLC-MS/MS）分析方法的建立**　包括以下几个方面：

（1）色谱柱：根据待测物质的理化性质和仪器性能，选择适宜的固定相类型、填料、厂家品牌、规格。一般选择反相色谱柱，C18 填料，规格为（50mm×4.6mm，3μm）和（50mm×4.6mm，5μm）等。当待测物质的极性较大时，可根据极性大小选择 C8 柱、氰基柱、氨基柱、HILIC 柱、正相柱等。应注意色谱柱越长，柱压越高，选择色谱柱柱长还应选择适宜的粒径。

（2）预柱：可选择适宜的预柱，用来保护色谱柱。预柱的填料应与色谱柱一致。

（3）柱温：根据待测物质的稳定性和仪器性能，选择适宜的柱温，设定的柱温应在所用色谱柱的柱温耐受范围内。

（4）流动相：根据待测物质的理化性质，选择适宜的流动相条件，使待测物质的色谱峰不受其他物质的干扰。对于 C18 填料的色谱柱，流动相组成通常为甲醇 - 水或乙腈 - 水。流动相中可加入帮助待测物质离子化的试剂，针对碱性待测物质可加入甲酸、乙酸，针对酸性待测物质可加入三乙胺、氨水等，这些试剂的用量不可超过 1%，通常在 0.5% 范围内；水相可加入缓冲盐，缓冲液使用的应是可挥发的试剂。所用的试剂、pH 应在所选择的固定相耐受范围内。

（5）流速：根据色谱柱的填料粒径、长度等参数，选择适宜的流速，流速应在所选择的色谱柱和离子源耐受范围内。对于电喷雾离子源（ESI 离子源），所用的流速一般不超过 0.4ml/min，通常为 0.2ml/min。

（6）质谱检测条件：根据待测物质的理化性质，选择并优化各种质谱检测条件，包括离子源、检测模式、检测离子对、离子源温度、碰撞活化器参数、雾化气气压、气帘气气压、离子去簇电压、离子对碰撞活化电压等，使待测物质有较高的响应，且待测物质的色谱峰不受其他物质的干扰。

（7）进样体积：根据待测物质的浓度水平及响应，选择适宜的进样体积，且进样体积应在仪器可耐受的范围内。

**（四）附件**

无。

**（五）参考依据**

无。

# 十六、样本前处理方法建立的标准操作规程

**（一）目的**

用于样本中某些物质（药物、内源性物质等）定量分析时样本前处理方法的建立。本 SOP 用于规范分析方法样本前处理建立的流程及注意事项。

**（二）范围**

适用于样本前处理方法的建立。

**（三）规程**

根据待测物质的理化性质、浓度水平，选择适宜的样本前处理方法。前处理方法包括液液萃取法（liquid-liquid extraction，LLE）、固相萃取法（solid phase extraction，SPE）及蛋白沉淀法等。

**1. 液液萃取法（LLE）的建立** 包括以下几个方面。

（1）样本用量：根据待测物质的浓度水平、检测仪器的灵敏度及能获得的采样量等因素，选择适宜的样本用量，一般不超过 1ml。

（2）缓冲液：根据待测物质的理化性质，选择适宜的缓冲液种类。一般酸性待测物质选择 pH 偏酸的缓冲液，碱性待测物质选择 pH 偏碱的缓冲液。缓

冲液的体积、浓度需通过实验考察,选择萃取回收率最高且无干扰或干扰最小的缓冲液类型、体积、浓度。

(3)萃取溶剂:根据待测物质的理化性质,可在方法建立时进行考察,选取萃取回收率最高且无干扰或干扰最小的萃取溶剂和萃取溶剂用量。

(4)萃取时间:可在方法建立时比较不同萃取时间下的萃取回收率,选择最适宜的萃取时间。

(5)离心温度、速度和时间:根据待测物质的理化性质,可在方法建立时比较离心后的有机相、水相分离情况,选择最适宜的离心温度、速度和时间。

(6)挥干温度:可在方法建立时比较挥干速度,结合待测物质的稳定性,选择最适宜的挥干温度。对于易氧化的药物,挥干时应选择氮气。

(7)复溶溶剂:根据待测物质的理化性质,选择适宜的复溶溶剂。复溶溶剂要求可溶解待测物质、无溶剂峰干扰且可用于所选择的固定相,一般用流动相进行复溶。

**2. 固相萃取法(SPE)的建立**  包括以下几个方面。

(1)样本用量:根据待物质的浓度水平、检测仪器的灵敏度、能获得的采样量、固相萃取小柱的承载量等因素,选择适宜的样本用量,一般不超过1ml。

(2)固相萃取小柱:根据待测物质的理化性质,选择适当的固相萃取小柱类型、厂家、型号、规格等。

(3)活化试剂:根据固相萃取小柱的类型,选择适宜的活化试剂。若为反相固相萃取小柱,活化试剂依次为甲醇、水,且活化顺序不可更改。根据固相萃取小柱的规格,选择适宜的活化试剂体积及活化次数。

(4)缓冲液:根据待测物质的理化性质,选择适宜的缓冲液类型、pH。一般酸性待测物质选择pH偏酸的缓冲液,碱性待测物质选择pH偏碱的缓冲液,缓冲液的体积、浓度均可在方法建立时进行考察,选择萃取回收率最高且无干扰或干扰最小的缓冲液类型、体积、浓度。

(5)洗涤试剂:根据固相萃取小柱的类型和待测物质的性质,选择适宜的洗涤试剂。理想的洗涤试剂应该使得干扰杂质尽量被洗涤干净而待测物质最大限度地保留在固相萃取小柱上。若为反相固相萃取小柱,洗涤试剂可为水。通过实验考察选择最佳的洗涤试剂用量及洗涤次数。

（6）洗脱试剂：根据固相萃取小柱的类型和待测物质的性质，选择适宜的洗脱试剂，一般洗脱试剂应最大限度地把保留在萃取小柱上的待测物质洗脱下来。若为反相固相萃取小柱，洗脱试剂可为甲醇、乙腈等。通过实验考察选择最佳的洗脱试剂用量及洗脱次数。

（7）挥干温度：对于需要洗脱后再浓缩的样品，可在方法建立时比较挥干速度和待测物质的稳定性，选择最适宜的挥干温度。对于易氧化的药物，应选择氮气挥干。

（8）复溶溶剂：根据待测物质的理化性质，选择适宜的复溶溶剂。复溶溶剂要求可溶解待测物质、无溶剂峰干扰且可用于所选择的固定相，一般用流动相进行复溶。

**3. 蛋白沉淀法的建立**　包括以下几个方面。

（1）样本用量：根据待测物质的浓度水平，选择适宜的样本用量，一般不超过 1ml。

（2）蛋白沉淀试剂：根据待测物质的理化性质，选择适宜的蛋白沉淀试剂。在方法建立时进行考察，选择蛋白沉淀完全、回收率高且无干扰的蛋白沉淀试剂。

（3）离心温度、速度和时间：根据待测物质的性质，可在方法建立时考察不同温度、速度、时间离心后的蛋白沉淀效果，选择最适宜的离心温度、速度和时间。

（4）挥干温度：当待测物质的浓度较高且检测响应较好时，蛋白沉淀离心后的样本可直接进样。当直接进样仪器的灵敏度欠佳时，可考虑将样本进一步挥干浓缩。在方法建立时比较挥干速度，结合待测物质的稳定性，选择最适宜的挥干温度。对于易氧化的药物，应选择氮气挥干。

（5）复溶溶剂：样本挥干浓缩后，根据待测物质的理化性质，选择适宜的复溶溶剂。复溶溶剂应可溶解待测物质、无溶剂峰干扰且可用于所选择的固定相，一般用流动相进行复溶。

**（四）附件**

无。

**（五）参考依据**

赵云丽. 体内药物分析. 4 版. 北京：中国医药科技出版社，2019.

## 十七、方法学验证样本编号的标准操作规程

### （一）目的

控制方法学验证样本编号的步骤，保证方法学验证样本编号清晰、统一，使每个方法学验证样本具有编号唯一性，确保所建分析方法的质量。

### （二）范围

适用于生物样本中药物浓度检测方法学验证的样本编号。

### （三）规程

基本编号如下：样本类型 - 方法学验证项目 - 样本浓度水平 - 同一浓度水平同批测定次数，如 S-CV-H 1（2，3……），S 代表样本类型为血清，CV 代表方法学验证项目为精密度，H 代表浓度水平为高浓度，H 后面的序号代表这一浓度水平同批测定序号数。

（1）样本类型：S 代表血清，P 代表血浆，U 代表尿液。

（2）方法学验证项目代号：①标准曲线为 SA、SB、SC……（standard A、B、C……，A、B、C 代表不同水平）；②空白基质为 blank；③基质效应为 ME（matrix effect）；④携带污染率为 CO（carry over）；⑤准确度为 AC（accuracy）；⑥精密度为 PR（prcision）；⑦定量下限为 LQ（lower limit of quantitation）；⑧储备液稳定性为 SS-7d……（standard stability- 储存时间）；⑨含药生物样本室温放置稳定性为 BT-2h（bench-top stability- 放置时间）；⑩含药生物样本 −20℃放置稳定性为 −20℃-7d（−20℃- 放置时间）；⑪含药生物样本反复冻融稳定性为 FT-1（freeze-thaw stability- 冻融次数）；⑫处理后样本室温放置稳定性为 ES（extract stability）；⑬处理后样本自动进样器放置稳定性为 AS（auto-sampler stability）。

（3）样本浓度水平：至少包含高、中、低 3 个浓度水平，可分别用 H、M、L 表示。某些项目可能会多于 3 个浓度水平，则可分别用 MH、ML……表示。

（4）同一浓度水平同批测定次数（重复次数序号）：1，2，3……。反复冻融稳定性和重复进样稳定性需有考察次数编号，而长期稳定性、样本室温放置稳定性、萃取物放置稳定性、进样室稳定性编号时则需有考察时间，如 1d、3d、7d 或 1h、4h、24h 等。

**（四）附件**

无。

**（五）参考依据**

无。

# 十八、方法学验证的标准操作规程

**（一）目的**

规范生物样本中药物定量分析的方法学验证步骤。

**（二）范围**

适用于 TDM 实验室生物样本中药物定量分析的方法学验证。

**（三）规程**

方法学验证分为完整验证、部分验证或交叉验证，对实验室自建方法应进行完整的验证，验证项目至少包含以下内容。

**1. 干扰试验（特异性或选择性试验）**

（1）干扰试验主要考察样本中存在干扰成分（包括内源性和外源性物质）的情况下，分析方法能够准确、专一地测定分析物的能力。

（2）操作方法

1）考察至少 6 个来自不同个体的空白生物样本，记录每个空白生物样本的来源。

2）考察可能的干扰成分对每个待测物质及内标的干扰。

3）需提供的图谱：①空白生物样本处理后进样的图谱；②待测药物标准溶液直接进样的图谱；③空白生物样本外加待测药物标准溶液经过样本前处理后进样的图谱（注明浓度）；④患者用药后的临床生物样本经样本前处理后进样的图谱。

（3）评价标准：通常认为干扰物的响应低于待测药物定量下限响应的 20%，并低于内标响应的 5% 是可以接受的。

**2. 基质效应**

（1）当采用质谱检测方法时，需要考察基质效应。基质成分常因在色谱柱中与目标化合物分离不完全而进入质谱，可能使待测药物的离子化效率降低或增强，从而影响待测药物的准确定量。产生基质效应的机制尚未完全明了，一般认为目标化合物与生物样本中的基质成分在雾滴表面离子化过程中相互竞争，这种竞争可有效干扰（离子抑制或离子增强）目标离子形成的效能。对于待测药物和内标的离子化过程，在不同来源（如不同个体）样本和不同种类生物样本（如血浆、血清、尿液、全血等）中受干扰程度是不同的，因此应评估至少 6 个不同个体的基质对待测物质及内标的基质效应。

（2）操作方法

1）一般选择高、中、低 3 个浓度进行考察。低浓度选择在定量下限（lower limit of quantification，LLOQ）的 3 倍以内，高浓度选择在标准曲线上限的 75% 以上，标准曲线中间水平选一个浓度。其结果的精密度和重现性应符合要求，每一浓度样本至少平行制备并测定 3 个。

2）至少使用 6 批来自不同供体的空白基质，按所确定样本前处理方法处理后，加入待测药物和内标标准溶液配制成相应浓度，进样并记录其响应值作为分子；相同浓度的待测药物和内标标准溶液直接进样后记录其响应值作为分母，两者之比即为基质效应。应计算每一待测药物及内标的基质效应。通过待测药物的基质效应除以内标的基质效应，即可得到经内标归一化的基质效应。

（3）评价标准：待测药物或内标的基质效应值等于或接近 100% 时，表明不存在基质效应的影响；当基质效应值>100% 时，表明存在离子增强作用；当基质效应值<100% 时，表明存在离子抑制作用。从 6 批不同基质计算的内标归一化的基质效应的变异系数不应大于 15%。

（4）可以尝试通过改变样本前处理方法或色谱条件减少或消除基质效应。若基质效应引起的离子抑制或离子增强差异过大，建议首选同位素内标用于纠正。

（5）当存在基质效应时，计算提取回收率时应以含药生物样本处理后进样的响应值为分子，空白基质按样本前处理方法处理后再添加相应量的药物及内标配制的溶液进样后响应值为分母计算，以抵消基质效应的影响。

**3. 携带污染率**

（1）携带污染率又称为残留，主要考察高浓度样本对低浓度样本结果的影响。

（2）操作方法

1）标准曲线最高浓度样本进样后，进样空白溶剂。

2）记录空白溶剂在待测药物与内标出峰时间处的响应值作为分子，定量下限的待测药物与内标的响应值作为分母，两者之比即为携带污染率。

（3）评价标准：一般认为携带污染率应≤20%。

（4）对携带污染率不符合要求的方法应进行改进，如在高浓度样本后先进空白样本，然后再进样分析下一个待测样本；或减少进样量；或降低最高标准曲线浓度；或改变洗针液配比等。

**4. 标准曲线**

（1）标准曲线反映方法的可定量范围。

（2）操作方法

1）确定标准曲线范围：标准曲线覆盖的浓度范围主要取决于待测药物可能的浓度范围。应先了解临床待测样本预期的浓度范围，标准曲线范围应尽量覆盖该预期浓度范围。

2）确定校正标样个数：应使用至少 6 个校正浓度水平，不包含空白生物样本（不含待测药物和内标的处理过的基质样本）和零浓度（含内标而不含待测药物的处理过的基质样本）样本。对于非线性相关的标准曲线，可能需要更多的浓度点。

3）配制待测药物储备液：准备待测药物的标准品或对照品，根据其溶解性质选择合适的溶剂，精密称量一定重量的待测药物，加入一定体积的溶剂溶解并定容，即配制得已知浓度的待测药物储备液。

4）配制标准曲线工作液：取一定体积的储备液，加入一定体积的溶剂，并按一定比例稀释，即得到系列浓度的标准曲线工作液。

5）配制校正标样：应使用与待测临床样本相同类型的空白生物基质，加入系列已知浓度待测药物的标准曲线工作液，即得到系列浓度的校正标样。

6）配制内标储备液及工作液：参照"配制待测药物储备液"的方法配制内标储备液，储备液稀释至需要的浓度即配制得内标工作液。

7）按已建立的前处理方法处理校正标样并进样，随行空白生物样本和零浓度样本，得到已知待测药物浓度相对应的仪器响应值。

8）标准曲线的计算：①应使用简单且足够描述仪器对待测药物浓度响应

的关系式，一般使用二元一次直线回归方程进行线性拟合，记录线性方程和相关系数。随行的空白生物样本和零浓度样本不参与计算标准曲线参数，仅用于评价干扰。②当线性范围较宽时，可采用加权的方法对标准曲线进行计算，以使低浓度点计算比较准确。方法学验证和检测临床实际样本时，标准曲线加权的方法应相同。③不得用线性方程外推的方法求算超出定量范围的临床样本的浓度。

（3）评价标准

1）在方法学验证中，至少应评价 3 条标准曲线。

2）存在以下情况的标准曲线浓度点应舍弃：①制备及预处理过程中出现问题；②出现色谱问题或系统功能不良；③将响应值（或响应比值）代入标准曲线方程得到的回算浓度超过理论浓度 ±15% 或在 LLOQ 附近超过理论浓度 ±20%。

3）舍弃浓度点后，相关系数 $r$ 应大于 0.99。校正标样的回算浓度一般应在标示值 ±15% 以内，定量下限处可在 ±20% 以内。至少 6 个有效浓度且至少 75% 的校正标样满足上述要求。

**5. 定量下限、准确度和精密度**

（1）定量下限、准确度和精密度的测定可同时进行，使用同一套实验数据。

1）定量下限是能够被可靠定量的样本中待测药物的最低浓度，一般以标准曲线的最低浓度作为方法的定量下限。

2）准确度是描述分析方法测得值与标示浓度的接近程度。

3）精密度是描述重复测定待测药物结果的接近程度。

（2）操作方法

1）一般在 7d 内选择 3d 分别进行 3 批次实验，每批次实验分析定量下限及低、中、高浓度共 4 个水平，每个浓度至少 5 个样本，按所建立的方法处理并进样，用当天的标准曲线计算其浓度。样本总数至少 60 个（4 水平 ×5 个平行样本 ×3 批）。

2）计算：按实测值 / 标示值 ×100% 计算各样本的准确度；用测量值的变异系数表示精密度。

（3）评价标准

1）定量下限：定量下限浓度点的准确度应在 80%～120% 范围内，批内和批间变异系数应≤15%。

2）准确度：高、中、低浓度各样本的准确度应在85%～115%范围内。

3）精密度：高、中、低浓度各样本的批内及批间变异系数均应≤15%。

## 6. 稳定性

（1）稳定性试验的目的是考察样本在运输、保存、处理及分析过程中可能遇到的各种环境条件下及时间范围内的稳定性，通常应进行下列稳定性考察。

1）待测药物及内标储备液和工作液的稳定性。

2）含药生物样本室温放置稳定性。

3）含药生物样本冰箱储存稳定性。

4）含药生物样本冻融稳定性。

此外，如果有可能在实际检测中遇到需要放置的情况，也应该进行下列考察。

1）处理后样本室温放置稳定性。

2）处理后样本在自动进样器放置稳定性。

（2）操作方法

1）储备液稳定性：①将配制的储备液用适宜的溶剂稀释到适宜的浓度，使其响应值相当于标准曲线中浓度点。新鲜配制立即进样，计为0时刻，于适宜的保存条件储存一定时间后进样，每次考察时至少进样3次。②考察条件及时间点可根据实际情况自行设计，例如室温1～6h，−20℃和−70℃分别放置3d、10d、20d、30d、2个月、3个月、5个月、6个月和1年等。③计算：偏倚＝[（各时间点响应值−0时刻响应值）/0时刻响应值]×100%。

2）含药生物样本室温放置、冰箱储存及冻融稳定性：①配制所有考察用样本，至少考察高、低两个浓度，每个浓度在每种保存条件的每个时间点至少测定3个样本。②新鲜配制的质量控制样本即刻处理进样，计为0时刻，于不同条件下放置一定时间后再分别处理进样，用测定当天的标准曲线测定浓度。③考察的放置条件和时间点可根据实际情况自行设定，例如室温放置1h、4h、10h和24h等，一般至少4h；−20℃放置1d、3d、7d、15d和30d等，一般至少1个月；必要时还可考察4℃、−70℃的稳定性；反复冻融1次、2次和3次等。④计算：偏倚＝[（各时间点测定值−0时刻测定值）/0时刻测定值]×100%。

3）处理后样本室温及进样器放置稳定性：①生物样本经过预处理后的待

测溶液可能于室温下或自动进样器内放置一定时间才能进样分析,因此需考察处理后样本中待测药物与内标的稳定性。②至少考察高、低两个浓度的质量控制样本,每一浓度在不同条件的不同时间点至少测定 3 个样本。③质量控制样本处理后立即进样,计为 0 时刻,于室温和进样器内下放置一定时间后再分别进样,用测定当天的标准曲线测定浓度。④考察时间点可根据实际情况自行设定,例如室温放置 1h、5h 和 12h 等,进样器放置 1h、5h 和 12h 等。⑤计算:偏倚 =[(各时间点测定值 −0 时刻测定值)/0 时刻测定值]×100%。

(3)评价标准:储备液、含药生物样本及处理后样本分别与其相应的 0 时刻比较,偏倚≤15%,且同一条件下同一时刻点的同一浓度样本的 RSD 在 ±15% 范围内,可认为在该条件下该时间范围内是稳定的。

储备液、含药生物样本及处理后样本应在经过考察认为稳定的条件和时间范围内运输、放置及储存。

**7. 注意事项**

(1)上述方法学验证项目中所用样本的配制应该与校正标样分开进行,使用另行配制的储备液。

(2)低浓度质量控制样本的浓度应在定量下限至定量下限 3 倍之间,中浓度质量控制样本的浓度应在标准曲线范围中部附近,高浓度质量控制样本的浓度应在标准曲线上限约 75% 处。

(3)方法学考察实验进行前,应制订方法学验证计划,实际操作中应按照计划进行。每天的方法学实验应当天完成数据整理和实验报告。方法学实验完成后应及时总结方法学结果。

(4)除上述验证项目外,还可根据实际情况进行稀释可靠性、提取回收率、系统适用性等考察。

(5)需要注意的是,这部分内容主要针对色谱法和质谱法,很多参数和原则也适用于免疫学分析,但在方法确证中应考虑到它们的一些特殊之处。免疫学分析的标准曲线一般是非线性的,可能需要采用比化学分析更多的浓度点来建立标准曲线,校正标样应在预期定量范围对数坐标上近似等距离分布。

**(四)附件**

实验记录本(略)。

**（五）参考依据**

1. 国家药典委员会.中华人民共和国药典：2020年版.北京：中国医药科技出版社，2020.

2. 中华医学会检验医学分会，卫生计生委临床检验中心.液相色谱-质谱临床应用建议.中华检验医学杂志，2017，40（10）：770-779.

3. 曹正，李水军，沈敏，等.液相色谱串联质谱临床检测方法的开发与验证.检验医学，2019，34（3）：189-196.

# 十九、室内质量控制的标准操作规程

在检测临床样本时应进行质量控制，以保证所建立的方法在实际应用中的可靠性，即室内质量控制（internal quality control，IQC）。

**（一）目的**

检测、控制本实验室测定工作的精密度和准确度，保证TDM工作的批间、批内样本检测结果的准确性。

**（二）范围**

适用于本实验室临床生物样本中药物浓度定量分析的室内质量控制操作、数据观察、失控处理。

**（三）规程**

**1. 职责**

（1）实验室负责人：参加质量控制总结，提供质量改进及解决质量控制难题的技术指导。

（2）质量控制管理员：制订或修订质量控制管理方案，督促、评价室内质量控制工作的开展，每月审核室内质量控制结果及记录情况，提供质量改进及解决质量控制难题的技术指导。全面负责室内质量控制；适时分析处理检测人、审核人及项目负责人提出的质量问题，对室内质量控制数据进行周期性评价。

（3）项目负责人：分析项目质量控制结果，如有失控，指导检测人寻找失控原因并及时处理；优化项目方法。

（4）检测人：测定每批次质控品，参照质控品控制范围判断质量控制结果是否失控，填写质量控制记录；如有失控及时寻找失控原因并处理，不能处理时报项目负责人。

**2. 质量控制策略**

（1）质控品的浓度水平：TDM 一般使用 3 个浓度水平的质控品，浓度尽可能覆盖定量范围，包括 3 倍定量下限、定量范围中间及定量上限附近；也可设定在参考区间低限、中间、最高限附近。不同水平的质控品应轮换使用。

（2）质控品的获得：购买商品化质控品或自配质量控制样本，质量控制的基质尽量和待测标本的基质一致。实验室自配质控品应由该专业具有丰富工作经验的操作人员配制，并采用盲法按照性能要求进行评价。

（3）质控品的检测频率

1）在每个分析批内至少对质控品进行一次检测。一般待测样本数<20，每个分析批至少一个质量控制样本。

2）待测样本数>20，每 20 个待测样本带一个质量控制样本。

3）如样本中分析物的浓度范围宽，应采用至少两个不同浓度水平的质量控制样本。

4）可根据不同情况，增加或减少质控品测定频率。

（4）质控品的位置：可根据不同情况，改变质控品在分析批中的放置位置。建议每个分析批开始和结束前各分析一次质量控制样本。报告一批患者的检测结果前，应对质量控制结果作出评价。

**3. 质量控制规则** 无论商品化质控品或自配质控品，实验室都应建立质量控制的可接受标准。对于商品化质控品，厂商提供的可接受范围不能直接使用。每个实验室应建立自己的均值和控制限。

（1）中位线（均值）

1）暂定均值的建立：为了确定均值，新批次质控品应在现用批次质控品用完或效期到达之前，与现用批次质控品一起检测，完成新批次质控品均值的累积。即在开始使用新批次质控品前，需对新批次质控品和现用批次质控品同时平行检测，在现用质量控制在控，提示检测系统稳定的情况下，新质量控制的数据才能用于暂定均值的累积。一般较为稳定的质控品建议平行检测至少 20d 并获得至少 20 个数据，稳定性较差或效期较短的质控品建议平行检测 5d 并获得至少 20 个数据。对这些数据进行异常值（数据超出 $\overline{X}\pm 3S$ 范围）检验，如果发现异常值，需将此数据剔除，余下至少 20 个质量控制数据的平均值可作为新批次质控品的暂定均值。

以上述暂定均值作为下一个月室内质量控制图的均值进行室内质量控制；1 个月结束后，将该月的在控结果与前 20 个质量控制测定结果汇集在一起，计算累积平均数（第 1 个月），以此累积平均数作为再下一个月质量控制图的均值。

重复上述操作过程，连续 3～5 个月。

2）常用均值的建立：以最初计算暂定均值的质量控制数据和 3～5 个月在控数据汇集的所有数据计算的累积平均数作为质控品有效期内的常用均值，并以此作为以后室内质量控制图的均值。

（2）控制限：建立控制限有两种方法，见表 1-3-1。

表 1-3-1　建立控制限的两种方法

| 控制限建立方法 | 选择依据 | 建立方法 | 使用情况 |
| --- | --- | --- | --- |
| 统计控制限 | 不考虑分析质量要求，仅依据分析方法的性能来建立控制限 | 计算一个长时间段内控制值的标准偏差，警告限为 ±2$S$，失控限为 ±3$S$ | 最常用的方法 |
| 目标控制限 | 从分析质量的预订要求或分析结果的预期用途出发估计室内重现性要求而建立的控制限 | 根据对分析质量的要求估计质量控制图的标准偏差，警告限为 ±2$S$，失控限为 ±3$S$；或按 15% 为警告限，20% 为失控限 | 当控制值太少不够统计分析之用，或已有规定的控制限值时使用 |

（3）标准偏差

1）暂定标准偏差的确定：使用质量控制暂定均值累积中获得的至少 20 个数据，对数据进行异常值检验，如果发现异常值，须将此数据剔除，再重新计算余下数据的均值和标准偏差，然后以此标准偏差作为暂定标准偏差。

以上述暂定标准偏差作为下一个月室内质量控制图的标准偏差进行室内质量控制；1 个月结束后，将该月的在控结果与前 20 次质量控制测定结果汇集在一起，计算累积标准偏差（第 1 个月），以此累积标准偏差作为再下一个月质量控制图的标准偏差。

重复上述操作过程，连续 3～5 个月。

2）常用标准偏差的确定：以最初 20 次质量控制测定结果和 3～5 个月在控质量控制结果汇集的所有数据计算的累积标准偏差作为质控品有效期内的常用标准偏差，并以此作为以后室内质量控制图的标准偏差。

（4）质量控制规则：按照项目特征设立质量控制结果判断规则，可选择单一规则的质量控制程序（如 $1_{3s}$ 和 $2_{2s}$ 规则），也可选择多规则的质量控制程序（如 Westgard 多规则控制程序，图 1-3-3）。

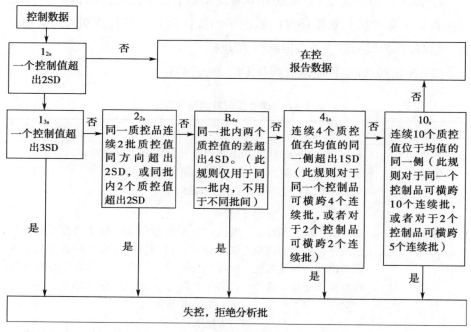

图 1-3-3　Westgard 多规则控制程序

## 4. 质量控制失控的分析与处理

（1）误差类型：失控发生时，首先检查质量控制图及违反的规则，以确定误差类型（随机误差或系统误差）；然后根据误差类型确定潜在原因，回顾 TDM 分析全过程。可能导致系统误差的因素包括试剂批号改变、校准品批号改变、错误的校准值、配制试剂错误、试剂变质、质控品储存不当、冰箱失控、检测仪器故障、操作人员变动等；可能导致随机误差的因素包括试剂或管道中的气泡、试剂未充分混匀、温度不稳定、供电不稳定等。

（2）失控处理细则：具体见图 1-3-4。

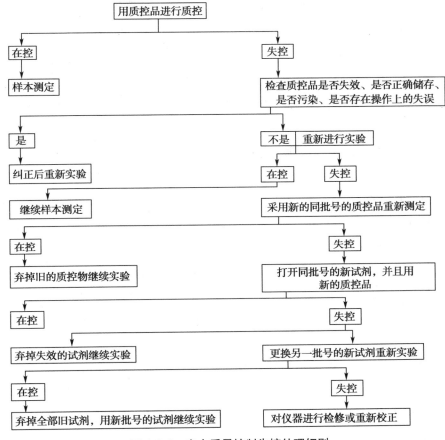

图 1-3-4　室内质量控制失控处理细则

1）随机误差：查明或排除随机误差的原因后，重新测定同一质控品。如仍失控，则重新处理一个质控品，重测失控项目。

2）系统误差：查明或排除系统误差的原因后，重新测定同一质控品。如仍失控，则进行第3）步。

3）进行仪器维护，重测失控项目。包括检查仪器状态，查明检测器的光源是否需要更换；比色杯是否需要清洗或更换；对仪器进行清洗等维护。另外还要检查试剂，如有必要可更换试剂以查明原因。如果结果仍不在允许范围内，则进行第4）步。

4）重新校准，重测失控项目。用新的校准液校准仪器，排除校准液的原因。

5）请工程师帮助：如果上述步骤都未能得到在控结果，那可能是仪器或试剂的原因，联系维修科或仪器／试剂厂家联系请求技术支援。

注：标准曲线的范围不能外延，任何浓度高于定量上限的样品，应采用相应的空白介质稀释后重新测定（在方法学考察过稀释结果准确性符合要求的前提下）或给出大于定量上限的结果（方法学未考察过稀释结果准确性的情况下）。

**5. 药物相关基因检测项目质量控制失控的预防与处理** 药物相关基因检测属于定性实验，检测过程中应严格设立阳性、阴性和空白对照。

（1）失控的预防

1）样本采集、运输和保存需按照操作规程进行，严格避免交叉污染的发生，否则可能会造成结果失控。

2）实验设备及试剂需要规范化和标准化管理，使用前需核对生产厂家、生产批文和产品合格证。

3）严格按试剂生产厂家提供的实验程序操作，使用质量稳定、在有效期内的试剂。

4）检查仪器的设置是否符合要求，如温度、时间、循环次数及仪器刻度等。

5）样本采集需选用合适的抗凝管。样本若使用肝素抗凝，可对 PCR 扩增有很强的抑制作用。

6）运送样本的容器应防止污染，防止核酸酶降解 DNA 或 RNA。

（2）失控的处理

1）假阴性结果的处理：检查样本的采集、运输和保存过程中是否存在核酸酶污染；同时检查使用的试剂是否过期或者失效、操作过程中是否少加或误加试剂。对于假阴性结果，在排除操作失误等原因后，应考虑更换试剂后对其进行重测。

2）假阳性结果的处理：若空白对照显示阳性结果，应检查试剂是否受到核酸污染，考虑更换试剂进行重测。对于可能存在交叉污染的样本，应考虑重新采集样本进行重测。

**6. 质量控制失控的记录** 发生失控后，应记录"失控处理记录表"（表 1-3-2）。

表 1-3-2 失控处理记录表

| 项目 | | 测定日期 | |
|---|---|---|---|
| 分析人 | | 分析日期 | |
| 失控情况 | | | |
| 失控原因 | | | |
| 处理措施 | | | |
| 备注 | | | |

质量负责人：_____　　实验室负责人：_____

### （四）附件

"室内质量控制登记表"（略）。

### （五）参考依据

1．中华人民共和国国家质量监督检验检疫总局，中国国家标准化管理委员会．化学分析实验室内部质量控制　利用控制图核查分析系统（GB/T 32464—2015）．

2．中华人民共和国国家质量监督检验检疫总局，中国国家标准化管理委员会．临床实验室定量测定室内质量控制指南（GB/T 20468—2006）．

3．WESTGARD J O．医学实验室质量控制实践基础．杨卫冲，译．上海：上海科学技术出版社，2015．

## 二十、危急值报告的标准操作规程

### （一）目的

规范危急值报告的步骤，为需抢救的危重患者及时提供血药浓度监测结果，方便临床对存在血药浓度监测结果过高的患者采取措施以保障医疗安全。

### （二）范围

危急值报告项目及范围应根据临床诊疗指南或其他参考资料，由 TDM 实验室相关人员和临床科室医师共同商定。例如一般认为地高辛的血药浓度>2.0ng/ml 为危急值。

### （三）规程

**1."危急值"的发现和确认**

（1）报告生成系统上制定识别"危急值"的规则，系统将自动判断并用红色标记,提示实验室人员对该结果进行确认审核;若缺乏自动判断系统或系统不完善,则由实验室人员在分析过程中或报告审核中对照本实验室危急值列表去筛查。

(2)对发现的危急值结果进行审核。

1)核对样本信息,包括姓名、病区、床号、采集时间点、采样管类型、给药剂量和患者病情等。

2)核对仪器状态,包括仪器型号、运行情况、温度、湿度、标准曲线是否合格、质量控制是否在控等。

3)核查血样送检过程是否及时、送检过程保存是否恰当。

4)必要时复测样本,确认危急值结果。在确认上述各个环节无异常的情况下,才可将检测结果发出。

**2. "危急值"的报告和记录**

(1)危急值的报告:"危急值"确认后,TDM 实验室工作人员必须在 10 分钟内将危急值报告给相关人员。危急值报告的流程按照医院规定的流程处理。危急值报告途径通常包括信息系统途径和电话途径。

1)基于 LIS-HIS 的危急值报告。实验室首先在 LIS 内按需设置好监测项目的危急值参数;当结果中出现检验危急值时,LIS 会出现提醒标识,提醒实验室人员优先处理该标本、及时复查或审核报告;危急值报告审核时,LIS 自动进入危急值发送流程并传到 HIS 端,需由医护人员点击确认。若实验室危急值信息发布 10 分钟后临床医护人员未在 HIS 端点击确认,系统自动在 LIS 端弹窗"危急值提示",提醒实验室有危急值需要上报,实验室工作人员则立即改用电话通知临床,并在 LIS 端点击确认危急值已报告,报警弹跳窗消除。基于 LIS-HIS 的危急值报告系统会留有电子记录,不必再填写"危急值登记本"。

2)如果没有基于 LIS-HIS 的危急值报告系统,则应立即通过电话报告。住院患者的危急值应报告给所在病区的护士站或医师;门诊患者的危急值则报告给患者(家属)或申请 TDM 的医师。

(2)危急值的记录:对于电话联系医师、护士或患者(家属)的情况,应在"危急值登记本"上详细记录患者信息、危急值数据、危急值报告方式、接收人员的工号或姓名等详细信息。

**3. 药学监护** 临床药师应综合考虑患者病情、疗效、联合用药情况等,协助医师制订处理措施,包括血药浓度复检、停药、停药后给予辅助药物、减量使用、更换药物、维持原治疗方案并加强监测等。

危急值报告流程如图 1-3-5 所示。

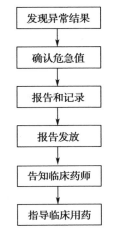

图 1-3-5　危急值报告流程

**(四)附件**

"危急值登记本"(略)。

**(五)参考依据**

无。

# 二十一、抗凝全血基因组 DNA 提取的标准操作规程

**(一)目的**

建立临床基因扩增试验中 DNA 提取的标准操作规程,规范 DNA 提取的操作。

**(二)范围**

适用于 PCR 实验室所有提取 DNA 的抗凝全血样本。

**(三)规程**

1. **实验原理**　DNA 的提取方法根据所用介质的不同,一般可分为溶液法和吸附法。

溶液法是在裂解细胞的基础上,多次利用苯酚、三氯甲烷等有机溶剂抽提使蛋白质变性沉淀于有机相,而核酸保留在水相,达到分离核酸的目的;而

85

后加入 RNA 酶除去核酸中的 RNA,或利用 DNA 与 RNA 在不同浓度的盐溶液中溶解度的差异将 DNA 与 RNA 分离;再利用异丙醇、乙醇等脱去 DNA 分子表面的水化层,从而沉淀 DNA;最后用 70% 乙醇漂洗沉淀,除去分离过程中残留的有机溶剂和盐离子,以免影响核酸溶解和抑制后续步骤的酶促反应。

吸附法又可分为吸附柱法、磁珠法及吸附树脂法等。主要是利用氧化硅与核酸特异性结合的特点,通过裂解、核酸吸附、洗脱收集、洗涤等步骤,将基因组 DNA 从血液细胞或组织中提取纯化出来。

提取纯化后的 DNA 可用无菌水或 TE 缓冲液溶解备用。不同的 DNA 提取试剂盒在操作上可能有所不同,具体操作时若选用试剂盒与本规程中所提到的试剂盒品牌或型号不同,则应以相应试剂盒的说明书为准。

2. **试剂准备与分装**　需在 PCR 实验室的试剂准备区中完成。

(1)DNA 提取试剂的分装:为避免交叉污染,DNA 提取试剂需每次提取前进行分装;分装时按照样本量计算各提取试剂所需的总量,之后按照试剂种类分别进行分装;试剂分装时可按照试剂使用的先后顺序对试剂进行编号,能有效避免错误加样。

(2)传递:分装完的试剂通过传递窗运送至标本制备区待用。DNA 提取试剂可室温放置。

3. **溶剂法提取 DNA**　需在 PCR 实验室的标本制备区中完成。

(1)吸取 EDTA 抗凝全血 300μl 置于 1.5ml 离心管中,加入 900μl 细胞裂解液。颠倒离心管 5～6 次混匀,室温放置 10 分钟,待裂解完成后 14 000r/min 离心 3 分钟。

(2)尽可能将上清液弃干净,勿搅动管底的白色沉淀。向含有沉淀的离心管中加入核裂解液 300μl,用移液器充分吹打促进裂解。

(3)加入蛋白沉淀溶液 100μl,用涡旋振荡器剧烈振荡 10～20 秒,14 000r/min 离心 4 分钟。

(4)将上清液转至装有 300μl 异丙醇的 1.5ml 离心管中,轻轻颠倒混匀溶液,至白色线状 DNA 形成沉淀,小心倾倒上清液,留沉淀在离心管中。

(5)加入 300μl 70% 乙醇,轻轻颠倒离心管数次清洗 DNA 沉淀,然后小心倾倒乙醇,沉淀自然干燥或室温吹干(10～15 分钟,注意尽量挥尽残余的乙醇,否则将抑制后续的酶促反应,但 DNA 也不可过度风干,否则将难以再水化)。

（6）向离心管中加入 DNA 再水化试剂 100μl。DNA 样本于 4℃短期保存备用或于 −20℃长期保存。

**4. 吸附柱法提取** DNA 需在 PCR 实验室的试剂准备区中完成。

（1）取 200μl 全血至 1.5ml 离心管中，加入 20μl 蛋白酶 K（proteinase K）和 200μl 缓冲液 GB；混匀后在 56℃金属浴上孵育 10 分钟裂解细胞；短时离心去除管盖黏附的液体。

注意：当溶液由混浊变为清亮则证明裂解已完成。

（2）裂解完后的溶液室温放置 2～5 分钟，加入 350μl 缓冲液 BD，充分振荡混匀 15 秒，短时离心去除管盖黏附的液体。

（3）将上述液体加至一个吸附柱中，将吸附柱放入收集管，12 000r/min 离心 30 秒；倒掉收集管内的废液，重新将吸附柱放入收集管。

注意：收集管内的残余废液可倒扣在干净的吸水纸上去除，可有效避免管口的废液在离心过程中发生交叉污染。倒扣过程中应注意避免管间的废液接触发生交叉污染。

（4）向吸附柱中加入 500μl 缓冲液 GDB（在使用前需加入无水乙醇并做标记），12 000r/min 离心 30 秒，倒掉收集管内的废液，重新将吸附柱放入收集管中。

（5）向吸附柱中加入 600μl 缓冲液 PWB，12 000r/min 离心 30 秒，倒掉收集管内的废液，重新将吸附柱放入收集管中。重复此步骤一次。

（6）将倒掉废液的吸附柱和收集管 12 000r/min 离心 2 分钟，吸附柱开盖晾干残余的乙醇（2～5 分钟）。

注意：此步骤离心非常重要，可有效去除残余的乙醇，避免其影响后续的 PCR 扩增；开盖晾干需在生物安全柜内完成，可有效避免核酸污染外界环境。

（7）取出晾干的吸附柱放入干净的 1.5ml 离心管中，向吸附柱底部的滤膜悬空滴加 100μl 洗脱缓冲液 TB，室温放置 2～5 分钟；12 000r/min 离心 2 分钟，离心管中即为纯化的 DNA 溶液。

注意：洗脱液一定要加至滤膜上，保证滤膜被浸润；离心前可剪去吸附柱的管盖，之后将离心管盖直接盖在吸附柱上，可有效避免离心过程中产生污染。

（8）DNA 定量：若所用的基因分型试剂盒对 DNA 浓度有严格要求，则需将 DNA 原液进行定量并稀释至指定浓度；若试剂盒对浓度没有严格要求，则可直接用 DNA 原液进行后续检测。

（9）DNA 保存：提取的 DNA 短时间内可保存至 4℃冰箱，长期保存则需冻存至 −20℃冰箱。

**（四）附件**

无。

**（五）参考依据**

全血基因组提取试剂盒说明书。

## 二十二、PCR 实验室清洁管理程序的标准操作规程

**（一）目的**

规范基因扩增实验室的清洁方法及清洁管理。

**（二）范围**

基因扩增实验室的所有实验人员必须熟悉本规范，明确各自的职责和任务，确保实验室的清洁效果。

**（三）规程**

**1. 消毒与灭菌**

（1）每天工作开始前实验台面需先用移动紫外线灯于近台面（<90cm）位置照射 30 分钟，再用 75% 乙醇擦拭一遍。

（2）每天工作结束后实验台面需先用有效氯浓度为 0.5% 的次氯酸钠溶液擦拭，之后用 75% 乙醇或清水进行擦拭，最后再用移动紫外线灯于近台面（<90cm）位置照射 30 分钟。

（3）实验室的地面、生物安全柜外侧、传递窗、椅凳、门框、门把手和污物桶等需每周清洁一次。

（4）实验室的墙壁、顶棚需每月彻底清洁一次。

（5）应保持紫外线灯表面清洁，每周用 75% 乙醇棉球擦拭一次。发现灯管表面有灰尘、油污时，应及时擦拭。

（6）实验室各区域的清洁工具必须严格分开，严禁混用，同时需要经常更换。

**2. 人员清洁**

（1）实验人员在进入实验区域之前必须在缓冲区更换专用工作服及

拖鞋。

（2）每天工作开始之前应对手部进行清洁，佩戴一次性手套、口罩及帽子后才可开始实验。

（3）每天工作结束后将一次性手套、口罩及帽子弃于专用废物桶中，对手部进行彻底清洁后进入缓冲区将工作服换下，离开实验室。

（4）实验室的工作服需每月清洗一次。实验室各区域应备有足够轮流更替使用的衣服。

（5）实验室的拖鞋需每月清洗消毒一次，注意不同区域的拖鞋不可同时洗涤。

**（四）附件**

无。

**（五）参考依据**

1.《医疗机构临床基因扩增检验实验室管理办法》（卫办医政发〔2010〕194号）.

2.《医院空气净化管理规范》（WS/T368—2012）.

3.《医疗机构消毒技术规范》（WS/T367—2012）.

## 二十三、PCR 实验室空气净化管理程序的标准操作规程

**（一）目的**

规范基因扩增实验室的净化方法及净化管理。

**（二）范围**

实验室的所有实验人员必须熟悉本规范，明确各自的职责和任务，确保实验室的洁净效果和空气净化设施的正常运行。

**（三）规程**

**1. 标准**

（1）实验室的空气净化级别为 D 级，采用经过初效、中效、高效三级过滤处理的空调系统，保证送入室内的空气是洁净空气，同时能对室内污染空气进行稀释。

（2）实验室各区域均维持一定的压力，以防止各区域间及实验室及外界间的空气相互干扰。

（3）应尽量减少在本区内不必要的走动。个别操作如加样等应在生物安全柜内进行。

（4）要有紧连PCR实验室的高压灭菌锅。

（5）PCR实验室的压力梯度从高到低单一流向：试剂准备区—标本制备区—扩增区—产物分析区，如可以把压力（相对大气压）调为试剂准备区+10Pa>标本制备区0Pa>扩增区-10Pa>产物分析区-20～-15Pa。缓冲间的压力梯度为试剂准备区-10Pa、标本制备区-10Pa、扩增区-5Pa、产物分析区-10Pa。专用走廊设为常压。

**2. 操作步骤**

（1）各区域的压力值根据外界气压和空气湿度的不同可能会在小范围内上下波动，但偏离设定值不应超过±5Pa，且各区域的压差应维持相对恒定。若室内压力异常增大，应及时检查、清洁、更换过滤器。

（2）定期检查回风口过滤网，宜每月清洁一次，每年更换一次。如遇特殊污染，及时更换。

（3）粗效过滤器宜每年更换一次；中效过滤器宜每年检查，每2～3年更换一次。发现污染和堵塞及时更换。

（4）末端高效过滤器宜每年检查一次，当阻力超过设计初阻力160Pa左右或已经使用3～5年以上时宜更换。

（5）人员进出实验室时要注意随手关门，以维持室内的气压和洁净度。注意缓冲间和实验室的门不可同时打开，在实验进行过程中及实验结束后人员离开实验室时都要确保所有门均已关严。

（6）每日工作开始前用紫外线灯对房间进行消毒30分钟。紫外线灯消毒时，房间内应保持清洁干燥，减少尘埃和水雾。当温度<20℃或>40℃时，或相对湿度>60%时，应适当延长照射时间。

（7）不可在屋内有人时开启紫外线灯照射，避免紫外线灯直接照射到人体表皮及眼睛等器官。

（8）如紫外线灯的使用时间超过1 000小时，或照射强度明显降低需对灯管进行更换。

（9）实验室净化需设专门维护管理人员，遵循设备的使用说明进行保养与维护；保存维护和检查记录。

## （四）附件

无。

## （五）参考依据

1.《医疗机构临床基因扩增检验实验室管理办法》（卫办医政发〔2010〕194 号）。

2.《医院空气净化管理规范》（WS/T368—2012）。

3.《医疗机构消毒技术规范》（WS/T367—2012）。

# 二十四、PCR 实验室交叉污染预防及处理的标准操作规程

## （一）目的

规范实验室交叉污染的预防和污染后的处理操作，防止因交叉污染影响检测的准确性。

## （二）范围

适用于 PCR 实验室日常交叉污染防控和污染后处理。

## （三）规程

### 1. 污染的原因

（1）样本间交叉污染的主要来源

1）收集样本的容器被污染。

2）样本放置时由于密封不严溢于容器外。

3）容器外粘有其他样本而造成样本相互间交叉污染。

4）样本核酸模板在提取过程中，由于移液器污染导致样本间污染。

5）有些微生物样本可形成气溶胶而扩散，导致样本间污染。

（2）PCR 试剂污染：主要是由于试剂本身质量不合格；或在 PCR 试剂配制过程中，由于操作不当造成移液器、容器、耗材、双蒸水及其他溶液被核酸污染。

（3）PCR 扩增产物污染：是 PCR 反应中最主要、最常见的污染，因为 PCR 产物的拷贝量大，远远高于 PCR 的检测限，所以极微量的 PCR 产物污染就可能形成假阳性的实验结果。

（4）气溶胶污染：气溶胶是 PCR 扩增中最容易被忽视，但是又最易造成实验污染的物质。空气与液体面摩擦时可形成气溶胶，其污染可能存在于所有开盖操作的环节，特别是在操作中比较剧烈地摇动反应管时，以及用被气

溶胶污染的移液器反复吸样时都可形成气溶胶污染。

**2. 污染的预防**　进行 PCR 操作时,操作人员应该严格遵守实验室的操作规程,最大限度地降低可能出现的 PCR 污染。

(1)严格分区操作:实验室分为试剂准备、标本制备、扩增及产物分析 4 个独立的实验区域,各区有独立设置的缓冲区。各区域内的所有实验操作须严格遵照各区的管理规范。各区仪器、耗材用品均为专用,严禁混用。实验室人流、物流遵循单一方向性。

(2)分装试剂:所有提取和 PCR 试剂都应小量分装;对于样品量大的检测,PCR 反应液可以一次性预先配制好,然后小量分装,−20℃保存,以减少重复加样次数,避免污染的发生。

(3)反应体系的配制:检测多份样品时,应先制备反应混合液,然后分装,这样既可以减少操作避免污染,又可以增加反应的精确度;反应模板应最后加入反应体系,加入后立即盖紧反应管。

(4)耗材及移液器的使用:购买质量好的耗材,新批次的耗材要进行质检,耗材在使用前要仔细检查密封性,防止在实验过程中发生样本泄漏。

PCR 实验室使用的移液器吸头均应为带滤芯的,防止样本和气溶胶对移液器的污染。吸头应在加样前取用,避免吸头在空气中暴露过长时间,以防止气溶胶对其造成污染。用移液器吸取模板时要十分小心,吸样要慢,吸样时尽量一次性完成,忌多次抽吸,以免交叉污染或产生气溶胶污染。打开反应管时为避免反应液飞溅,开管前应先离心,将管壁及管盖上的液体甩至反应管底部,开管动作要轻,以防管内的液体溅出。

(5)试剂及样本保存:试剂与样品及 PCR 产物必须分开保存,不能放于同一冰盒或同一冰箱内。

(6)实验对照的设立:每次实验均需设立适当的阳性对照和阴性对照。

**3. 污染的监测**

(1)进行对照试验是检验实验污染的主要手段。

1)阳性对照:每一批扩增样本必须设立阳性对照,它是判断基因扩增反应是否成功、产物条带位置及大小是否合乎理论要求、基因结果分型是否准确的一个重要的参考标志。阳性对照要选择扩增度中等、重复性好、经各种鉴定是该产物或者基因分型明确的标本。应注意阳性对照的浓度不宜过高,因为高浓度样本,特别是重组质粒标本容易对检测或扩增样品造成污染。

2)阴性对照:每次 PCR 实验务必做阴性对照。①空白对照:在 PCR 体系中以无核酸水替代模板 DNA 或 RNA,进行 PCR 扩增,以监测 PCR 扩增试剂是否污染;②试剂对照:用无核酸水代替血液或组织,用 DNA 或 RNA 提取试剂盒进行提取,在同等条件下进行扩增,以监测 PCR 扩增试剂是否污染;③重复性试验:对于特殊无法判定结果准确性的样本,需由不同操作人员在不同时间重复实验。

(2)当阳性对照结果错误、阴性对照出现阳性结果或者实验结果不能重复则提示可能发生实验污染,当批检测结果无效时,需同时对试剂耗材、仪器及实验室按处理程序进行处理。

**4. 污染的处理**

(1)追踪污染源:如果不慎发生污染情况,应从以下几条出发,逐一分析,排除污染。

1)设立阴性、阳性对照:如果扩增结果中空白或试剂对照为阳性结果,就是某一种或数种试剂被污染了。此时可对使用试剂进行扩增,扩增时设立不同的反应管,每一管含有一种被检测试剂,在检出污染试剂后,应立即将其处理。

2)环境污染:在排除试剂污染的可能性后,若更换试剂后再次发生污染,则考虑可能为环境污染。环境污染中常见的污染源主要有气溶胶、加样器、电泳装置、核酸定量仪、凝胶成像仪、切胶用刀片、离心机、冰箱门把手、冷冻架、门把手及实验台面等。怀疑发生环境污染时,应查找可疑污染源并对实验室环境进行彻底清洁。

(2)环境污染的处理措施

1)消毒剂处理法:对可疑器具用有效氯浓度为 0.5% 的次氯酸钠溶液擦拭或浸泡,可以使残余的核酸被氧化破坏。应注意次氯酸钠见光易分解,因此应现配现用。

2)紫外线(UV)照射法:UV 照射时,紫外线的波长一般选择 254nm,照射距离在 90cm 以内,照射时间必须大于 30 分钟。特别需要注意的是,选择 UV 照射法消除残留的 PCR 产物污染时,要考虑 PCR 产物的长度与产物序列中碱基的分布,UV 照射法仅对 500bp 以上的长片段有效,对短片段效果不大。

3)为了预防实验污染的发生,每次实验前后,实验台面均需用移动紫外线灯在近台面照射 30 分钟。每次实验结束后实验台面要用含氯消毒液擦拭,之后用 75% 乙醇或清水进行擦拭。如果在实验过程中反应管发生泄漏,必须立即采用上述方法对发生泄漏的实验室、台面及仪器进行清洁,必要时可重复操作一遍。

4)若实验过程中反应液或样品不小心溅到手套或桌面上,应立刻更换手套并用有效氯浓度为 0.5% 的次氯酸钠溶液擦拭桌面,之后用 75% 乙醇或清水擦拭一遍,必要时可重复操作一遍。

(3)反应液污染的处理方法:如果试剂或反应液发生污染可尝试用以下方法处理。若按以下方法处理后的试剂污染仍存在,则应更换新的试剂及耗材,重新配制反应液。

1)DNaseI法:PCR 混合液(未加模板和 Taq 聚合酶)中加入 0.5U DNaseI,室温反应 30 分钟后加热灭活,然后加入模板和 Taq 聚合酶进行正常 PCR 扩增。该方法的优点是不需要知道污染 DNA 的序列。

2)内切酶法:选择识别 4 个碱基的内切酶(如 MspI 和 TaqI 等),可同时选择几种,以克服用一种酶只能识别特定序列的缺陷,室温作用 1h 后加热灭活进行 PCR。

3)紫外线照射法:短片段的消除可对未加模板和 Taq 聚合酶的 PCR 混合液进行紫外线照射,注意事项与方法同环境污染的 UV 照射处理法。

4)尿嘧啶糖苷酶(UDG)法:由于 UV 照射法的去污染作用对 500bp 以下的片段效果不好,而临床用于检测的 PCR 扩增片段通常为 300bp 左右,因此 UDG 法是预防试剂污染的最重要的方法之一。对于发生污染的反应液,可用 dUTP 替代 dTTP 进行扩增,在再次进行 PCR 扩增前,用 UDG 处理 PCR 混合液即可消除 PCR 产物的残留污染。

**(四)附件**

无。

**(五)参考依据**

无。

# 二十五、化学溢出物处理的标准操作规程

**(一)目的**

正确规范、及时地处理实验室内的化学溢出物,避免化学溢出物造成中

毒或转化为火灾、爆炸等重大事故的发生。

**（二）范围**

适用于本实验室内化学溢出物的处理。

**（三）规程**

**1. 较大量化学溢出物的处理程序**

（1）立即疏散泄漏现场附近的员工。

（2）在安全的情况下，确认正在泄漏的是哪种化学品，通知实验室安全员并将事件向上级报告。及时打电话向医院保卫或消防部门报警。切勿擅自冒险尝试清理泄漏化学品。利用最近的安全出口疏散，到指定的集合地点报到。人员离开时应关上身后的门，限制任何人进入泄漏区域。

（3）照顾受泄漏化学品沾染的工作人员，即时脱下化学品污染的衣服，如果皮肤被化学品溅洒到，应用清水缓缓地冲洗接触部位不少于 15 分钟。

（4）泄漏事故处理人员应佩戴个人防护装备，加强对个人的保护。

（5）如果泄漏化学品是易燃易爆的，应严禁火种。关闭实验室内的所有燃烧器具或者扑灭任何明火及关闭任何其他形式的热源和火源，以降低发生火灾、爆炸的危险性。

（6）打开窗户并开动通风橱，维持泄漏区域通风良好。

（7）使用围堵吸附棉条来阻止泄漏物的扩散，防止泄漏的化学品进入排水道或其他释放化学品到外界的途径，并使用吸液棉、吸附棉来处理泄漏的化学品。

（8）将经处理的泄漏化学品及用过的吸液棉、吸附棉放入适当的容器内并封盖，贴上警示标签。请注意：使用吸液棉、吸附棉后，有关的泄漏化学品不会改变其化学性质，所以须小心处理。

（9）记录有关泄漏事故的详情，分析事故原因，作出改善措施，避免事故再次发生。

**2. 少量化学溢出物的处理程序**

（1）一般程序

1）一旦发现化学溢出物，除留下处理的相关人员外，其他员工必须立即离开可能受化学溢出物影响的区域。

2）化学溢出物的处理必须两人以上共同完成。

3）若溢出物为易燃液体，必须关闭、隔离或移开所有火源。

4）开窗户、开动通风橱等,使空气流通。

5）处理溢出物时,必须选择离安全出口最近的地方开始,并佩戴个人防护装备。

6）若处理的是吸入性有毒化学品,还必须使用带有滤器的相应口罩。

7）发生剧毒和极易挥发的化学品溢出时,员工必须离开发生溢出的区域。对此类化学品溢出物的处理,请遵照上述“较大量化学溢出物的处理程序”进行。

8）除非得到有关部门许可或确定其对管道工程或环境无害,否则不能直接将溢出物或废弃物冲入下水道。

（2）具体溶液的处理

1）酸类或碱类溢出物的处理:①酸类溢出物如乙酸、甲酸、氢溴酸、盐酸、氢氟酸、硝酸、磷酸和硫酸等;碱类溢出物如氨溶液、氢氧化钙、氧化钙、氢氧化钾和氢氧化钠等。②处理时佩戴好个人防护装备。③用吸液棉或吸附棉吸收溢出物及限制扩散,再用作用相反的弱碱性或弱酸性物质中和溢出物。④将用过的吸液棉或吸附棉放入废物桶并封盖,桶上贴好警示标签等待统一处理。⑤用大量水冲洗剩下的少量溢出物。⑥如有强酸或强碱溶液溅射到人员皮肤上,应立即用干净的布将溶液吸干,采用大量清水冲洗后涂抹反作用的弱酸或弱碱液,再去医院内找对应科室的医师咨询处理。

2）非卤化溶剂溢出物的处理:①非卤化溶剂如丙酮、戊醇、苯、丁醇、环己烷、乙醇、乙酸乙酯、庚烷、正己烷、煤油、甲醇、苯甲酸甲酯等,该类物质通常容易燃烧;②处理时佩戴好个人防护装备;③清除溢出物附近的所有明火和易燃物,以免引起火灾;④用吸液棉或吸附棉吸收溢出物;⑤将用过的吸液棉或吸附棉放入废物桶并封盖,贴上警示标签等待统一处理。

3）卤化溶剂溢出物的处理:①卤化溶剂如三溴甲烷、四氯化碳、三氯甲烷、二氯甲烷、四氯乙烯、三氯乙烷和三氯乙烯等有机溶剂,该类物质通常容易燃烧且毒性和挥发性较强;②处理时佩戴好个人防护装备;③清除溢出物附近的所有明火和易燃物;④用吸液棉或吸附棉吸收溢出物;⑤吸收少量溢出物的情况下可以将使用完的吸液棉或吸附棉放在通风橱内让其蒸发。

**（四）附件**

无。

**（五）参考依据**

无。

## 二十六、职业暴露处理的标准操作规程

**（一）目的**

为了规范发生职业暴露后的基本处理制订该应急预案。

**（二）范围**

适用于本实验室内的任何人员发生职业暴露后的处理。

**（三）规程**

1. 发生职业暴露后，应当立即实施以下局部处理措施：

（1）用肥皂液和流动水冲洗污染的皮肤 5 分钟，如眼睛受到血液等污染物喷溅，用生理盐水冲洗。

（2）如有伤口，应当在伤口近心端轻轻挤压，尽可能挤出损伤处的血液，再用肥皂液和流动水进行冲洗，禁止进行伤口的局部挤压。

（3）受伤部位的伤口冲洗后，应当用消毒液（如安尔碘、75% 乙醇或 0.5% 碘伏）进行消毒并包扎伤口。被暴露的黏膜，应当反复用生理盐水冲洗干净。

2. 登记报告。发生职业暴露后，暴露者或在场的其他工作人员应立即报告感控管理员并登记，同时报告医院感染管理科；并及时进行风险评估，确定风险级别及是否需要预防用药。

**（四）附件**

无。

**（五）参考依据**

无。

# 第三节 仪器设备类标准操作规程

## 一、临床化学分析仪的标准操作规程

**（一）目的**

该仪器用于样本中某些物质（药物、内源性物质等）的定量检测。本 SOP

用于规范该仪器的使用、维护及维修等操作。

**（二）范围**

适用于本实验室的临床化学分析仪。

**（三）规程**

1. **仪器工作环境** 恒温：21～26℃，测定时的温度要求与定标时基本一致；恒湿：25%～45%，测定时的湿度要求与定标时基本一致。防尘、防风，工作时要求避免大的气流流动。

2. **操作步骤**

（1）开机前准备

1）检查稀释系统液桶中的水（10L 去离子水 +25ml 系统溶液）是否足够用及废液桶内的废液是否过多。

2）试剂盘内的 12 号位放置足够的 10% 次氯酸钠溶液，13 号位放置足够的 0.1mol/L HCl；样本盘内的 W 位放置足够的 10% 次氯酸钠溶液。

（2）开机

1）同时按下制冷单元前部的两个开关，开启制冷单元。

2）将位于分析仪后盖板上的主开关设定到 ON，即打开开关。

3）打开工作站计算机，在计算机桌面上点击 ×× 图标，启动分析软件，约 1 分钟后在显示器上会出现主菜单，仪器自动复位后进入待机模式。

4）执行再灌注程序：在主画面上选择[F5]特殊功能→选择[F1]盘 / 系统→点击充满 / 排空系统→选择[F1]充满系统，仪器开始灌注。打开 ×× 仪的右侧小门，观察试剂注射器和样本注射器及与其相连的管道在灌注过程中是否有气泡，若有气泡需轻弹气泡并轻轻挤压外置管道部分进行排气。若两次灌注无法排净气泡，则需在[F5]特殊功能→选择[F4]维护→双击功能检查 / 调节→双击 PIPETTOR（注射器）→先选择[F1]复位注射器→再选择[F8]试剂注射器灌注或[F9]样本注射器灌注直至确保管道内无气泡。

5）检查比色杯空白：①在主画面上选择[F5]特殊功能→选择[F1]盘 / 系统→点击盘空白→选择[F2]盘空白。②约 20 分钟后盘空白结束，点击[F7]图形模式，查看图形显示的空白结果。若有个别比色杯的空白图形显示值超出 AV−40%～AV+40% 范围，点击图形上的该比色杯将其显示虚线框条，用[F4]隔离污染皿将这个比色杯屏蔽掉，这个比色杯将不会参与实验。若有比色杯被屏蔽，需在屏蔽后重新运行盘空白。③空白结束后，才能进行样本测定。

（3）样本测定

1）申请样本：从主菜单选择［F8］请求样本→在左侧窗口选择请求类型为样本→在样本 ID 栏填写样本 ID 号→在患者姓名栏填写样本姓名及相关信息→在中间测试窗口中选择要进行测试的项目→在右边工作列表栏中出现待测样本信息。

2）申请定标：从主菜单选择［F8］请求样本→在左侧窗口选择请求类型为定标→在中间测试窗口中选择要进行定标的项目→在右边工作列表栏中出现待定标信息。

3）申请质量控制：从主菜单选择［F8］请求样本→在左侧窗口选择请求类型为质量控制→在中间测试窗口中选择相应的质量控制→在右边工作列表栏中出现待测质量控制信息。

4）装载试剂：制冷单元工作约 1 小时后试剂仓温度达到平衡（制冷单元显示为 10℃或 11℃，仓内温度低于室温约 12℃），将待测项目的试剂盒从 2～8℃冰箱中取出并放入试剂盘对应位置中平衡，平衡时间依据试剂剩余量而定。在测试前混匀后打开试剂瓶瓶盖，检查确定瓶内无气泡后方可使用。每次测试样本，13 位的 0.1mol/L HCl 要同时开盖供使用。

5）装载样本：选择［F9］样本处理→在右侧窗口双击待定标信息、待测质量控制信息和待测样本信息，即可将定标液、质控品和样本加载到屏幕上的样本盘上→将定标液、质控品和待测样本按屏幕上样本盘标示，加载到样本盘相应位置上（样本量<300μl 时使用儿童杯），其中定标液按浓度由小到大从 $S_1$～$S_6$ 位摆放→选择［F3］开始测试。

6）查看测试结果：从主页面选择［F7］评估样本→单击选择到需要查看的样本上→在左边的窗口中会出现此样本的结果。

7）结果评价：①对质量控制进行评估，若质量控制在规定范围内（根据实验室质量控制规则要求），则接受同批测定的样本结果；若质量控制超出规定范围，则该批样本结果不能接受，并需考察是否需要重新定标后重测。②结果处显示"<某数值"说明样本浓度低于定量下限，样本可能本身含量低于定量下限，也可能因故未测定出结果而需重测。③结果处显示">某数值"说明样本浓度超过标准曲线范围,若要测得具体结果需根据要求稀释样本后重新测定。

8)测试完成后,及时将试剂盘中的试剂拿出并盖好瓶盖后放回 2~8℃冰箱中保存。

9)卸载样本:从主页面选择[F9]样本处理→根据需要可选择[F4](确认卸载:对已经完成的测试全部卸载)或[F2](选择卸载:对已经完成的测试进行单个或部分进行卸载)。

10)保存结果:从主页面选择[F7]评估样本→点击[F2]历史结果→点击存档结果→结果将按当前日期进行保存。

(4)关机:推荐保持开机状态。

如需关机,按下面步骤操作:从主菜单上点击"退出程序/停机"→选择退出程序→待程序退出后关闭计算机→关闭分析仪主开关→同时关闭制冷单元的两个开关。

**3. 注意事项**

(1)影响因素

1)该仪器对温度、湿度、气流很敏感,在工作中这 3 个方面因素的改变均会影响测试结果。

2)测试试剂盒在使用前应充分混匀,否则影响测试结果。

(2)保持测试样本时的温度、湿度与该检测项目定标时的温度、湿度一致。

(3)测试前应保证试剂瓶内和样本试管内无气泡。

(4)试剂仓内温度平衡后将试剂放入试剂仓进行平衡,测试完成后试剂应及时放回冰箱保存。

(5)试剂仓未装载试剂的空位应使用专用的盖子盖上,如非必需不要打开试剂盘盖。

(6)试剂瓶打开时应将瓶盖开口向下按编号放于瓶盖盘中,测试完成后将相应试剂瓶盖盖回,千万不能盖错!

(7)开启新的试剂盒或质量控制超界时需要对该检测项目进行新的定标。

(8)测试过程中仪器完成定标后会提示是否接受标准曲线,点击接受后仪器才能进行质量控制的测定。若质控品的检测结果全部在标准范围内,则仪器会自动进行样本测定；若有质量控制出界，则仪器会提示质量控制出界，在此对话框中点击知晓后仪器才能继续进行样本的测试。

（9）将待测药如他克莫司和环孢素定标液、质控品从冰箱取出后，应放置至温度达室温再进行前处理。他克莫司、环孢素样本前处理时需充分混匀，按要求静置一定时间后离心。测试前检查是否离心完全，不含杂质和黏块。处理好的他克莫司、环孢素样本因含甲醇而易挥发，应及时测定。

（10）保养

1）每天开机前检查盐酸和次氯酸钠，进行补充或更换。

2）每周保养：①每周执行针清洗程序，将试剂盘内的12位及样本盘内的W位装满新鲜的次氯酸钠溶液→打开12位、13位试剂瓶盖→从主菜单上选择[F5]特殊功能→选择[F1]盘/系统→点击针清洗→选择[F3]针清洗；②检查注射器和活塞头，看是否有气泡或渗漏，如有必要，更换注射器或活塞头。

3）每月用0.1mol/L NaOH溶液清洗纯水水桶和废液桶，然后用纯水冲洗干净。

4）每个季度检查是否需要更换水过滤器、混匀皮带、干燥快。

5）每半年（可根据实际情况调整）由工程师上门清洗一次系统，用次氯酸钠溶液彻底冲洗仪器。

6）根据需要更换比色杯盘（在10 000个测试后或比色杯空白显示SD-error后）、光度计灯。

**（四）附件**

1. 临床化学分析仪使用记录表（略）。

2. 临床化学分析仪维护记录表（略）。

3. 临床化学分析仪维修记录表（略）。

**（五）参考依据**

临床化学分析仪操作手册。

## 二、高效液相色谱仪的标准操作规程

**（一）目的**

该仪器用于样本中某些物质（药物、内源性物质等）的定量检测。本SOP用于规范该仪器的使用、维护及维修等操作。

（二）范围

适用于本实验室的高效液相色谱仪。

（三）规程

**1. 仪器工作环境** 温度为 10～30℃，相对湿度≤80%；恒温、恒湿，远离高电干扰、高振动设备。

**2. 操作步骤**

（1）开机前准备：流动相、冲柱用水、自动进样器用的清洗液、色谱柱、样本。

（2）开机

1）接通仪器电源，依次打开自动进样器、柱温箱电源开关，最后打开泵电源开关。

2）按一下泵上的"function"功能键，进入参数设置界面进行参数设置。①输入 B 泵的比例数（%A+%B=100%），系统压力上限为 20MPa；②旋开排空阀，按"purge"键（逆时针方向转动 180°）进行排气，排气结束后关闭参比阀，按"pump"键平衡流动相。

3）自动进样器：每天开机时按"purge"键进行排气。

4）柱温箱参数设置：按"function"功能键，出现"parameter"，按"enter"键进入温度设定屏幕，设定柱温箱温度（4～85℃，缺省为 40℃），注意该柱温箱无制冷功能，温度设置需高于室温。按"oven"键开始加热。

5）待流动相平衡后，打开紫外检测器或准备连接质谱仪。连接质谱仪的具体操作详见"超快速液相色谱 - 串联质谱仪的标准操作规程"。紫外检测器的波长范围，用 D2 灯为 190～370nm，用 W 灯为 371～900nm，D2 灯和 W 灯同时打开为 190～900nm。

6）将处理好的样本注入样本瓶，将样本瓶顺序放入样本架中，盖上瓶盖。

7）打开计算机并进入 LCsolution 色谱工作站（先开分析仪器，后开 LCsolution），单击屏幕左侧的［操作］标签，根据需要进入以下功能：①"实时分析"，执行单次或批处理分析，以及控制和调节仪器的设定；②"脱机编辑"，在分析中编辑方法文件和批处理文件；③"再解析"，导入采集的分析数据用以创建校准曲线并处理数据；④"浏览器"，执行多组分析数据的分析并显示分析数据。

（3）关机

1）数据采集完毕后，关闭检测器。冲洗色谱柱及流路，用甲醇饱和柱子后，流速设 0 后关闭泵。

2）关机时，先退出色谱工作站，再关高效液相色谱仪。

### 3. 注意事项

（1）流动相：应选用色谱纯试剂或高纯水；水系流动相及冲柱用水应每天更换；流动相及冲柱用水使用前应超声脱气；根据需要选择≤0.45μm 的水系或油系滤膜过滤含酸碱及缓冲盐的流动相。

（2）更换流动相时根据需要润洗吸滤头。也可用"purge"功能，以缩短流动相的置换过程及排出气泡，特别是当需要避免吸滤芯所附带的原流动相污染新的流动相时，先将滤头拿出来，打开排空阀，按"purge"键，当有气泡时再放入新的流动相中，一直到气泡从泵中排出后，关闭"purge"键，关排空阀。

（3）冲洗色谱柱：如果色谱柱保存在纯甲醇中，而新流动相中含有缓冲盐时，应先用纯水冲洗色谱柱 10 分钟左右再使用流动相。如系统为正相和反相交换使用，应先将所有管路用异丙醇清洗后再更换新流动相使用。若所用的流动相含盐，反相色谱柱使用后，先用 10% 甲醇水溶液冲洗，再用纯甲醇冲洗。

（4）使用过程中要经常观察仪器状态（异响、异味、柱压波动等），及时正确处理各种突发事件。

（5）溶剂瓶中的沙芯过滤头应定期清洗（先用纯水超声，再用甲醇超声）。当滤芯变脏或长菌时可用 5% 稀硝酸溶液超声后再清洗至中性。

（6）长时间不用面板操作可按"面板开关键"关闭面板键盘以延长其寿命。

（7）每次使用填写使用记录表，定期进行周维护、季维护和年维护，并填写高效液相色谱仪维护记录表。

### （四）附件

1. 高效液相色谱仪使用记录表（略）。

2. 高效液相色谱仪维护记录表（略）。

3. 高效液相色谱仪校准记录表（略）。

4. 仪器维修记录表（略）。

（五）参考依据

高效液相色谱仪仪器说明书。

## 三、超快速液相色谱 - 串联质谱仪的标准操作规程

### （一）目的

该仪器用于样本中某些物质（药物、内源性物质等）的定量检测。本 SOP 用于规范该仪器的使用、维护及维修等操作。

### （二）范围

适用于本实验室的超快速液相色谱 - 串联质谱仪（UFLC-MS/MS）。

### （三）规程

1. **仪器工作环境**　温度为 10～30℃，相对湿度≤80%；恒温、恒湿，远离高电干扰、高振动设备；电源相对稳定，电压变化要小，配备不间断稳压电源，防止意外停电。

2. **操作步骤**

（1）开机前准备：流动相、冲柱用水、自动进样器用的清洗液、色谱柱、样本。

（2）开机

1）开 UPS 电源。

2）开氮气罐开关，增压阀压力要达 0.8MPa，Curtain gas 压力应在 0.35～0.4MPa，Exhaust gas 压力应在 0.35～0.4MPa，气体压力应在 0.7～0.8MPa。

3）检查机械泵油液面是否在正常位置（居中偏上）、颜色是否正常（黄色），正常则打开机械泵，15～30 分钟后开主机，此时绿色指示灯闪烁为正常，待真空度抽至 $1.2×10^{-5}$torr，绿色指示灯长亮不闪，则可开始工作。

4）打开液相各模块开关，并且打开软件工作站，在 Analyst Configure 中选择所需的使用系统，点 Activate 确认所需的系统联机完成。

（3）质谱参数优化

1）溶液配制：分别将待测化合物的标准物质配制成 200～500ng/ml 的甲醇溶液，应确保完全溶解。

2）建立一个新项目：Tools—Project—Creat project。

3）质谱参数的优化顺序：①Manual Tuning 确定母离子。通过蠕动泵，以

5～10μl/min 向质谱仪注入待测物质标准溶液，选择 Manual Tuning 设置扫描的质量数区间（通常为所需优化物质的母离子 ±10amu），时间为 0.2ms，确定待分析物质的母离子后开始进行自动优化。②Compound Optimization 优化质谱参数。进入 Compound Optimization，输入待分析物质的单一同位素分子量，离子模式（Positive 或者 Negative），点击开始进行自动优化，重复两次后记录相关参数离子对的质量数及响应，离子对所对应的参数。③Manual Tuning 确定质谱条件。使用三通将待分析物标准溶液及流动相以 0.2ml/min 共同接入质谱仪，Manual Tuning 中打开所优化的 MRM 方法，对离子源温度、气流和 IS 电压进行优化。根据液相流量和流动相组成确定温度和气流，当流量大、水相多时，温度及气流要大。离子源喷雾位置是根据液相流量调节的，基本上流量固定位置就固定。调好源参数后存储该采集方法。多数情况下此步略去，直接填写常用的源参数存储采集方法，如气流经常填 45、离子源电压 4 500～5 500（正离子模式）或 3 500～4 500（负离子模式）、温度不超过 550℃。

（4）色谱条件优化：连接液相流出管与质谱仪的雾化器接口，接好色谱柱，运行液相的 Purge 功能，快速放掉柱前部管路中的液体，排净气泡。关掉 Tune，在 Acquire 栏下调出优化好的方法，根据色谱柱规格和待分析体系的复杂程度设置液相色谱分离和质谱分析时间，或编辑洗脱梯度，保存方法。用新保存的方法平衡色谱柱，平衡时间为 5～10 倍的柱体积。色谱柱充分平衡后，设置 Batch 进样，观察色谱峰形及保留时间是否合适，根据具体情况，调节流动相，优化色谱条件，将固定下来的条件作为最终采集方法保存下来。

分析样本：在 Acquire 中双击 Build acquire batch 申请所需的测定样本，点 Submit 提交。点 View Acquire 图标后，点 Equilibrate 图标使仪器平衡 10 分钟，仪器平衡好，即 Status Bar 变绿后，点击 Acquire 菜单中的 Start Sample 按钮开始进样。在 Explore 中，双击 Open data file 选项，选中所需查看的文件名即可查看图谱。

（5）定量分析方法的建立和数据分析：用 Quantitation Wizard（定量分析导航器）建立一个定量数据分析方法，选定待分析的数据，用建立好的数据分析方法进行分析。若已经有建立好的采集方法，则在打开 Analysis 系统后，在 Configure 中选择 Hardware Configuration，Activate LC-MS 系统新建或选择已建 Project，在 Acquire 中选择所需的 Acquisition method，打开所建方法，核对各项参数。

（6）待机：暂停使用 LC-MS/MS，使其处于待机模式，按如下操作。即在 Analyst Service 工作站中把仪器设定到正离子模式；在 Analyst Acquire 中点 Standby 图标使质谱仪处于待机状态；在 Analyst Configure 中选择 Hardware Configuration，Deactivate 所需系统，退出 Analyst Service 工作站，关闭计算机。如有需要可通过液相组件控制模板进行色谱柱的冲洗程序，关 HPLC 柱温箱，自动进样器，待冲洗色谱柱完成后关泵。

（7）关机：按待机各步骤完成后，关闭主机电源开关。待分子泵停转（约15 分钟）后，关机械泵，关闭气表盘上 Curtain gas 的开关和液氮罐的送气开关，关闭 UPS 电源。

**3. 注意事项**

（1）待测化合物配制溶液时应换算为游离碱的质量浓度且应查阅单一同位素分子量作为优化参考。

（2）流动相应选用色谱纯试剂或去离子水；含缓冲盐的流动相使用前需过滤方可使用，且使用前后需用纯水 2.0ml/min 流速不接柱子冲洗管路 10～15 分钟，再平衡方法。为保证仪器和色谱柱的使用寿命，色谱柱、离子源都要用甲醇 - 水（1∶1）冲洗，色谱柱需保存在有机溶液中。

（3）接口避免进入不挥发的缓冲液，避免含磷和氯的缓冲液，钠和钾的浓度必须<1mmol/L；甲酸（或乙酸）<2%；三氟乙酸<0.5%；三乙胺<1%；乙酸铵<10～50mmol/L。

（4）要注意检查 LC 流动相储液瓶液面的高度，留意废液瓶中废液的高度，满了及时清理。随时检查气压是否符合要求，当液氮所剩不多时，尤其是使用钢瓶时，应密切注意压力变化。

（5）使用过程中要经常观察仪器工作状态，及时正确处理各种突发事件。在断电的情况下，应使质谱进入 Standby 状态，关掉液相部分，UPS 正常情况下可供电 2 小时，若 2 小时内不恢复供电，按关机程序关闭质谱仪，待恢复供电后，按开机程序打开质谱仪。

（6）溶剂瓶中进液处的吸滤头应定期清洗（先用纯水超声，再用甲醇超声）。当滤芯变脏或长菌时可用 5% 稀硝酸溶液浸泡或超声后再清洗至中性。

（7）液相泵头的清洗液为 10% 异丙醇溶液，应每月更换。

（8）定期进行周维护、季维护和年维护，并填写超快速液相色谱 - 串联质谱仪维护记录表。

（9）操作顺序是先开气，再加热，然后通液体进样；停止实验时要按相反的顺序退出。

（10）Standby 及退出软件前，把仪器设定到 Q1 Scan 正离子模式，注意不要让针泵推到头。

（11）定期更换或清洁空气过滤网，注意仪器后面的排气出口必须保持通畅。

**4. 仪器性能评价**

（1）使用时观察并记录仪器的工作状态及性能指标，工作状态及性能指标良好可认为仪器运行性能良好。

（2）校准（关机后开机需进行校正）：进入 Analyst software，选择 Tune 模块。使用针泵，用正离子模式校准液进行正离子调谐，用负离子模式校准液进行负离子调谐。

1）正离子模式时针泵流速为 5μl/min，内径为 4.61mm。Q1 扫描时，质荷比为 906.673 的离子峰响应值≥$1.1\times10^7$，质荷比为 1 545.134 的离子峰响应值≥$2.7\times10^5$；Q3 扫描时，质荷比为 906.673 的离子峰响应值≥$8.1\times10^6$，质荷比为 1 545.134 的离子峰响应值≥$1.4\times10^5$。

2）负离子模式时针泵流速为 10μl/min。Q1 扫描时，质荷比为 933.636 的离子峰响应值≥$1.5\times10^6$，质荷比为 1 572.097 的离子峰响应值≥$1.4\times10^5$；Q3 扫描时，质荷比为 933.636 的离子峰响应值≥$7.2\times10^5$。

3）若以上质荷比的响应值都达到要求，且正负离子模式的所有监测离子峰宽均在 0.6～0.8Da，则视为仪器性能良好。

（3）用仪器标配的利血平溶液进行 MRM 扫描，监测离子对 609.3 和 195.0 的峰，如果子离子和母离子的响应值比值≥6%，则认为仪器性能合乎要求。

（4）性能评价出现异常时联系专业工程师进行处理解决。

（5）每年报医院资产管理部门安排法定计量技术研究院进行校准。

**（四）附件**

1. 超快速液相色谱 - 串联质谱仪使用记录表（略）。

2. 超快速液相色谱 - 串联质谱仪维修记录表（略）。

3. 超快速液相色谱 - 串联质谱仪维护记录表（略）。

4. 超快速液相色谱 - 串联质谱仪校准记录表（略）。

（五）参考依据

色谱 - 质谱工作软件应用培训教程。

# 四、全自动二维液相色谱仪的标准操作规程

## （一）目的

该仪器用于样本中某些物质（药物、内源性物质等）的定量检测。本 SOP 用于规范该仪器的使用、维护及维修等操作。

## （二）范围

适用于本实验室的全自动二维液相色谱仪。

## （三）规程

1. **仪器工作环境**　温度为 10～30℃，相对湿度≤80%；恒温、恒湿，远离高电干扰、高振动设备。

2. **操作步骤**

（1）开机前准备：流动相、冲柱用水、自动进样器用的清洗液、色谱柱、样本。

（2）开机

1）接通仪器电源，先打开自动进样器、柱温箱电源开关、检测器电源开关及泵电源开关，最后打开全自动二维液相耦合仪电源开关。

2）按一下全自动二维液相耦合仪上的"mode"功能键，选择"二级单工"模式后，按"enter"键确认。

3）按一下泵上的"function"功能键，进入参数设置界面进行参数设置。

4）柱子平衡前，若要替换管路中的流动相或者排气，可以选择一下操作中的任何一种：旋开排空阀，按"purge"键（逆时针方向转动 180°）进行排气，排气结束后关闭参比阀，按"pump"键平衡流动相；或在操作软件中调取相关检测品种的方法文件并下载，按下全自动二维液相耦合仪侧面的"WASH"键，在操作软件的方法临时更改页面中将流速改为 3ml/min，点击泵按钮开始运行 5 分钟，5 分钟后停泵，重新按"WASH"键将其复原。

5）自动进样器：每天开机时按"purge"键进行排气。

6）柱温箱：参数设置为按"function"功能键，出现"parameter"，按"enter"键进入温度设定屏幕，设定柱温箱温度（4～85℃，缺省为40℃），注意CTO-20A无制冷功能，温度设置需高于室温。按"oven"键开始加热。此步骤也可以通过LCsolution色谱工作站将待测品种方法打开并下载平衡系统时实现。

7）将处理好的样本注入样本瓶，将样本瓶顺序放入样本架中，盖上瓶盖，在操作软件中编辑进样序列表，待流动相平衡后点击进样。

8）打开计算机并进入LCsolution色谱工作站（先开分析仪器，后开LCsolution），单击屏幕左侧的［操作］标签，根据需要进入以下功能：①"实时分析"，执行单次或批处理分析，以及控制和调节仪器的设定；②"脱机编辑"，在分析中编辑方法文件和批处理文件；③"浏览器"，执行多组分析数据的分析并显示分析数据。

（3）关机

1）数据采集完毕后，关闭检测器。

2）关机时，先退出色谱工作站，再关高效液相色谱。

**3. 注意事项**

（1）流动相：若采用自配流动相，则应选用色谱纯试剂或高纯水；水系流动相及冲柱用水应每天更换；流动相及冲柱用水使用前应超声脱气；根据需要选择≤0.45μm的水系或油系滤膜过滤含酸碱及缓冲盐的流动相。若采用商品化的流动相，开瓶后未用完流动相放4℃冰箱保存，下次使用注意观察有无沉淀，若有则选择≤0.45μm的水系或油系滤膜过滤。

（2）更换流动相时根据需要润洗吸滤头。也可用"purge"功能，以缩短流动相的置换过程及排出气泡，特别是当需要避免吸滤芯所附带的原流动相污染新的流动相时，先将滤头拿出来，打开排空阀，按"purge"键，当有气泡时再放入新的流动相中，一直到气泡从泵中排出后，关闭"purge"键，关排空阀。

（3）冲洗色谱柱：如果色谱柱保存在纯甲醇中，而新流动相中含有缓冲盐时，应先用纯水冲洗色谱柱10分钟左右再使用流动相。如系统为正相和反相交换使用，应先将所有管路用异丙醇清洗后再更换新流动相使用。若所用的流动相含盐,反相色谱柱使用后,先用10%甲醇水溶液冲洗,再用甲醇冲洗。

（4）使用过程中要经常观察仪器状态（异响、异味、柱压波动等），及时正确处理各种突发事件。

（5）溶剂瓶中的沙芯过滤头应定期清洗（先用纯水超声,再用甲醇超声）。当滤芯变脏或长菌时可用5%稀硝酸溶液超声后再清洗至中性。

（6）长时间不用面板操作可按"面板开关键"关闭面板键盘以延长其寿命。

（7）每次使用填写使用记录表,定期进行周维护、季维护和年维护,并填写全自动二维液相色谱仪维护记录表。

**（四）附件**

1. 全自动二维液相色谱仪使用记录表（略）。

2. 全自动二维液相色谱仪维护记录表（略）。

3. 全自动二维液相色谱仪校准记录表（略）。

4. 仪器维修记录表（略）。

**（五）参考依据**

全自动二维液相色谱仪仪器使用说明书。

## 五、纯水系统的标准操作规程

**（一）目的**

该仪器用于制备相当于双蒸馏后纯度的去离子水。本SOP用于规范该仪器的使用、维护及维修等操作。

**（二）范围**

适用于本实验室的纯水系统。

**（三）规程**

**1. 仪器工作环境** 温度为10～30℃;防尘,平稳放置。

**2. 操作步骤**

（1）开机前检查:将仪器的电源插头插到220V的交流电源插座上。

（2）开机:打开开关,显示灯亮表示开机。纯水系统由内置水箱供水,自检完成后屏幕上以"%"显示储水量（即水箱的水位）,当水箱水位高于10%时,水位线为蓝色;低于10%时,显示为红色,则应加水。

（3）注水：将水箱取出加入注入预处理过的纯水（二级反渗透水，5～30℃），放回原位后注意加盖。

（4）使用：按一下主键取水；连续取水10分钟后，系统自动停止取水。当屏幕上电阻率显示为18.2MΩ·cm时流出的水才合格。

（5）关机：再按一次主键停止取水，若长时间内不再使用，则倒出水箱内的存水，关闭纯水器电源。

**3. 注意事项**

（1）产水质量：系统正常时，产水电阻率为18.2MΩ·cm。

（2）系统未处在取水状态且前门关闭，显示预操作模式。在预操作模式下，系统每2小时进行3分钟的自动再循环。若取水时显示电阻率值不为18.2MΩ·cm时需进行人工启动再循环：同时按下"+"和"-"键，启动3分钟的再循环过程。

（3）影响因素：久置不用后，存水器内的水可能会因长菌而严重影响水质。纯化材料使用时间过长则起不到纯化效果。

（4）仪器保养及维修

1）当纯化柱警报显示或系统电阻率显示闪烁时，需要更换SimpliPak。

2）当更换SimpliPak或者产水流速降低时，应更换SimpliPak终端过滤器。

3）定期进行周维护、季维护和年维护，并填写维护记录表。

**（四）附件**

1. 纯水系统维护记录表（略）。

2. 仪器维修记录表（略）。

**（五）参考依据**

纯水系统用户手册。

# 六、移液器的标准操作规程

**（一）目的**

移液器用于液体试剂的精密量取。

**（二）范围**

适用于本实验室的移液器。基本信息记录可参见表1-3-3。

表 1-3-3　实验室移液器基本信息

| 仪器名称 | 厂牌 | 型号 | 规格 | 购入日期 |
|---|---|---|---|---|
| 移液器 | ×× | ×× | 1～10μl | ×× |
| 移液器 | ×× | ×× | 50～200μl | ×× |
| 移液器 | ×× | ×× | 10～100μl | ×× |

**（三）规程**

**1. 仪器工作环境**　温度为 10～30℃，相对湿度≤80%；恒温、恒湿。

**2. 操作步骤**

（1）根据所需的取液量选择相应的移液器及与移液器适配的一次性塑料吸头。

（2）用拇指和示指旋转移液器上部的旋钮，使数字窗口出现所需的容量体积数。所设定的移液量不可超出该移液器规定的范围。

（3）保证移液器、吸头和液体处于相同温度。

1）正向移液法：将移液器垂直插入吸头中，稍微用力左右微微转动使吸头与移液器紧密结合。移液器保持竖直状态，将吸头插入液面下 2～3mm。用大拇指将按钮按下至第一停点，然后慢慢松开按钮回原点。取完液后吸头靠一下容器壁去掉吸头外面沾的液体。排液时将移液器以 30°角放入容器中，吸头接触倾斜的容器壁，缓慢一致地将按钮按至第一停点排出液体，稍停片刻继续按按钮至第二停点吹出残余的液体。最后松开按钮。

2）反向移液法（适用于黏稠和易产泡的液体）：将移液器垂直插入吸头中，稍微用力左右微微转动使其紧密结合。移液器保持竖直状态，将吸头插入液面下 2～3mm。用大拇指将按钮按下至第二停点，然后慢慢松开按钮回原点。取完液后吸头靠一下容器壁去掉吸头外面沾的液体。排液时将移液器以 30°角放入容器中，吸头接触倾斜的容器壁，将按钮按至第一停点排出液体，继续保持按住按钮位于第一停点（不能再往下按），排液即完成。

3）带预洗的正向移液法（适用于表面张力小的液体）：将移液器垂直插入吸头中，稍微用力左右微微转动使其紧密结合。移液器保持竖直状态，将吸头插入液面下 2～3mm。用大拇指将按钮按下至第一停点，慢慢松开按钮回原点，停留片刻又将按钮按至第一停点排出液体（即润湿吸头），然后再慢慢松开按钮回原点,润洗 2～3 次。取完液后吸头靠一下容器壁去掉吸头外面沾的液体。排液时将移液器以 30° 角放入容器中,吸头接触倾斜的容器壁,将按钮按至第一停点排出液体。最后松开按钮。

（4）按下除吸头推杆,将吸头按垃圾分类推入所属的垃圾袋。

（5）及时擦净移液器,并远离潮湿及腐蚀性物质放置。

### 3. 注意事项

（1）使用移液器时应注意移液器是否在校准效期内。

（2）根据所要吸取溶液的性质选用不同的吸液法。

（3）仪器性能评价

1）每年报请医院安排省（自治区、直辖市）计量技术研究院进行检定 / 校准。

2）每年用分析天平称量所取纯水的重量并进行计算的方法,室内评价移液器的性能,在表 1-3-4 范围内可认为移液器性能完好。

表 1-3-4　移液器性能评价要求

| 容量 | 鉴定点 | 误差范围 |
| --- | --- | --- |
| 10μl | 1μl | ±15% |
| | 5μl | ±8% |
| | 10μl | ±8% |
| 100μl | 10μl | ±8% |
| | 50μl | ±3% |
| | 100μl | ±2% |
| 200μl | 20μl | ±4% |
| | 100μl | ±2% |
| | 200μl | ±1.5% |
| 1 000μl | 100μl | ±2% |
| | 500μl | ±1% |
| | 1 000μl | ±1% |

### 4. 影响因素

（1）温度对液体体积有较大影响,若无特殊要求,溶液尽量放至室温再进行定量吸取。

（2）在调节量程时，如果要从大体积调为小体积，逆时针旋转旋钮即可；但如果要从小体积调为大体积时，则可先顺时针旋转刻度旋钮至超过量程的刻度，再回调至设定体积，这样可以保证量取的最高精确度。

（3）有的移液器调节量程的旋钮在操作中容易被碰到，对于这类移液器在调好量程后应用胶布固定旋钮，避免操作中无意误拨动旋钮，影响吸液的准确性。

**（四）附件**

1. 移液器维护记录表（略）。

2. 移液器维修记录表（略）。

3. 移液器校准记录表（略）。

4. 移液器性能评价表（略）。

**（五）参考依据**

移液器使用说明。

## 七、冰箱的标准操作规程

**（一）目的**

实验室冰箱用于试剂、样本等物品的保存。本 SOP 用于规范冰箱的使用和维护。

**（二）范围**

本实验室使用的各种品牌、型号的冰箱。

**（三）规程**

**1. 使用**

（1）实验室应指定专人负责冰箱的日常管理。

（2）冰箱应放置在实验室通风良好处，箱体四周区域应清洁干净，不得在周围放置纸箱、泡沫箱、气体钢瓶及易燃易爆物品等；远离热源，散热处至少留10cm的空间；冰箱的排水口、散热口等应保持通畅。

（3）冰箱内禁止存放与实验无关的物品。冰箱内存放物品应有清单。冰箱内物品放置不得过挤、过满，应避免遮挡通风口。

（4）冰箱内储存物品应根据性质、用途等分类、分区整齐摆放，禁止乱放。应将检测试剂、化学试剂、生物样本及质量控制样本等分区存放，标识清晰完整。此外,科研物品与日常检测相关物品应按需放置于不同的冰箱。

(5)冰箱内物品须粘贴标签,明确名称、浓度、责任人及日期等信息。

(6)放入冰箱内的所有试剂、样本、质控品等必须密封保存,并应做好防泄漏、固定等工作,尤其对于易挥发的有机试剂,容器必须加盖密封(螺口盖、磨砂玻璃、橡皮塞等),避免容器内的试剂挥发至冰箱箱体内积聚。

(7)存放危险化学药品的冰箱应在冰箱门上粘贴警示标志。不得将易产生化学反应的化学品混放。

(8)需要低温保存易燃易爆等危险品时,要使用防爆型冰箱或经过防爆改造的冰箱;不具防爆性能的冰箱不得用于储藏易燃易爆物品。

(9)存放放射性物品、剧毒或高致病性生物制剂的冰箱应采取固定措施,并严格执行"双人双锁"制度。

(10)冰箱内不宜存放过多的有机溶剂,间隔一定时间(每周)需要打开冰箱门换气,使箱体内的有机蒸气及时散发。

(11)存放强酸、强碱及腐蚀性物品时必须选择耐腐蚀的容器,并且存放于托盘内。

(12)存放在冰箱内的试剂瓶、烧瓶等重心较高的容器应加以固定,防止因开关冰箱门造成倒伏,使玻璃器皿破裂、溶剂溢出。

(13)冰箱使用过程中,尽量减少开门次数,缩短开门时间,以减少冷气外漏,节约用电。有外门搭扣的冰箱,应在关闭冰箱门后将搭扣扣好,以免出现关门不严的情况。

(14)超低温冰箱应严格规范使用操作,冰箱内一般为 −80℃ 的超低温环境,取放物品时应戴上手套防止冻伤。

(15)冰箱暂时不用可调高温度以节电;冰箱长期不用时应每月开机运转一次,每次运转时间不少于 2 小时。

(16)冰箱的使用年限一般为 10 年,超过使用年限或虽在使用年限内但已无法正常工作的冰箱应及时作报废处理。对超过使用年限但状态良好确需继续使用的冰箱,必须对冰箱的使用状态进行年检,确保冰箱工作状态良好,由实验室负责人在资产管理处备案。超过使用年限最多延长 4 年,之后必须报废处理。

**2. 维护**

(1)冰箱负责人应定期对冰箱的安全状况进行检查,做好日常维护工作,并做好记录,确保冰箱处于良好的工作状态。

(2)冰箱负责人应经常通过温控系统监控各冰箱的温度状态,如发现异常或收到报警信息,应尽快排查问题及故障,及时处理,避免冰箱内的物品受影响。具体参见"温度管理系统的标准操作规程"。

(3)冰箱负责人应每周检查当周的冰箱温度记录,对冰箱性能进行评价,并填写相关记录。如果冰箱的温度能稳定在设定的温度范围内、无异常报警,可认为冰箱性能良好。应每月打印温控记录,每年装订成册存档。

(4)应注意保持冰箱的出水口通畅;非自动除霜冰箱应定期除霜;定期清洁冰箱。除霜或清洁冰箱时,应注意妥善保存冰箱内的物品。

(5)应至少每个季度清理一次冰箱,将过期的物品、杂物等清理干净。

(6)一般故障及检查

1)完全不制冷:检查电源插头是否插好。

2)制冷不良:检查箱内的物品是否挡住冷气的出口或吸入口;物品摆放太挤、太多;开门是否过于频繁,门关闭不严或门封条有损伤、变形。

3)其他故障应请专业人员修理,切勿擅自调试元器件,注意安全。修理后须验收合格后方能正常使用,并填写相关记录。

3. 注意事项

(1)冰箱应使用固定的电源插座,单独供电。勿损坏电源线绝缘层,不得重压电线,不得自行随意更改或加长电源线。当电源线出现破损或插头出现磨损时切勿使用,应找专业人员进行维修或更换。

(2)以下情况应拔下电源插头:清洁及维修前;更换损坏的灯泡前。拔下电源后至少保持5分钟才能再次插电。

(3)正在运行的冰箱切勿徒手触摸冷冻室的表面,尤其是手湿时,否则可能会将皮肤粘住造成损伤。

(四)附件

1. 实验室冰箱维护记录表(略)。

2. 实验室冰箱及温控系统维修记录表(略)。

(五)参考依据

各冰箱使用说明书。

## 八、温度管理系统的标准操作规程

### （一）目的

温度管理系统用于对实验室各冰箱的温度进行集中采集、监控和管理，并且在温度异常时进行报警。

### （二）范围

适用于本实验室的温度管理系统。

### （三）规程

#### 1. 温度管理系统的启动

（1）从计算机桌面上找到该程序，双击运行，显示登录界面。

（2）依次输入账号和密码，并在"注释"处任意输入一字符，点击"确定"，即可进入该程序的主界面。

（3）如果连续 3 次账号或密码输入错误，登录系统或被自动锁定，此时需用账号和密码登录，对原账号的密码进行修改后重新登录。

#### 2. 数据采集

（1）在该程序的主界面点击"数据采集"，进入"采集程序"界面。

（2）在"采集程序"界面下可以观察到软件运行状态、采集数据的显示及警报信息等内容。

（3）此界面下"Actual"栏所显示的实际温度，正常情况下以绿色显示，此时"警告信息"栏和"报警信息"栏呈白色；当数据超过所设定的上限或下限，且尚未达到报警延时设定的时间时，则会以黄色显示，警告信息列入"警告信息"栏内；当数据超限并超过报警延迟设定的时间时，以红色显示，报警信息列入"报警信息"栏内。

（4）通过采集程序界面右下方的"数据采集按钮"，能够对采集数据的方式进行修改，其中"结束采集"和"开始采集"需再次输入密码及注释才能进行相关操作。

#### 3. 历史数据及信息查询

（1）温度数据查询

1）在该程序的主界面点击"历史数据"，进入"历史数据"界面。

2）在此界面下，可以通过设定查询条件对历史温度数据进行查询，结果可以以图线或列表形式显示。

3）历史数据和运行状态曲线可以以多种形式生成并打印成报表。

（2）历史信息查询

1）在该程序的主界面点击"注释管理"，进入"注释管理"界面。

2）在此界面下能够对过去所进行过的操作动作、发出的各类报警信息及系统发出的所有短信和邮件信息进行查询。

### 4. 高级管理

（1）从主界面"高级管理"中进入"通道配置"，可以添加或删除通道，以及对通道信息进行设置。

（2）从"高级管理"中进入"报警设置"，可以对各种报警功能进行设置。注意：系统初始设定的报警延时为 30 分钟，即当冰箱温度超限 30 分钟后才开始启动本地报警及远程报警。此项功能可根据实际需要进行调整。可设置邮箱报警，采用三级报警机制，按时间梯度向 3 个邮箱报警。当温度超限、数据采集异常或端口中断等情况出现时，由该程序发送报警信息给一级邮箱；如果一级报警经过预设时间后仍然未解决，将发送给二级邮箱；如果二级报警经过预设时间后仍然未解决，将发送给三级邮箱。

（3）从"高级管理"中进入"账号管理"，可以添加或删除账号。

（4）从"高级管理"中进入"数据库备份"，可以设定备份方式、路径及周期。

### 5. 更改登录账号

（1）在该程序的主界面点击"账户密码"，点击"更改登录账号"，输入需要更改的账号、密码及注释后，即完成登录账号更改。

（2）在"账户密码"界面点击"更改当前用户密码"，依次输入旧密码、新密码及新密码确认后，即完成修改。

### 6. 退出程序

（1）在主界面下点击"退出程序"，可以退出程序界面。

（2）单击任务栏上的"数据采集"图标，选择"强制关闭数据采集服务"，可以结束数据采集，彻底关闭温度管理系统。

### 7. 注意事项

（1）应经常关注数据采集界面上的实际温度状态，如有通道颜色变黄，应立即查看"警告信息"栏内的错误信息,尽快排查问题及故障,避免样本损坏。

（2）当系统出现报警后,应立即查看"警告信息"栏内的报警信息,尽快排查解决故障,如果短时间内无法修复故障,应尽快将冰箱内的样本转移至低温保存箱或其他冰箱,以免损坏样本。待故障解决,温度恢复到正常范围后,再将样本转移回原冰箱。

（3）若在非工作时间接到报警信息,联络人应尽快亲自或安排其他人赶到现场处理,将样本转移至其他低温保存设备,避免样本受影响。如果故障原因短时间无法查明或解决,应在正常工作时间尽快联络维修人员进行检修。

**（四）附件**

实验室冰箱及温控系统维修记录表（略）。

**（五）参考依据**

温度管理系统使用手册。

## 九、离心机的标准操作规程

**（一）目的**

该仪器用于样本在 −9～40℃的恒温高速或低速离心。本 SOP 用于规范该仪器的使用、维护及维修等操作。

**（二）范围**

适用于本实验室的离心机。

**（三）规程**

1. **仪器工作环境**　温度为 10～30℃,相对湿度≤80%；仪器平稳放置；离心时不得搬动,不得打开机盖。

2. **操作步骤**

（1）开机前准备:将仪器的电源插头插到 220V 的交流电源插座上。

（2）开机

1）按下离心机右侧电源开关键,离心机面板开关键灯亮显示电源已接通,关上离心机盖板,显示屏上出现自检信息"open"键自动点亮,表示自检完成,开机成功。

2）放入样本及平衡:按下"open"键,离心机盖自动打开,双手向后上方掀开离心机盖,露出离心机转子。若使用 A-4-44 水平转子,需将待离心的离心管放入离心吊篮内用托盘天平平衡好后对称放入转子（离心管盖子要盖紧）；若使用 F45-30-11 角转，需将待离心的离心管用托盘天平平衡好后对称放入转子（离心管盖子要盖紧），检查无误后关上机盖。

3）设置离心温度：按"temp"键进入温度设置，按上、下键（▲▼）设置离心所需的温度（可调范围为 −9～40℃），离心机腔逐渐降温到设定温度。要使离心机腔内的温度迅速降低，可按下"fast temp"键快速制冷。

4）设置离心时间：按"time"键进入时间设置，按上、下键（▲▼）设置离心所需的时间（时间单位为分钟，可调范围为 1～99 及 ∞，∞表示持续）。离心时间有两种计时方式，离心机盖开着按"start/stop"键 4 秒以上，进入定速计时功能，屏幕上出现 ⤳（两个▲中，一个闪烁蓝光），此时按 START/STOP 键可切换 ⤳ 与 ⤳ 状态。⤳ 状态表示离心转速升到预设转速后才开始计时；⤳ 状态表示离心开始即计时。

5）设置离心速度：按"speed"键进入速度设置，按上、下键（▲▼）设置离心所需的速度（可调范围因转子而异）。长按"speed"键可依次切换离心速度的单位为"离心转速 r/min""离心力 rcf""离心半径 rad"。

6）设置离心速度加减速率：长按"time"键后进入速率设置，按上、下键（▲▼）设置所需的速率（共 0～9 级，级数越大速率越大），加速率为 /0～/9，减速率为 \0～\9。

7）按"start"键开始离心。

8）离心结束运行自动停止。按"open"键打开离心机盖，取出样本。

（3）关于瞬时离心：有时样本仅仅需要快速短暂的离心，对离心转速和时间都不做严格要求，此时可用瞬时离心功能（short）。放入平衡好的样本并盖好封盖后，按住"short"键离心机即刻开始工作，屏幕显示离心速度并开始计时［此时时间单位为 s（秒）］，一旦松开"short"键离心机立即停止。

（4）固化离心程序的设定和选择

1）设定：开机状态下按"prog"键，使其开始闪烁，按上、下键（▲▼）选择预设定的程序编号（P1～P99），按照本规程"2. 操作步骤（2）开机"项下的操作设定离心参数（温度、时间、速度及加减速率），按"start/stop"键确定。

2）调用：开机状态下按"prog"键，使其在显示屏上对应位置的数字开始闪烁，按上、下键（▲▼）选择已设定的程序编号（P1～P99），按"start/stop"键启动。

（5）默认状态下"prog"键在显示屏上对应位置的数字为0,表明需手动设定离心参数。

（6）关机：关闭电源开关,拔出插头。

**3. 注意事项**

（1）样本离心前一定要对称平衡,否则会损伤离心机。样本应尽量均匀地分布于4个离心筒内,并保证有一致的离心半径。

（2）每次关机后,为保护制冷压缩机,至少应间隔3分钟才能再次启用。

（3）关机后离心机盖最好处于完全打开状态,既便于除霜化水,又保护离心机盖拉杆。

（4）离心机腔内的温度传感器需要小心呵护,保持清洁。

（5）挥发性、腐蚀性试剂离心后应敞开离心机盖并及时清洁,以免腐蚀。

（6）离心机右下方的冷凝水接收盘需每天清理。

（7）离心中紧急停机：离心开始后一般不得搬动、停止或打开离心机。在紧急情况下需停机开盖时,按"start/stop"键,待转子停止旋转后按"open"键开盖。若遇停电或其他原因无法上述操作时,在保证转子不旋转的情况下,拔出离心机前方面板中部的塑料栓塞,插入专用的紧急开盖器,逆时针旋转即可开盖。

（8）每次使用的离心管应预先检查是否完好,严禁使用有裂纹老化的离心管。

（9）离心时不得搬动离心机,不得打开离心机盖。

（10）按周、季和年进行维护保养,填写维护记录。

（11）转子长期不用时应从离心腔内取出,及时用中性洗涤液清洁擦干,防止化学腐蚀,存放在干燥通风处。不允许用非中性清洁剂擦洗转子,不允许用电热风吹（烘）干转子。安装转子前需用布清洁转轴及转孔,安装时保证转子和转轴的温度在10～30℃。

（12）安装吊篮前必须清洁凹槽,否则有碍水平转子运转。

（13）若采用大尺寸的离心管（如长于100mm）,必须用空管手动测试转子的运转。

（14）每次使用前应注意检查转子有无腐蚀点和细微裂纹,禁止使用已腐蚀或有裂纹的转子。

（15）最大转速时,离心液体的密度不能超过1.2g/ml。

（16）保护转子不受机械磨损，即使轻微的划伤也会造成严重的内部损伤。

## （四）附件

1. 离心机维修记录表（略）。

2. 离心机维护记录表（略）。

## （五）参考依据

离心机使用说明书。

# 十、电子天平的标准操作规程

## （一）目的

该仪器用于化学试剂的精密称量。本 SOP 用于规范该仪器的使用、维护及维修等操作。

## （二）范围

适用于本实验室的电子天平。实际分度值（D）：0.000 1g；最大秤量：110g。

## （三）规程

**1. 仪器工作环境**　恒温、恒湿，防尘，避免振动。

**2. 操作步骤**

（1）开机前检查：调节水平，即调整地脚螺栓高度，使水平仪内的空气气泡位于圆环中央。天平在每次放置到新位置时应调节水平。

（2）开机：接通电源，让称盘空载按"ON"键直至全屏自检。

（3）预热：天平在初次接通电源或长时间断电之后，至少需要预热 30 分钟。为取得理想的测量结果，天平应保持在待机状态。

（4）选择称量模式：按键选择以 g 为单位的称量模式（屏显为 0.000 0g）

（5）称量：①去皮：戴上手套，用镊子将空容器或称量纸放在称盘上，关闭防风门，点击"—O/T ←"键，去皮完成。②简单称量：将样本放在完成去皮的空容器或称量纸上，拉上防风门，等待稳定状态探测符"。"消失，读取称量结果，称量完毕。小心取出样本。

（6）称量完毕后，用软毛刷清扫称盘和称量室，关好防风门，加盖防尘罩，每天工作结束时关闭电源开关。填写仪器使用记录。

（7）天平自动内部校准：①按"CAL"键不放直至显示屏出现"CAL int"后松开，天平将自动进行校准；②当显示屏闪现"CAL done"，紧接着出现

"0.000 0g"时,天平校准结束。

### 3. 注意事项

(1)在对天平清洗之前,将天平与工作电源断开。

(2)称量时应戴上手套轻取轻放,防止破坏天平的灵敏度。

(3)称量时关闭称量室两侧的玻璃门,防止空气流动对称量的影响。

(4)不能称量超过天平量程的样本。

(5)水平仪内的气泡不在圆环中央时不可进行测量,否则影响测量的准确性。

(6)称量后的废弃物用刷子小心去除。

(7)在清洗时,不能使用强力清洁剂(溶剂类等),应使用中性清洁剂(肥皂)浸湿的清洁布擦拭(擦拭不要让液体渗到天平内部),然后使用干净的清洁布拭干。

(8)电子天平定期进行维护,并填写电子天平维护记录表。

(9)精密称定:是指称取重量应准确至所取重量的千分之一,"称定"是指称取重量应准确至所取重量的百分之一。天平若要求相对误差<10%,需称量 0.001 0g 以上;若要求相对误差<2%,需称量 0.005 0g 以上;若要求相对误差<1%,需称量 0.010 0g 以上。

(10)每年报请医院资产管理部安排省(自治区、直辖市)计量技术研究院进行校准。

### (四)附件

1. 电子天平称量记录表(略)。

2. 电子天平校准记录表(略)。

3. 电子天平维护记录表(略)。

4. 仪器维修记录表(略)。

### (五)参考依据

电子天平使用说明书。

## 十一、超声清洗仪的标准操作规程

### (一)目的

该仪器用于对溶液或物品进行超声处理,达到脱气、促溶解或清洗的作用。本 SOP 用于规范该仪器的使用、维护及维修等操作。

（二）范围

适用于本实验室的超声清洗仪。

（三）规程

1. **仪器工作环境** 稳定的台面；如需超声挥发性液体，应在通风柜内操作。

2. **操作步骤**

（1）准备及开机：超声池内装入清洗液至 1/4～3/4 处，接通电源，打开超声仪开关。

（2）使用

1）超声脱气：放入要脱气的溶液，一次脱气 10～15 分钟，对于气泡较多的溶液可脱气 2～3 次。

2）超声清洗：放入要清洗的物品，一般清洗 10～20 分钟，根据污垢去除要求可适当延长清洗时间。

3）超声溶解：放入需要促溶解的溶液，一般放置 3～5 分钟，根据溶解情况可适当延长超声时间。

（3）关机：工作完毕，关闭超声仪，取出物品。拔下电源插头，必要时对超声池进行清洗、拭干。

3. **注意事项**

（1）超声仪连续工作的时间不得超过 4 小时。超声时间过长可引起溶液发烫，超声完的溶液应待温度降到室温后再使用。

（2）在清洗槽内无清洗液的情况下，严禁开机工作。

（3）切勿使用不含水的溶剂或易燃液体。

（4）工作液位不得低于清洗槽沿 30mm 以下。

（5）机内不得进水、受潮。

（6）机内高压危险，非专业人员勿拆卸。

（7）仪器使用中能产生超声波声音且超声完的溶液超声效果（脱气、促溶解或清洁）明显，即可认为超声仪性能良好。

（四）附件

仪器维修记录表（略）。

（五）参考依据

超声清洗仪使用说明书。

## 十二、pH 计的标准操作规程

### （一）目的

该仪器用于准确测定溶液的 pH。本 SOP 用于规范该仪器的使用、维护及维修等操作。

### （二）范围

适用于本实验室的 pH 计。

### （三）规程

**1. 仪器工作环境**　15～35℃，防尘。

**2. 操作步骤**

（1）开机前检查：将仪器的电源插头插到 220V 的交流电源插头上，电极装在电极架上，电极插头使用前应保持清洁干燥。

（2）开机：接通电源，按下电源开关，预热 10 分钟。

（3）标定（两点校正法）

1）根据被测溶液的酸碱性，选择两点缓冲溶液值进行标定。酸性溶液选择 pH 7.0 为第一点、pH 4.0 为第二点进行标定，碱性溶液选择 pH 7.0 为第一点、pH 10.0 为第二点进行标定。

2）按 set 键→按确定键→进入 SET 或 STD 功能选择：用"≪"及"≫"选 SET 功能（即出现 SET 时按确定键）→屏显显示 P1→用"≪"及"≫"键调节 pH 至第一点 pH→按确定键→屏显显示 P2→用"≪"及"≫"键调节 pH 至第二点→按确定键→按 MODE 键，回到测定功能→按 CAL→选择 SET（按"≪"及"≫"键选择）→按确定键接受，进入标定状态。

3）用蒸馏水冲洗电极，并用滤纸吸干液滴，然后将电极置于 pH 7.0 的标准缓冲溶液中，均匀搅拌缓冲溶液，当 ready 灯亮时，按确定键"YES"表示第一点标定完成。

4）用蒸馏水冲洗电极，并用滤纸吸干液滴，然后将电极置于 pH 4.0 或 pH 10.0 的标准缓冲溶液中（依标定范围而定），均匀搅拌缓冲溶液，当 ready 灯亮时，按确定键"YES"表示第二点标定完成。

（4）两点标定结束，并显示斜率值。用蒸馏水冲洗电极，再用少许样本溶液冲洗电极。

（5）测量 pH

1）当被测溶液与定位溶液的温度相同时，将用蒸馏水洗净吸干的电极放入被测样本溶液中，并均匀搅拌，当 ready 灯亮时，记录 pH。

2）当被测溶液与定位溶液的温度不同时，用洁净干燥的温度计测出被测溶液的温度，调节温度调节器，使指示该温度值，将用蒸馏水洗净吸干的电极放入被测样本溶液中，并均匀搅拌，当 ready 灯亮时，记录 pH。

（6）测定结束后，用蒸馏水冲洗电极，并用滤纸吸干液滴，然后将电极置于饱和 KCl 溶液中储存。

（7）关闭电源开关，拔出插头。

（8）填写使用记录表。

**3. 注意事项**

（1）使用两点校正标定时，先用靠近 pH 零电位点的标准缓冲溶液定位，再用另一标准缓冲溶液进行斜率补偿，这样就能快而准。

（2）经标定的 pH 计及其定位电位器、斜率定位器均不应再有变动，在一般情况下 24 小时内仪器不需要再标定，但遇到下列情况之一则应重新标定：①被测溶液与标定溶液的温度相差较大时；②干燥过久的电极；③更换了新电极；④仪器有变动，或可能有变动；⑤测量过 pH<2 或 pH>12 的溶液后；⑥测量过含氟化物而酸度在 pH<7 的溶液后和较浓的有机溶液之后。

（3）待测溶液中含有有机相时，测定的 pH 不易稳定。

（4）电极下端的玻璃泡极薄，使用过程中要小心，以免损坏。

（5）每次使用完后，应用蒸馏水将电极尤其是电极下端的玻璃泡淋洗干净，并用干净滤纸吸干，然后浸泡于饱和 KCl 溶液中保养。

（6）每季对 pH 计进行一次常规清洗：将电极浸泡于 0.1mol/L HCl 溶液或 0.1mol/L $HNO_3$ 溶液中 30 分钟，然后浸泡于 3mol/L KCl 溶液中 2 小时，最后用蒸馏水冲洗电极，并用滤纸吸干。

（7）保持仪器清洁干燥，保持工作环境稳定，远离振源。

（8）注意添加用于储存电极的 3mol/L KCl 溶液。

（9）pH 计按日、周、季和年定期进行维护，填写"pH 计维护记录表"。

（10）结果判断及评价原则：所显示的 pH 在 15 秒内稳定，且将溶液振荡后复测读数不变，则所测 pH 有效。

（11）每年报请医院资产管理部安排省（自治区、直辖市）计量技术研究院进行校准。

**（四）附件**

1. pH 计使用记录表（略）。

2. pH 计校准记录表（略）。

3. pH 计维护记录表（略）。

4. 仪器维修记录表（略）。

**（五）参考依据**

pH 计使用说明书。

# 十三、恒温干燥箱的标准操作规程

**（一）目的**

该仪器用于耐高温物品的恒温干燥。本 SOP 用于规范该仪器的使用、维护及维修等操作。

**（二）范围**

适用于本实验室的恒温干燥箱。

**（三）规程**

**1. 操作步骤**

（1）开机前准备：检查干燥箱内是否已清空且洁净。若待干燥物品对干燥温度要求不严格（如试管），可于此时放入干燥箱内，关闭箱门。

（2）开机

1）打开电源开关。

2）根据所需的干燥温度选择加热档位：共 4 档，第一档为室温～50℃，依次每档增加 50℃至第四档为 150～200℃。

3）设定所需的温度：按一下温度设定键，进入温度设定状态，用◀移动 Pv 屏上的光标位置，用▲或▼键改变光标所在处的数值，直至达到所需的温度为止。设置完毕后，再按一下温度设定键，进入定时功能。

4）定时的设定：用◀移动 Pv 屏上的光标位置，用▲或▼键改变光标所在处的数值,直至达到所需的时间为止。时间设置完毕,按一下开始键,使干燥箱进入工作状态即可。注意:定时的计时功能是从温度达到设定温度时开始计算,故设定的时间只需考虑恒温、干燥所需的时间即可。

(3)恒温干燥:等干燥箱内的温度达到设定温度时将待干燥的物品放入恒温干燥箱内,关上箱门,开始恒温干燥,干燥时间到后关闭电源开关。

(4)关机:保持箱内干燥,待箱内冷却后取出箱内的干燥物品,关好箱门。

**2. 注意事项**

(1)干燥箱外壳必须良好、有效接地,以保证安全。

(2)在干燥箱内取、放物品均应注意使用手套,避免烫伤。

(3)干燥箱内不得放入易腐、易燃易爆物品。

(4)待干燥物品放入干燥箱时,上下四周应留存一定空间,保持工作室内气流畅通。

(5)设定温度低于100℃以下时,用二次升温方式,可杜绝温度"过冲"现象。例如目标温度为50℃,第1次设40℃,等温度过冲开始回落后再设定至50℃。

(6)箱内应保持清洁,放置在干燥的环境内。

**(四)附件**

1. 恒温干燥箱维护记录表(略)。

2. 仪器维修记录表(略)。

**(五)参考依据**

恒温干燥箱使用说明书。

# 十四、电热恒温水浴箱的标准操作规程

**(一)目的**

该仪器用于维持实验装置或相关物质所需的温度。本SOP用于规范该仪器的使用、维护及维修等操作。

**(二)范围**

适用于本实验室的电热恒温水浴箱。

**(三)规程**

**1. 仪器工作环境**　室温、恒湿,水平放置,远离振源。

**2. 操作步骤**

(1)开机前准备:在水浴箱内注入清洁水至总高度的1/3～1/2处。

（2）开机程序：打开电源开关→打开温度设定开关，进入温度设定状态→调节温度控制器旋钮，将温度设至所需的温度，水浴温度设定完毕→关闭温度设定开关，屏幕显示水浴温度，指示灯亮起，水浴箱进入加温状态。

（3）使用：当水槽内的测定温度达到设定温度时，加热中断、加热指示灯熄灭、温度保持稳定→打开水浴箱的盖子，将试管或其他需要水浴的容器放置于水浴箱内，开始水浴。

（4）关机程序：水浴结束后，取出水浴物品，关闭电源开关，切断电源。

（5）由仪器负责人按周、季和年定期进行维护，填写"电热恒温水浴箱维护记录表"。

**3. 仪器性能评价**

（1）每天使用前应使用水银温度计记录水浴箱工作时的实测温度并与显示温度比较，如实测温度与显示温度差异不超出 ±1℃表明仪器性能良好，差异超出 ±1℃时应更换水银温度计重复测量，差异确实超出 ±1℃的通知医院维修科维修校正。

（2）使用中若发现工作异常，通知医院维修科维修校正并做记录。

**4. 注意事项**

（1）水浴箱应置于坚固的水平台上，电源接通时禁止接触水箱内的水，防止触电。

（2）在每次水浴箱使用前，放入标准温度计同时测定实际水温，并注意观察温度变化。

（3）在进行样本水浴时，应开启水浴箱的盖子，避免盖子上冷凝的水蒸气滴进试管内。

（4）水浴加热时应防止样本密闭。

（5）水浴箱内外应保持清洁，忌用腐蚀性溶液擦拭。

（6）严禁无水干烧。

**（四）附件**

1. 电热恒温水浴箱使用记录表（略）。

2. 电热恒温水浴箱维护记录表（略）。

3. 电热恒温水浴箱维修记录表（略）。

**（五）参考依据**

电热恒温水浴箱使用说明书。

## 十五、恒温摇床的标准操作规程

**（一）目的**

该仪器用于生物样本的恒温孵育、恒温培养和恒温混匀。本 SOP 用于规范该仪器的使用、维护及维修等操作。

**（二）范围**

适用于本实验室的恒温摇床。

**（三）规程**

1. **仪器工作环境** 恒温：5～40℃；恒湿：不超过 80%。防尘，平稳放置；摇动时不得搬动、不得打开机盖。

2. **操作步骤**

（1）开机前检查：将仪器的电源插头插到 220V 的交流电源插座上，开关键亮，表示电源已接通，仪器进入待机状态。

（2）开机

1）按下开关键（standby），仪器开关键灯灭，温度、速度、时间显示屏亮，进入设定状态。

2）温度设置：按位于 temperature 显示屏下方的"∧""∨"键设定所需的温度，按位于 temperature 显示屏下方的"on/off"键，开启加热功能。再按该"on/off"键，关闭加热功能。

3）速度设置：按位于 speed 显示屏下方的"∧""∨"键设定所需的速度，按位于 speed 显示屏下方的"on/off"键，开启摇床功能。再按该"on/off"键，关闭摇床功能。

4）时间设置：时间设置有两种模式。①计时模式：同时按下 time 显示屏下方的"∧""∨"键，设置时间为 0：00，按位于 time 显示屏下方的"on/off"键，开始计时。再按该"on/off"键，停止计时。②预设时间模式：按位于 time 显示屏下方的"∧""∨"键设定所需的时间，按位于 speed 显示屏下方的"on/off"键，时间开始倒计时，到 0：00 时停止摇动并发出提示声。

（3）关机：恒温摇床使用完毕时按下开关键（standby），恒温摇床恢复待机状态。

### 3. 注意事项

（1）当恒温摇床内的温度接近 40℃时，加热功能会自动关闭并发出报警声。

（2）按位于 time 显示屏下方的"on/off"键，只能停止计时，而不能停止摇床摇动。

（3）摇床功能可通过观察样本振摇状况进行评价。恒温功能应用实测温度与显示温度比较，如实测温度与显示温度差异不超出 ±1℃表明恒温性能良好，差异超出 ±1℃时应更换水银温度计重复测量，差异确实超出 ±1℃时应维修校正。

### （四）附件

1. 恒温摇床维护记录表（略）。

2. 仪器维修记录表（略）。

### （五）参考依据

恒温摇床使用说明书。

## 十六、氮吹浓缩仪的标准操作规程

### （一）目的

该仪器用于吹干浓缩溶剂。本 SOP 用于规范该仪器的使用、维护及维修等操作。

### （二）范围

适用于本实验室的氮吹浓缩仪。

### （三）规程

**1. 仪器工作环境**　放置于通风橱内使用，保证通风良好。

**2. 操作步骤**

（1）先将气压阀关紧（向右旋紧），接通电源。

（2）按吹干所需的温度调节加热块温度。

（3）按 set 键进入温度设定。

（4）用"↑""↓"键选择所需的温度。

（5）再次按 set 键确定。

（6）按 start 键，加热块开始加热。

（7）将装有待浓缩样本的试管分别置于加热块的各孔中。

（8）将需要吹气的试管上方所对应的吹针向下按到底接通气体；不需要吹气的吹针向上拔出一段距离，至吹针上部的小孔位于吹针托盘之上用以切断该吹气针的气路。

（9）打开气源，并调节合适的压力。

（10）慢慢打开气压调节阀，调节该阀控制吹针出气的压力和流量到合适的程度。

（11）双手分别捏紧吹针托盘两端的固定夹，调节吹针至液面上方的合适高度，避免气流引起液体飞溅。

（12）吹干的样本以没有液体流动为判定依据，也可在吹干后再吹 2～3 分钟。

（13）关闭气压阀（向右旋紧），关闭电源，双手分别捏紧吹针托盘两端的固定夹，调节吹针至样本上方，取出已吹干的样本。

**3. 注意事项**

（1）使用过程中应注意控制加热块的温度不能超过样本的沸点，以避免样本溢出。若有少量样本溢出应立即使用干布擦净，若有较多试剂溢到加热块应立即关闭电源并做清理。

（2）使用过程中应注意控制气体的流量以避免样本被吹出。

（3）在浓缩吹干过程中应不断调整针头的高度，以节省吹干时间。

（4）仪器负责人每周应用甲醇清洗吹针。

（5）用温度计置于加热块的孔中校验加热块温度显示是否准确。若误差不超过 ±2℃，则认为该仪器控温加热系统性能良好。对吹气针头进行检查，如通气则认为仪器吹气浓缩功能良好。

**（四）附件**

1. 氮吹浓缩仪维护记录表（略）。

2. 仪器维修记录表（略）。

**（五）参考依据**

氮吹浓缩仪使用说明书。

## 十七、无油气体压缩机的标准操作规程

### （一）目的

该仪器用于实验室高压空气的供给。本 SOP 用于规范该仪器的使用、维护及维修等操作。

### （二）范围

适用于本实验室无油气体压缩机的使用。

### （三）规程

1. **仪器工作环境**　温度不高于 35℃，相对湿度不高于 80%；平稳放置。

2. **操作步骤**

（1）开机前准备：连接输气管路，将输气管路一端与本机"气体输出"口连接，另一端接用气设备（如氮吹仪）输入口；接通电源，检查压力表是否在"0"位，若不在，按下仪器顶部的"手动放气阀"使压力表回"0"。

（2）开机：开启风机开关、压机开关后，指示灯亮，机器开始工作。调节压力阀至所需的压力，压缩机开始稳定排气。

（3）关机：先关闭压机开关，让风机再继续运行 15 分钟，等机箱内的温度降低后，再关闭风机开关，按下"手动放气阀"使压力表回"0"，最后拔下电源插头。

3. **注意事项**

（1）如果连续使用本机，须每隔 4 小时按本机顶部的手动放气阀放一次水，以保证输出气体干燥。

（2）机箱左侧的进气过滤器要定时清洗，保持进气口通畅。

（3）仪器校准及性能评价：使用时输出气体干燥且排气量稳定即可认为该仪器性能良好。

（4）本机应放置在空气通畅的室内，且进风口不能靠近物体，以免增加进气阻力，降低分水效果。

（5）本机在工作前和工作后及长时间工作中要多次按手动放气阀放水，避免气路中残留水分。

### （四）附件

1. 无油气体压缩机使用记录表（略）。

2. 无油气体压缩机维护记录表（略）。

3. 无油气体压缩机维修记录表（略）。

**（五）参考依据**

无油气体压缩机使用说明书。

## 十八、洗瓶机的标准操作规程

**（一）目的**

该仪器用于清洗、烘干各种类型的玻璃仪器。本 SOP 用于规范该仪器的使用、维护及维修等操作。

**（二）范围**

适用于本实验室的洗瓶仪器。

**（三）规程**

**1. 仪器工作环境** 放置于实验室内使用，保证通风良好。

**2. 操作步骤**

（1）开机：打开水源，然后按下机器正面的圆形按钮开机。

（2）程序选择：按"选择"键选择清洗程序。

（3）运行

1）按"开始"键运行清洗程序。①如果显示屏显示"ER4"，则门没有关紧，请再关一下。②显示屏显示 A 表示正在进水，并显示进水量；达到程序设定的进水量停止进水，单位为 L。③显示屏显示 B 表示正在添加清洗剂，并显示添加清洗剂的时间；达到程序设定的时间停止添加，单位为 s。④显示屏显示 C 表示正在清洗，并显示清洗舱内的水温，单位为℃。⑤显示屏显示 D 表示正在排水，并显示排水时间，单位为 s。⑥显示屏显示 E 表示正在吹风，并显示清洗舱内的温度，单位为℃。

2）暂停：按"暂停"键程序暂停，按"开始"键程序继续运行。

3）终止：程序运行过程中按"停止"键程序终止。

（4）结束：显示屏显示"END"，清洗程序运行完毕，完成清洗。

（5）关机：按下机器正面的圆形按钮关机，关闭电源，关闭水源，打开机门取出器皿。

（6）报警异常

1）如果显示屏显示"ER2"，则表示程序异常自动退出。

2）如果显示屏显示"ER3"，则表示机器有部位漏水。

3）如果显示屏显示"ER4"，则表示门异常打开。

4）如果显示屏显示"ER5"，则表示水温不到。

5）如果显示屏显示"ER6"，则表示水温过高。

6）如果显示屏显示"ER7"，则表示不进自来水。

7）如果显示屏显示"ER8"，则表示不进纯水。

8）如果显示屏显示"ER9"，则表示自来水未满。

9）如果显示屏显示"ER10"，则表示纯水未满。

3. **注意事项**

（1）在装载器皿之前，确认滤网是否干净，将滤网放在清洗槽内的相应位置，正确摆放。

（2）严重污染、结垢的器皿，建议清洗前先进行预处理。如果玻璃器皿内有固体状、颗粒状、黏稠胶状物等，请在清洗前务必除去，以避免阻塞管路，导致循环泵的清洗水泵损坏。

（3）务必要放到相匹配的清洗篮架中进行清洗，不得随意放置，如不匹配可能出现相关问题（例如将进样小瓶放入大喷嘴，会在清洗时将其喷出；大瓶子放入小喷嘴则由于冲击力小会出现清洗残留等）。

（4）将器皿篮架推入清洗舱内，检查喷臂是否转动自如、过滤网装置是否安放妥当。

（5）关门时，用力按压门扣手的上部，确认门已经关闭锁紧（锁紧时可听到有轻微啪的响声）。

（6）要使用洗瓶机专用的清洗剂，不要在洗瓶机内使用任何其他种类的溶剂。

（7）只有适合的器皿才能放入洗瓶机内进行清洗（请避免将不耐热的材料，如塑料等器皿放入洗瓶机内进行高温清洗）。

（8）机器运行中不要开门，热蒸汽可能导致人员受伤。

4. **保养与清洁**

（1）用湿布轻轻擦拭机器控制面板，并使其彻底干燥。

（2）每次清洗完之后，请切断水源，并将门微微打开，以免产生潮湿和异味。

（3）对洗瓶机进行清洁和维护之前，一定要将电源线插头从插座上拔掉，请勿冒险。

（4）清洁洗瓶机的外部和橡胶件时请勿使用带有溶剂或研磨剂的产品，请使用软布清洁。对于内表面的斑点或污渍，可以用蘸取带有少量白醋的水来清除，再用清水洗净白醋。

（5）为保持洗瓶机最佳的清洗效果，每周清洗一次过滤网组件，每次清洗程序结束后将过滤器取出，把固态物倒出，并将过滤器放到自来水下冲洗干净。

（6）根据洗瓶机使用频率，建议每 1～3 个月让洗瓶机空载运转"快速清洗"程序一次，以达到清洗管路和内腔的目的。

（7）长期使用，密封条上可能会有一些残留物，使用期间请保持密封条干净。

**（四）附件**

1. 洗瓶机使用记录表（略）。

2. 洗瓶机维护记录表（略）。

**（五）参考依据**

洗瓶机使用说明书。

# 十九、荧光定量 PCR 仪的标准操作规程

**（一）目的**

规范 PCR 实验室荧光定量 PCR 仪的标准操作，确保检测的准确性。

**（二）范围**

适用于本实验室的荧光定量 PCR 仪。

**（三）规程**

1. **仪器工作环境**　温度为 10～30℃，相对湿度为 20%～80%；远离冰箱、高速离心机、振荡器等强电磁干扰仪器，避免靠近加热设备。主机放置位置离周围物体或墙壁至少 15cm，仪器上禁止覆盖任何东西。

2. **操作步骤**

（1）打开 PCR 分析仪所连接的计算机。开启 PCR 分析仪背面的开关，机器自检，蓝灯开始闪烁自检完成。

（2）打开计算机桌面上的软件图标，选择实验向导，进入"基本设置"界面。编辑实验名称，选择分析结果保存路径，选择对应的模块。

（3）进入"孔板编辑"界面，进行反应孔的模板编辑，选择检测项目及每个孔的样本类型，完成每个孔的信息输入。

（4）轻轻推开 PCR 仪的蓝色滑板，按模板设置的顺序将反应试管正确放置在模块中（48 孔），并关上滑板。

（5）进入"样本信息"界面，核对样本信息。

（6）样本信息确认无误后，进入"实验运行"界面，在"程序编辑"页面点击"开始"进行实验。

（7）反应结束后，点击"实验分析"选项卡，读取实验结果：扩增曲线、原始曲线、$C_t$ 值等。

（8）保存实验结果，轻轻推开 PCR 仪的蓝色滑板，取出试管，再将蓝色滑板轻轻推回盖好。为了防止实验室污染，禁止打开反应试管并及时将反应试管带离 PCR 实验室。

（9）关闭软件，关闭主机电源。

**3. 仪器保养与维护**

（1）仪器清洁：仪器表面应定期用软布擦洗（柔和的清洁剂加蒸馏水），清洗后一定要将仪器擦干，注意不能用化学试剂及有机溶剂擦洗。禁止在仪器未断电时清洁仪器。

（2）反应孔清洁：反应孔沾染灰尘或杂质后，会影响 PCR 扩增和荧光检测，因此反应孔每 3 个月清洁一次，可用吹气球轻轻吹试。

（3）保护仪器：仪器两次开关间隔时间需超过 30 秒。实验结束后，模块温度较高，不能立即关闭电源，需使模块温度下降至接近室温后才能关闭电源。

**（四）附件**

1. 荧光定量 PCR 仪使用记录表（略）。

2. 荧光定量 PCR 仪维护记录表（略）。

**（五）参考依据**

荧光定量 PCR 仪操作说明书。

# 二十、超微量核酸定量仪的标准操作规程

**（一）目的**

规范 PCR 实验超微量核酸定量仪的标准操作，确保检测的准确性。

（二）范围

适用于本实验室的超微量核酸定量仪。

（三）规程

1. **仪器工作环境**　温度为 10～30℃，相对湿度为 20%～80%；远离冰箱、高速离心机、振荡器等强电磁干扰仪器，避免靠近加热设备。仪器上禁止覆盖任何东西。

2. **操作步骤**

（1）接通电源，打开超微量核酸定量仪，等待仪器自检和初始化检测。初始化检测完后，仪器进入主界面，此处需选择检测项目模块，核酸浓度检测选择"核酸浓度测定"。

（2）仪器进入核酸浓度测定界面，此时选择所需检测的核酸种类：dsDNA 为双链 DNA、ssDNA 为单链 DNA、RNA 为总 RNA，之后返回检测界面。

（3）使用前清洁：检测前需清洗光纤探头，分别用 75% 乙醇和蒸馏水各清洗一遍，每次清洗完后均需要使用无尘纸轻柔擦拭干净光纤探头。打开和关闭光纤探头时一定要轻柔，避免光纤损伤。

（4）空白设定：清洁完后，在光纤探头处添加 2μl 核酸溶解液，一般为 TE 溶液（DNA）或 DEPC 水（RNA），编辑样本名称为 BLANK，点击"空白"图标，设定空白，之后用无尘纸擦拭光纤探头清洁。

（5）样本测定：在光纤探头处添加 2μl 核酸溶液，编辑样本名称（如20210125SATT01），点击"样本"图标，等待数秒后右侧窗口可读取检测核酸浓度，之后用蒸馏水清洗光纤探头一次，无尘纸擦拭干净后可添加下一检测样本。

（6）数据保存：检测完成后，可点击左上方的"保存"图标，进行数据保存。保存格式一般选取 Excel 格式，保存路径可选择存储于仪器或外接 U 盘（注意：需要连接仪器的 U 盘必须格式化后才可连接仪器）。

（7）使用后清洁：检测完成后，按蒸馏水、75% 乙醇和蒸馏水的顺序清洁光纤探头，每次清洗完后均需要使用无尘纸轻柔擦拭干净光纤探头。

（8）清洁完成后，仪器恢复至主界面，此时可关机并拔出电源。

3. **仪器保养与维护**

（1）仪器表面应定期用软布擦洗（柔和的清洁剂加蒸馏水），清洗后一定要将仪器擦干,注意不能用化学剂及有机溶剂擦洗。

（2）禁止在仪器未断电时清洁仪器。

**（四）附件**

无。

**（五）参考依据**

超微量核酸定量仪操作说明书。

# 二十一、传递窗的标准操作规程

**（一）目的**

规范仪器操作,确保传递窗的正常使用,保证待处理样本的可靠传递,尽量避免各区间的交叉污染。本 SOP 用于规范该设备的使用、维护及维修等操作。

**（二）范围**

适用于本实验室的传递窗。

**（三）规程**

**1. 操作步骤**

（1）传递窗在打开时,朝上转动执手,打开门窗,门扇打开角度须超过60°,方能实现对面互锁。

（2）传递窗在关闭时,请先推上门扇,并推紧。确认门扇已贴紧传递窗门框后,方能朝下转动执手,实现锁合。

（3）传递物品需消毒时,用 10% 次氯酸钠溶液清洁传递物品,放入传递窗中,打开传递窗内的紫外线灯消毒 30 分钟,并记录紫外线灯照射时间。

**2. 保养与维护** 每天实验结束后用 10% 次氯酸钠溶液对传递窗内部进行清洁,之后用蒸馏水擦拭。然后打开传递窗内的紫外线灯消毒 30 分钟,并记录紫外线灯照射时间,累计 1 000 小时后报废,更换新的紫外线灯。

**（四）附件**

无。

**（五）参考依据**

传递窗使用说明书。

## 二十二、生物安全柜的标准操作规程

### （一）目的

生物安全柜能在创造一个百级洁净层流的环境的同时，保护操作人员、环境免于受到生物的危害，同时保护实验试剂、样本免受外界污染。本 SOP 用于规范该设备的使用、维护及维修等操作。

### （二）范围

适用于本实验室的生物安全柜。

### （三）规程

#### 1. 操作面板

（1）杀菌键（UV）：紫外线灯的控制键。每按一次，紫外线灯管的状态和 VFD 上相应的指示状态改变一次，即由亮变灭或由灭变亮（当玻璃门完全关闭时，此键才能有效）。

（2）照明键（LIGHT）：照明灯的控制键。每按一次，照明灯管的状态和 VFD 上相应的指示状态改变一次，即由亮变灭或由灭变亮。

（3）风机控制键（WM）：开关风机的控制键。每按一次，工作状态和 VFD 上相应的指示状态改变一次（当玻璃门完全关闭时，此键失效）。

（4）插座（SOCKET）：插座通断电工作状态的控制键。每按一次，通断状态和 VFD 上相应的指示状态改变一次。

（5）玻璃门上移按键（UP）：持续按压上移按键，玻璃门会持续不断上升，到行程最高点为止；松开按键时，玻璃门随即停止运动。

（6）玻璃门下移按键（DOWN）：持续按压下移按键，玻璃门会持续不断下降，到行程最低点为止；松开按键时，玻璃门随即停止运动。

（7）排风、送风压差显示转换（E/D）：排、送风压差显示共用一个显示单元，通过排风、送风压差显示转换按键来转换压差显示（EW 表示排风显示，DW 表示送风显示）。

（8）电源键（POWER）：除预约外，控制其他功能键的总开关。

#### 2. 操作步骤

（1）接上 220V、50Hz 的交流电源；将电源锁由"0"转换到"1"，使设备通电，VFD 面板点亮同时报警，使设备处于待机状态，可通过按键或遥控输入执行命令。

（2）按下电源键（POWER）接通电源，按下"UP"键打开前窗玻璃，提前将当天所有要用到的实验用具提前放入柜中，按下"DOWN"键将前窗降至底端关闭。

（3）每天实验开始前通过面板或遥控器上的"UV"键打开紫外线灯，消毒30分钟以上。消毒时人应离开房间，以保护眼睛和皮肤，避免因不慎暴露而造成伤害。注意玻璃门开启时或有其他键按下时均无法选中消毒功能。

（4）消毒结束后，按下"UV"键关闭紫外线灯，通过"UP"键将电动门底边升降至距操作台面高20cm（超高警示标签）处，按下"WM"键打开风机，运行30分钟后才能进行柜内的实验操作。

（5）VFD显示屏上风速显示的数字表示操作区下降风速和前窗操作口吸入风速。VFD显示屏上压差显示的数字表示过滤器的压力损失。可通过"E/D"键切换排风送风的压差显示。每天使用前要确认风速和压差符合要求才可开始当天的实验。随着使用期的延长，尘埃及细菌积聚于过滤器会导致高效过滤器压力损失的增大，当增大到发出报警声时，需要及时联系厂家更换高效过滤器。

（6）使用生物安全柜的人员在操作前要佩戴好一次性帽子及口罩，帽子要求遮盖住所有头发，口罩要遮盖住口鼻。彻底清洁手部，烘干后佩戴一次性手套。

（7）为了避免影响正常的气流状态，操作者在移动双臂进出生物安全柜时，需要小心维持前面开口处气流的完整性，双臂应该垂直地缓慢进出前面的开口。每次手和双臂伸入生物安全柜中都需等待大约1分钟，以使生物安全柜调整完毕并且让里面的空气"扫过"手和双臂的表面以后，才可以开始对物品进行处理。

（8）用浸有75%乙醇的棉球顺序擦拭生物安全柜内顶部、两侧及台面，顺序为从上到下、从里到外进行消毒。按下"LIGHT"键，打开照明，开始实验操作。所有操作必须在离台外沿20cm，内沿8～10cm的区域内进行。由于台面上靠近前窗的隔栅既被用于进风，同时也作为排污使用，台面下端有排放接口，因此在操作生物安全柜时，双臂不要挡住前窗的隔栅，这样会影响生物安全柜的气流，双臂最好离台面至少10cm。

（9）为了避免物品和物品之间交叉污染现象的产生，在柜内摆放的物品应该尽量呈横向一字摆开，避免回风过程中造成交叉污染，同时避免堵塞背部回风隔栅影响正常风路；柜内有两种及两种以上物品需要移动时，一定遵循低污染性物品向高污染性物品移动的原则，避免污染性高的物品在移动过程中产生对柜体内部的大面积污染。物品移动时要同时遵循缓慢移动的原则。

（10）实验过程中可通过脚踏开关调节玻璃门高度，但应尽量保持电动门底边在距台面高 20cm 的位置处，门底边不可高于超高警示标志。若电动门高度超过警戒线，生物安全柜会自动发出警报声。当天工作结束后，取出台面上的所有废物、样本及需要重新灭菌的物品。对柜内工作台面、操作区内壁表面（不含操作区顶部匀风网）进行清洁。当天所有清洁工作结束后，将自动门降至底端，通过面板或遥控器打开"UV"，设定消毒时间为 30 分钟，消毒结束后关闭"POWER"键，关闭设备。如果较长时间不使用生物安全柜需将电源锁由"1"转换到"0"，彻底关闭电源。

3. 注意事项

（1）在设备使用过程中，不要将软质、细微的物品（例如软纸巾）放在台面上，以免其被吸入口吸进负压风道和风机中，影响设备运行。

（2）明火禁用：生物安全柜内禁止使用明火，在明火使用过程中会导致生物安全柜内气流紊乱，并会损伤过滤器。在实验过程中如果需要高温消毒灭菌，应尽量使用红外线灭菌器。

（3）风机及其下侧钢板是静压箱盖，后侧门是负压风道挡板，这些风道在出厂时经过严格的密封处理，需保持其密封性，操作者不得松动或拆卸这些部件的螺丝钉；如有特别需要，需联系仪器工程师拆卸。

4. 维护及保养

（1）柜体表面和操作区表面清洁：用浸泡在浓缩肥皂液中的柔软纸巾擦拭整个表面，后用浸泡在干净的热水或者温水中的另一块纱布或毛巾将皂沫擦净，后用干布或毛巾迅速擦干。被污染或者有痕迹的工作表面、积液槽等使用医用酒精或其他消毒剂擦净即可。所用的消毒剂不能对 304 不锈钢产生损坏。

（2）外部表面及玻璃门清洁：可用非研磨的家庭用清洁剂，以柔软的纱布或者毛巾擦净。

（3）设备保养维护：生物安全柜需按规程定期进行日维护、周维护及年维护，每次维护均需填写相应的维护记录。

（4）日维护：每天工作前检查各种功能是否运行正常。每天工作结束后的消毒和清洗应先用有效氯浓度为0.5%的次氯酸钠溶液擦拭，最后用75%乙醇或清水擦拭一遍以清除残余的氯。

（5）周维护：参照"柜体表面清洁"项下的步骤对柜体内外部表面及玻璃门进行清洁。

（6）年维护：检查前玻璃门驱动装置的松紧度。检查日光灯和紫外线灯，如果照度达不到要求须及时更换。柜内紫外线灯使用超过600～1 000小时，需要及时更换。

（7）生物安全柜长期使用时会不可避免地发生污染（如HEPA过滤器、柜角等），为更好地清除生物安全柜的污染，每500小时使用甲醛（福尔马林）熏蒸灭菌器灭菌一次，然后用碳酸氢铵中和器清除柜体内的甲醛气体。消毒时要保证不会有消毒气体逸出生物安全柜外。

（8）最好每年申请对生物安全柜的整体性能（如沉降菌数、风速、风量、照度等）进行检测，以确保生物安全柜的性能。

**（四）附件**

生物安全柜使用记录表（略）。

**（五）参考依据**

生物安全柜操作说明书。

# 二十三、紫外线消毒车的标准操作规程

**（一）目的**

对PCR实验室实验台面及物体表面等近物面的消毒及大核酸片段的去除。本SOP用于规范该仪器的使用、维护及维修等操作。

**（二）范围**

适用于本实验室的紫外线消毒车。

**（三）规程**

**1. 操作步骤**

（1）打开保护门；用手托住灯臂往上抬至所需的位置。用75%乙醇擦拭灯管及开关。

（2）插上电源，打开带灯开关，旋转旋钮设定时间为 15～30 分钟，将灯管置于物表 30～90cm 的距离内直接对物表进行照射。紫外线消毒车的参考有效杀菌范围见表 1-3-5。

表 1-3-5　紫外线消毒车的照射强度、时间和有效杀菌范围

| 时间 /min | 30 | 60 | 90 | 120 |
|---|---|---|---|---|
| 单支 30W 灯管 /m³ | 30 | 35 | 40 | 45 |
| 两支 30W 灯管 /m³ | 50 | 60 | 65 | 70 |

（3）使用完毕后关闭开关，将保护门顶端的按钮按到底，同时另一手托住灯臂慢慢将灯管放进灯箱内，关上保护门。

（4）灯管更换：将坏的灯管旋转 90°，然后拧出灯管，换上新灯管，再旋转 90° 即可。

2. **注意事项**

（1）在对物体表面进行消毒时，不得使紫外线光源照射到人，以免引起损伤。操作人员应穿长袖工作服、佩戴手套，衣物应完全遮盖住皮肤表面。尽量佩戴护目镜，避免眼睛直视灯管。紫外线开启后应尽快撤离照射空间。

（2）用紫外线消毒物品表面时，应使照射表面受到紫外线的直接照射且应达到足够的照射剂量，照射距离不得大于 90cm，照射时间不得少于 15 分钟。

（3）本仪器不能在易燃易爆、高温、潮湿及多灰的环境中使用，使用时应注意保持仪器的清洁和干燥。

（4）本仪器宜轻拿轻放，搬运时需小心，不可剧烈振动，严禁倒立运输搬运。

（5）在仪器通电过程中严禁将物品（如衣物、纸张等）覆盖在外壳上，以免影响散热。

（6）取用灯管时不得用手触及发光部分。

（7）不同实验区的紫外线消毒车混用。

（8）如长期不使用，应贮藏在干燥、无腐蚀性气体的环境中。

3. **仪器维护**

（1）紫外线消毒车在使用过程中应保持紫外线灯表面的清洁，每天使用

前用 75% 乙醇棉球擦拭灯管及开关一次,发现灯管表面有灰尘、油污时应随时擦拭。

(2)紫外线消毒车的车身每周用清洁剂清洁一次。擦拭前必须将仪器彻底断电,擦拭过程中严禁使液体流挂而进入设备内部,使设备产生漏电危险。

(3)紫外线灯管有使用寿命,在使用达到 1 000 小时或强度降低到强度明显降低时需要更换灯管。长期不使用必须切断电源,拔下插头。

**(四)附件**

紫外线消毒车使用记录表(略)。

**(五)参考依据**

紫外线消毒车操作说明书。

# 第四节 TDM 项目类标准操作规程示例

每个具体的检测项目必须有明确而完整的 SOP 文件,描述精确。一般应具备下列内容:实验原理或目的,使用的样本种类和收集方法,患者准备要求,样本容器要求,样本处理方法,样本储存外送等规定,以及使用的试剂、校准品、质控品和其他所需的物品信息,使用仪器厂牌及型号,操作步骤,质量控制方法,计算方法,参考范围,方法局限性等。下面以不同仪器、不同方法的 7 个 SOP 为例作为示范,仅供参考。读者应根据自己实验室所选用的方法、仪器及试剂制定相应的 SOP。

## 一、酶放大免疫法检测他克莫司血药浓度的标准操作规程

**(一)目的**

测定他克莫司(FK506)的血药浓度,根据药物浓度高低调整临床给药剂量,以使药物浓度控制在安全有效范围内,减少毒副作用的发生,提高治疗效果。

**(二)范围**

酶放大免疫法测定他克莫司的血药浓度。

**(三)规程**

**1. 样本要求**

(1)样本类型及样本量:给药前采空腹静脉血 2~3ml,用 EDTA 抗凝

试管。

（2）储存和稳定性：样本新鲜备检，一般当天测定。全血在 2～8℃保存不超过 7 天，在 −20℃保存不超过 6 个月，避免反复冻融。

（3）拒收样本条件：未按上述规定采血或保存的样本。

2. **试剂** 见表 1-3-6。

表 1-3-6 酶放大免疫法检测他克莫司的血药浓度所需的试剂

| 试剂名称 | 来源 | 规格 | 保存方式 | 保存期限 |
|---|---|---|---|---|
| FK506 检测试剂 | ×× | 1×22ml<br>1×10ml<br>1×10ml | 2～8℃ | 未开启：标签有效期<br>开启后：12 周 |
| FK506/ 雷帕霉素样本预处理液 | ×× | 4×29ml | 2～30℃ | 标签有效期 |
| 甲醇 | ×× | 色谱级 | 常温 | 标签有效期 |
| FK506/CsA/ 雷帕霉素复合质控品 | ×× | 6×4ml | −14℃以下 | 冷冻：标签有效期<br>2～8℃：45d |
| FK506 定标液 | ×× | 6×2.5ml | −10℃或更低 | 冷冻：标签有效期<br>2～8℃：8 周 |

3. **质控品** 高、中、低 3 个水平，不同批号的浓度不同，详见说明书。

4. **定标液** 6 个水平，浓度分别为 0ng/ml、2.5ng/ml、5ng/ml、10ng/ml、20ng/ml 和 30ng/ml。

5. **仪器** 厂牌×× 型号××。

6. **操作步骤**

（1）检测试剂：提前从冰箱取出，放至试剂盘平衡，放置时间随试剂量减少而缩短，满瓶时大约需要 20 分钟。使用前混匀并确保无气泡。

（2）定标液、质控品及样本：均应室温放置至恢复室温，混匀后处理，见图 1-3-6。

（3）如果样本检测结果高出定标范围，用阴性全血或 0ng/ml 的他克莫司定标液将原始全血样本手工稀释，将检测结果乘以稀释倍数即得样本结果。

7. **注意事项** 各种试剂应按标示放在指定的孔位，瓶盖应一一对应，不可盖错，使用完后应立即收回冰箱。

8. **结果** 直接读数，参考"临床化学分析仪的标准操作规程"。

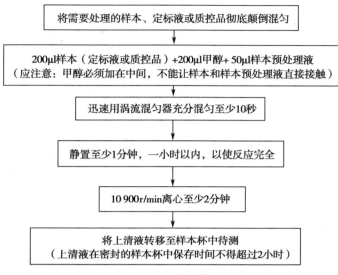

图 1-3-6　FK506 样本前处理流程

### （四）附件

无。

### （五）参考依据

1. FK506 检测试剂说明书。

2. FK506 定标液说明书。

3. FK506/CsA/ 雷帕霉素复合质控品说明书。

4. FK506/ 雷帕霉素样本预处理液说明书。

## 二、酶放大免疫法检测地高辛血药浓度的标准操作规程

### （一）目的

检测地高辛（DIG）的血药浓度，根据药物浓度高低调整临床给药剂量，以使药物浓度控制在安全有效范围内，减少毒副作用的发生，提高治疗效果。

### （二）范围

酶放大免疫法测定 DIG 的血药浓度。

### （三）规程

### 1. 样本要求

（1）样本类型及样本量：给药前采空腹静脉血 2～3ml，用 EDTA 抗凝试

管。3 000r/min 离心 8 分钟待测,血浆不得少于 200μl。

（2）储存和稳定性:样本新鲜备检,一般当天测定。全血 2～8℃ 可保存 7 天,血浆 -20℃ 可保存 6 个月,避免反复冻融。

（3）拒收样本条件:未按上述规定采血或保存的样本。

2. **试剂**　见表 1-3-7。

表 1-3-7　酶放大免疫法检测地高辛的血药浓度所需的试剂

| 试剂名称 | 来源 | 规格 | 保存方式 | 保存期限 |
|---|---|---|---|---|
| 地高辛检测试剂 | ×× | 1×28ml<br>1×14ml | 2～8℃ | 标签有效期 |
| 地高辛质控品<br>（复合质控品） | ×× | 3×5ml | 2～8℃ | 未开启:标签有效期<br>开启后:详见说明书 |
| 地高辛定标液 | ×× | 1×5ml<br>5×2ml | 2～8℃ | 标签有效期 |

3. **质控品**　高、中、低 3 个水平,参见现用批次的 ×× 来源质控品说明书。

4. **定标液**　6 个水平,浓度分别为 0ng/ml、0.5ng/ml、1ng/ml、2ng/ml、3ng/ml 和 5ng/ml。

5. **仪器**　厂牌 ×× 型号 ××。

6. **操作步骤**

（1）检测试剂:提前从冰箱取出,放至试剂盘平衡,放置时间随试剂量减少而缩短,满瓶时大约需要 20 分钟。使用前混匀并确保无气泡。

（2）定标液:从冰箱取出后直接使用,每次 3～4 滴,滴入儿童杯。

（3）质控品:质控品需先室温放置至恢复室温,混匀后取质控品溶液 150μl,放入儿童杯。

（4）样本:3 000r/min 离心 8 分钟后,采血管直接上样,若采血管过高,将血浆转移至专用一次性塑料试管内上样。如果样本检测结果高出定标范围,用 0ng/ml 的地高辛定标液手工稀释样本,将检测结果乘以稀释倍数即得样本结果。

7. **注意事项**　各种试剂应按标示放在指定的孔位,瓶盖应一一对应,不可盖错,使用完后应立即收回冰箱。

8. **结果**　直接读数,参考"临床化学分析仪的标准操作规程"。

9. **实验结果合格判定**　标准曲线及室内质量控制样本的评价标准见方法学验证标准的操作规程及室内质量控制的标准操作规程的相关描述。

**(四)附件**

无。

**(五)参考依据**

1. 地高辛检测试剂说明书。

2. 地高辛定标液说明书。

3. ××来源质控品说明书。

# 三、高效液相色谱法检测茶碱和多索茶碱血药浓度的标准操作规程

**(一)目的**

规范本实验室使用高效液相色谱法测定茶碱和多索茶碱血药浓度的操作规范,根据药物浓度高低调整临床给药剂量,以使药物浓度控制在安全有效范围内,减少毒副作用的发生,提高治疗效果。

**(二)范围**

本实验室使用高效液相色谱法测定茶碱和多索茶碱的血药浓度。

**(三)规程**

1. **样本要求**

(1)样本类型及样本量:空腹静脉血2~3ml,用EDTA抗凝试管。

(2)储存和稳定性:全血2~8℃可保存1天,血浆-20℃可保存2个月。

(3)样本处理:全血离心后,分离血浆于-20℃保存备测。

(4)拒收样本条件:未按上述规定采血或保存的样本。

2. **试剂**　茶碱和多索茶碱对照品的纯度>99%,甲醇和二氯甲烷为色谱级,水为实验室纯水系统自制超纯水。

3. **流动相配制**　按甲醇:水=25:75的比例混匀并超声脱气后置2~8℃冰箱保存备用,可保存3个月。

4. **储备液配制**

(1)茶碱和多索茶碱混合储备液:精密称取茶碱和多索茶碱对照品各

0.010 0g，用纯水定容于 25ml 容量瓶中，即得茶碱和多索茶碱混合储备液（400μg/ml），2～8℃保存可稳定 3 个月。

（2）内标储备液：精密称取内标物对照品 0.006 0g，加 5ml 甲醇溶解后，用纯水定容于 50ml 容量瓶中，即得内标储备液（120μg/ml）。内标储备液稀释 5 倍后得到 24μg/ml 的内标工作液，2～8℃保存可稳定 6 个月。

**5. 茶碱和多索茶碱混合标准曲线工作液配制**

（1）标准曲线 A 管（400μg/ml）工作液：使用储备液。

（2）标准曲线 B 管（300μg/ml）工作液：3ml A+1ml 水。

（3）标准曲线 C 管（200μg/ml）工作液：1ml A+1ml 水。

（4）标准曲线 D 管（100μg/ml）工作液：1ml B+2ml 水。

（5）标准曲线 E 管（50μg/ml）工作液：1ml C+3ml 水。

（6）标准曲线 F 管（25μg/ml）工作液：1ml D+3ml 水。

**6. 校正样本配制** 取茶碱和多索茶碱各浓度水平的混合标准曲线工作液 10μl，分别加入 200μl 血浆中，则血浆中茶碱和多索茶碱的浓度分别为 20μg/ml、15μg/ml、10μg/ml、5μg/ml、2.5μg/ml 和 1.25μg/ml。

**7. 质控品** 质控员定期配制，−30℃保存的有效期为 2 个月。

**8. 仪器与色谱条件** 高效液相色谱仪。分析柱（150mm×4.6mm，5μm），流动相为甲醇：水 =25:75，流速为 1.0ml/L，柱温为 35℃，检测波长为 269.9nm。

**9. 操作步骤**

（1）标准曲线预处理：取空白血浆 0.2ml 6 份，分别加入不同浓度的茶碱及多索茶碱工作液 10μl，使其血浆中茶碱及多索茶碱的浓度分别为 20μg/ml、15μg/ml、10μg/ml、5μg/ml、2.5μg/ml 和 1.25μg/ml，再加入内标工作液 100μl，混匀后用 200μl 异丙醇和 3ml 二氯甲烷旋涡混合萃取 3 分钟，离心 5 分钟（3 000r/min），转移下层有机相于尖底试管内，于 45℃水浴下通空气流挥干，残渣用 100μl 甲醇溶解后进样 20μl。

（2）样本预处理：取血浆样本 0.2ml，加入 10μl 纯水替代标准曲线工作液，再加入内标工作液，按标准曲线预处理项自"混匀后用 200μl 异丙醇"起操作处理。

**10. 结果计算**

（1）标准曲线：由标准曲线药物与内标的峰面积比（Y）对浓度（X）计算得

线性回归方程 $Y=AX+B$。

（2）质量控制样本浓度：质量控制样本以药物和内标的峰面积比由回归方程求出各样本中的药物浓度。

（3）样本浓度计算：待测样本以药物和内标的峰面积比由回归方程求出各样本中的药物浓度。

11. **实验结果合格判定**　标准曲线及室内质量控制样本的评价标准见方法学验证的标准操作规程及室内质量控制的标准操作规程的相关描述。

**（四）附件**

无。

**（五）参考依据**

无。

# 四、质谱法检测苯二氮䓬类药物血药浓度的标准操作规程

**（一）目的**

规范本实验室使用高效液相色谱 - 串联质谱法测定 5 种苯二氮䓬类药物血药浓度的操作规范，为临床治疗提供依据。

**（二）范围**

利用高效液相色谱 - 串联质谱仪测定地西泮（安定）、艾司唑仑（舒乐安定）、硝西泮（硝基安定）、氯硝西泮（氯硝安定）和奥沙西泮 5 种临床常用的苯二氮䓬类药物的血药浓度。

**（三）规程**

1. **样本要求**

（1）储存和稳定性：全血 2～8℃可保存 1 天，血浆 −20℃至少可保存 12 天。

（2）样本处理：血液离心后，分离血浆于 −20℃保存备测。

（3）拒收样本条件：未按上述规定采血或保存的样本。

2. **试剂**　地西泮、艾司唑仑、硝西泮、氯硝西泮、奥沙西泮及内标对照品的纯度均应>98%，甲酸及乙腈为色谱级，水为实验室纯水仪自制超纯水。

3. **流动相配制**　水相为按甲酸：水 =1：1 000 的比例混匀并超声脱气后置

2～8℃冰箱保存备用,可保存2天;有机相为乙腈。

### 4. 储备液配制

(1)待测物质混合储备液:精密称取地西泮(安定)、艾司唑仑(舒乐安定)、硝西泮(硝基安定)、氯硝西泮(氯硝安定)和奥沙西泮,用乙腈:甲醇=1∶1的溶剂分别配制1mg/ml的储备液,将各溶液吸取100μl溶于10ml容量瓶中,得到各浓度为100μg/ml的混合储备液。

(2)内标储备液:精密称取5mg内标对照品,用乙腈溶于100ml容量瓶中,得到100μg/ml的储备液,再用乙腈稀释至625ng/ml。

### 5. 标准曲线工作液配制

将混合储备液S(100μg/ml)按以下方法配制:① 100μl储备液+900μl甲醇;② 50μl储备液+950μl甲醇;③ 25μl储备液+975μl甲醇;④ 100μl A+900μl甲醇;⑤ 100μl B+900μl甲醇;⑥ 100μl C+900μl甲醇。

### 6. 质控品

由储备液分别配制工作液浓度为37.5ng/ml、200ng/ml和400ng/ml的室内质量控制样本。

### 7. 样本处理

(1)标准曲线及质量控制样本:取标准曲线工作液(质量控制工作液)20μl,加入180μl空白血浆,涡旋3秒后,加入800μl含内标的沉淀剂,涡旋3分钟后,12 000r/min离心5分钟,取上清液500μl进样。

(2)临床样本:取患者血样180μl,加入20μl甲醇,涡旋3秒后,加入800μl含内标的沉淀剂,涡旋3分钟后,12 000r/min离心5分钟,取上清液500μl进样。

### 8. 仪器条件

保存于××××,选择方法文件××××。

(1)色谱条件:流动相为乙腈和水相(0.1%的甲酸),流速为0.5ml/min,柱温为40℃。

(2)质谱条件:保留时间为5.503分钟,其他参数见表1-3-8。

表1-3-8 质谱法检测苯二氮䓬类药物的血药浓度的质谱参数

| 待测物 | 母离子 | 子离子 | 采样时间/ms | 去簇电压/V | 碰撞能/V |
|---|---|---|---|---|---|
| 地西泮 | 285.100 | 154.200 | 80.0 | 52.300 | 39.300 |
| 艾司唑仑 | 295.100 | 267.100 | 50.0 | 53.860 | 33.000 |

续表

| 待测物 | 母离子 | 子离子 | 采样时间 /ms | 去簇电压 /V | 碰撞能 /V |
|---|---|---|---|---|---|
| 氯硝西泮 | 316.200 | 214.200 | 50.0 | 62.270 | 51.800 |
| 奥沙西泮 | 287.100 | 241.100 | 50.0 | 50.000 | 32.800 |
| 硝西泮 | 282.100 | 180.200 | 50.0 | 50.000 | 52.000 |
| 内标 | 494.100 | 369.000 | 40.0 | 50.000 | 20.000 |

9. **结果计算**

（1）标准曲线：双击 Quantitation Wizard，选定需定量的样本，选择 sc 定量方法 ××.wiff；进入定量页面后定义样本类型为"Standard；Quality Control；"，录入标准曲线及质量控制的理论浓度；由标准曲线药物与内标的峰高比（$Y$）对浓度（$X$）计算得线性回归方程 $Y=AX+B$，合格标准为线性系数 $r>0.99$，截距计算成浓度不大于检测限的 1/2。

（2）质量控制样本浓度：质量控制样本以药物和内标的峰高比由回归方程求出各样本中的药物浓度，准确度在 ±20% 之内。

（3）样本浓度计算：待测样本以药物和内标的峰高比由回归方程求出各样本中的药物浓度。

10. **实验结果合格判定**　标准曲线及室内质量控制样本的评价标准见方法学验证的标准操作规程及室内质量控制的标准操作规程的相关描述。

**（四）附件**

无。

**（五）参考依据**

无。

## 五、全自动二维液相色谱法检测血药浓度的标准操作规程

**（一）目的**

测定相应药物的血药浓度，根据药物浓度高低结合患者情况调整临床给药剂量，以使药物浓度控制在参考范围内，减少毒副作用及耐药现象的发生，提高治疗效果。

**（二）范围**

高效液相色谱法测定万古霉素、丙戊酸、伏立康唑、甲氨蝶呤、吗替麦考

酚酯、替考拉宁、利奈唑胺、氨磺必利和舒必利等的血药浓度。

（三）规程

1. **实验原理**  在一定条件下,被测组分在液相色谱柱上分离,然后在检测器上转化为电信号,记录电信号并根据电信号的位置和大小来确定被测组分的含量。

2. **样本要求**

（1）样本类型及样本量:空腹静脉血 2～3ml,采集于 EDTA 抗凝试管。

（2）储存和稳定性:一般情况下血浆 2～8℃避光可保存 1 天,血浆 −20℃可保存 7 天(特别不稳定的品种请参照具体品种的方法学稳定性考察结果)。

（3）样本处理:血液离心后,分离血浆于 −20℃保存备测。

3. **试剂**

（1）来源及级别:流动相为购自 ×× 公司的专用试剂。

（2）试剂有效性判断:根据试剂标注的有效期使用,无有效期的试剂如外观有改变或生产日期距今已超过 1 年的不再使用,流动相开盖后尽快使用。

4. **质量控制**

（1）质控品:①室内质量控制,−30℃保存的有效期为 12 个月;②室间质量评价,由国家卫生健康委员会临床检验中心定期发放,于 2～8℃保存,在规定的日期前测定。

（2）准备:解冻后直接使用。

（3）方案:每次常规检测时与待检样本平行检测,达到预期结果。

5. **定标**  用标准曲线定量样本。

6. **仪器与色谱条件**  高效液相色谱仪及全自动二维液相耦合仪。各检测项目色谱柱及检测方法见表 1-3-9。

表 1-3-9  全自动二维液相色谱法检测血药浓度的方法

| 待测品种 | 一维柱 | 中间柱 | 二维柱 | 一维流动相 | 二维流动相 | 进样体积/μl |
|---|---|---|---|---|---|---|
| 万古霉素 | ×× 型号 | ×× 型号 | ×× 型号 | MVV | 在线配比 | 200 |
| 甲氨蝶呤 | ×× 型号 | ×× 型号 | ×× 型号 | MVV | 在线配比 | 200 |
| …… | | | | | | |

7. **样本处理**　取 600μl ACP-1 去蛋白剂至 2ml EP 管中,准确加入血浆样本 200μl(替考拉宁为 750μl ACP-1 去蛋白剂加血浆样本 250μl),涡旋振荡 1 分钟,14 000r/min 高速离心 8 分钟,小心取出样本与质控品,不要倾斜或晃动,防止下层沉淀物重新进入上层。准确吸取 65μl ACG 保护剂至进样瓶中,再准确加入 650μl 上清液(替考拉宁为 85μl ACG 保护剂加入 850μl 上清液),混匀后进样。氨磺必利和舒必利为取 1 000μl ORG-1 去蛋白剂至 2ml EP 管中,准确加入血浆样本 400μl,涡旋振荡 5 分钟,高速离心(14 000r/min)8 分钟,取上清液直接进样。

8. **影响因素及注意事项**

(1)加样误差:加样体积误差对结果的影响大,操作时需注意规范操作。

(2)旋涡混合:混合时间太短,影响提取回收率,混合应按规定的时间进行。

(3)为保证样本的稳定性,收到样本后当天处理的应尽快处理;如若当天不处理的,应尽快将血浆分离出来,冻存于 −20℃ 冰箱。

9. **结果计算**

(1)标准曲线:采用外标法,由标准曲线药物的峰面积($Y$)对浓度($X$)计算得线性回归方程 $Y=AX+B$,要求线性系数 $r>0.99$。

(2)质量控制样本浓度:质量控制样本以药物峰面积由回归方程求出各样本中的药物浓度。

(3)样本浓度计算:待测样本以药物的峰面积由回归方程求出各样本中的药物浓度。

10. **实验结果合格判定**　标准曲线及室内质量控制样本的评价标准见方法学验证的标准操作规程及室内质量控制的标准操作规程的相关描述。

**(四)附件**

1. 全自动二维液相色谱仪使用记录表(略)。

2. 全自动二维液相色谱仪维护记录表(略)。

3. 全自动二维液相色谱仪校准记录表(略)。

4. 仪器维修记录表(略)。

**(五)参考依据**

全自动二维液相色谱仪使用说明书。

## 六、荧光探针法检测叶酸代谢相关基因多态性的标准操作规程

### （一）目的

规范 PCR 实验室对荧光探针法检测叶酸代谢相关基因多态性的标准操作，以保证实验结果的准确性。

### （二）范围

适用于 PCR 实验室的荧光探针法检测叶酸代谢相关基因多态性实验。

### （三）规程

**1. 适用试剂盒**　叶酸代谢相关基因多态性检测试剂盒，可检测亚甲基四氢叶酸还原酶基因（methylenetetrahydrofolate reductase，MTHFR）的 A1298C 和 C677T 位点基因多态性。

**2. 检测试剂分装**　需在 PCR 实验室的试剂准备区中完成。

（1）该试剂盒未对试剂进行分装，使用前需一次性分装完，以免反复冻融影响性能。

（2）分装时将试剂盒内预混液 A（A1298C 检测液）和预混液 B（C677T 检测液）分别按单人份（19μl）分装入八联管中，做好标记于 −20℃ 冻存待用。

（3）试剂传递：每次实验前，将分装好的试剂通过传递窗运送至标本制备区待用。

**3. 检测试剂加样**　需在 PCR 实验室的标本制备区中完成。

（1）将分装好的预混液 A 和预混液 B 短暂离心后待用。

（2）检测试剂加样

1）检测所需的样本为全血提取的 DNA 溶液，DNA 提取参照"抗凝全血基因组 DNA 提取的标准操作规程"，DNA 浓度要求不低于 5ng/μl。

2）分别向将预混液 A 和预混液 B 中加入 1μl DNA 溶液，做好标记并短暂离心后放入传递窗运送至扩增区待用。

（3）室内质量控制：每次检测均需添加阴性对照和阳性对照。阳性对照为试剂盒内提供的阳性样本 A/B/C，阴性对照为纯水。

**4. 扩增检测**　需在 PCR 实验室的扩增区中完成。

（1）开机：打开荧光定量 PCR 仪所连接的计算机；开启荧光定量 PCR 仪，

等待机器自检,蓝灯开始闪烁自检完成。

（2）实验设置

1）打开计算机桌面上的检测软件,选择实验向导,进入"基本设置"界面编辑实验名称,选择分析结果保存路径,选择检测反应所需的扩增模块（A 或 B）。

2）进入"孔板编辑"界面,长按鼠标左键选取所需的检测孔,在界面右侧检测项目及方法处选择"MTHFR 1298+677",编辑每个孔的样本类型,输入患者相关信息。

（3）上机:推开荧光定量 PCR 仪所需反应模块的滑盖,按检测孔设置的顺序将反应管正确放置在指定位置,关上滑盖。转至软件"样本信息"界面,再次确认样本信息和摆放位置。

（4）检测:样本信息确认无误后,进入"实验运行"界面,点击"开始"进行检测。

（5）结果判读:反应结束后,点击"实验分析"选项卡,读取实验结果,结合扩增曲线和 $C_t$ 值结果确定样本相应位点基因型,记录并保存检测结果。

（6）关机:推开荧光定量 PCR 仪的滑盖,取出扩增后的检测管,置于密封袋中带出实验室;关上滑盖,关闭荧光定量 PCR 仪,关闭软件。

注意:严禁打开扩增过的检测管,因其内含富集的 DNA 片段,极易对环境造成污染。

**（四）附件**

1. 试剂使用与分装登记表（略）。

2. 荧光定量 PCR 仪使用记录表（略）。

3. 荧光定量 PCR 仪维护记录表（略）。

**（五）参考依据**

1. 荧光定量 PCR 仪操作说明书。

2. 叶酸代谢相关基因多态性检测试剂盒说明书。


# 七、DNA 微测序法检测 *CYP2C19* 基因多态性的标准操作规程

**（一）目的**

规范 PCR 实验室对 DNA 微测序法检测 *CYP2C19* 基因多态性的标准操

作，以保证实验结果的准确性。

（二）范围

适用于 PCR 实验室的 DNA 微测序法检测 *CYP2C19* 基因多态性实验。

（三）规程

**1. 适用试剂盒**　*CYP2C19* 测序试剂盒。

**2. 试剂准备与核酸提取**

（1）试剂准备：需在 PCR 实验室的试剂准备区中完成。

1）提取试剂准备：在试剂准备区内将 $10 \times NH_4Cl$ 预处理液稀释成 $1 \times NH_4Cl$ 预处理液，由传递窗传至标本制备区待用。

2）检测试剂准备：本试剂盒检测试剂出厂时已完成分装，检测前按样本量拿取相应量的 1 号（CYP2C19*2）、2 号（CYP2C19*3）和 60 号（CYP2C19*17）试剂，由传递窗传至扩增区待用。

（2）核酸提取：需在 PCR 实验室的标本制备区中完成。

1）取 1.5ml 离心管，加入 1ml $1 \times NH_4Cl$ 预处理液，加入 150ml 全血样本，上下颠倒混匀，室温静置 5 分钟，待其充分裂解。

2）室温 3 000r/min 离心 5 分钟，缓慢倒弃上清液，用移液器将残余液体吸干净，注意避免吸走管底的白细胞。加入 1ml 生理盐水重悬白细胞，室温 3 000r/min 离心 5 分钟，缓慢倒弃上清液，用移液器将残余液体吸干净。

3）向富集有白细胞的离心管中加入 $100\mu l$ 核酸裂解液，用移液器反复吹打混匀直至成透明无团块状，室温静置 20～30 分钟，其间温和颠倒混匀 2 次。裂解完成后即可用于后续检测，也可 −20℃ 保存备用。

**3. 检测试剂加样**　需在 PCR 实验室的标本制备区中完成。

（1）取出检测试剂，向 1 号、2 号和 60 号试剂中分别加入处理后的核酸样本 $1\mu l$ 并进行标记。

（2）拧紧管盖，振荡混匀，短暂离心后取出，通过传递窗传至扩增区待用。

**4. 上机检测**　需在 PCR 实验室的扩增区中完成。

（1）从传递窗中取出已加入待测样本的检测试剂，打开荧光定量 PCR 仪。

（2）打开检测软件，进入"样本设置"界面，设置相应序号位置的样本名称，选择该位置所需的检测基因位点。

（3）设置完成，按"开始"按钮，弹出保存对话框，可自行设置文件名称，保存。保存后,微测序基因分析系统自动运行,界面左侧显示运行时间信息。

（4）程序运行结束,数据分析软件自动读取基因型,操作人员审核并记录结果。

### （四）附件

1. 试剂使用登记表（略）。

2. 荧光定量PCR仪使用记录表（略）。

3. 荧光定量PCR仪维护记录表（略）。

### （五）参考依据

1. 荧光定量PCR仪操作说明书。

2. CYP2C19测序试剂盒使用说明书。

# 第四章

# 质 量 管 理

TDM 质量管理是 TDM 实验室管理的核心。随着 TDM 技术的发展和广泛应用，TDM 实验室的质量管理水平直接影响检测结果的准确性和可信度，因此，应当全面加强质量管理，持续改进 TDM 质量，保障患者用药安全。本章将从质量管理体系、TDM 检测全过程的质量管理、检测前的质量管理、检测中的质量管理、检测后的质量管理以及质量改进六个方面来介绍 TDM 实验室质量管理。

## 第一节　质量管理体系

质量管理体系是指在质量方面指挥和控制组织的管理体系。为保证质量管理体系的贯彻执行，应组织制定质量体系文件。

### 一、质量体系文件的组成

质量体系文件可由"质量手册""程序性文件""标准操作规程（SOP）""质量和技术记录"四级文件组成。

1. **质量手册**　是指导实验室各项质量活动的纲领性文件，也是实现本实验室质量方针、目标的保证，包括描述实验室的组织结构，明确实验室的质量方针、质量目标及在质量体系中各职能部门、人员的职责和相互关系。

（1）组织结构：包括实验室的组织架构、实验室概况（硬件、软件和环境等）及实验室的工作内容等。

（2）质量方针：质量方针应满足临床医护人员及患者的需求和期望，如某些 TDM 实验室的质量方针是"严谨求实、准确高效、关怀服务、合理用药""公正、科学、准确、高效""精准及时、科学管理、高效公平、持续改进"等。质量方针一般是中长期方针,应保持其内容的相对稳定性。

（3）质量目标：质量目标是实验室总目标中的一个子目标。首先应确定质量指标,质量指标应该是可以识别、纠正和持续监控 TDM 实验室的质量问题,并通过采取纠正措施来改进质量指标,可以是定性指标（如是否参加室间质量评价、是否开展室内质量控制）,也可以是定量指标（如标本不合格率、报告时限符合率、危急值报告率、员工接受培训次数、患者满意度）。按照分析过程的不同阶段,可制定分析前、分析中和分析后的质量指标。

国家卫生和计划生育委员会于 2015 年发布《临床检验专业医疗质量控制指标（2015 年版）》,共 15 项质量控制指标,除"血培养污染率"以外的其他 14 项指标都适用于 TDM;2017 年又发布了 WS/T496—2017《临床实验室质量指标》（简称 2017 年版卫生行业标准）;2019 年,国家卫生健康委员会正式将部分质量指标纳入三级医院绩效考核指标体系;2020 年,国家卫生健康委员会发布三级医院评审标准,评审方法由原来的主观定性转变为客观定量,其中最重要的一部分是重点专业质量指标,临床检验专业采用的是上述 2015 年版质量指标。2015 年版质量指标是临床实验室质量管理的纲领性文件,为质量指标真正作为评价实验室管理水平的客观指标奠定基础,TDM 实验室质量指标的建立也应遵循该文件,同时各实验室还可结合实际情况增设其他质量指标。

质量指标要求达到的程度就是质量目标。质量目标的确立不能太低或太高。目标设立过高,难以实现,且浪费人力、物力,打击工作积极性;目标设立过低则失去激励作用。因此,制定质量目标需高于现状,经过努力能够达到。例如 1 年的检验差错率定为 5% 则为目标设定过低,临床不能接受,定为零差错又过于严苛,不切合实际,因此定为 1%～2% 较为合适。把差错率降至最低始终是实验室努力的方向。

（4）职责：确立质量方针和目标后,还需明确岗位职责。明确规定各岗位该做的工作,以达到质量方针和目标的要求,详见本手册第二篇第一章岗位职责部分。

2. **程序性文件**　为管理性文件,多为各种规章制度,详见本手册第一篇第一章规章制度部分。

3. **标准操作规程**　为技术性文件,是程序文件的支持性文件和细化,是实验室技术人员从事具体工作的作业方法,包括分析项目的 SOP 和仪器的 SOP,详见本手册第一篇第三章标准操作规程部分。

**4. 质量和技术记录** 记录是质量体系运作和检测过程的记载,是质量活动可追溯的依据,是将实验室质量控制工作数据化的重要手段。应制定 TDM 实验室相应的质量记录和技术记录,如人员培训记录、样本接收记录、仪器使用维护记录、危急值登记表等。应规定记录的范围、格式、标识、填写和修改要求、收集、归档、保管和处理等。以书写为例,质量记录和技术记录应及时书写,并保持原始性、真实性,不得杜撰、篡改,应内容齐全、清晰明确,编号并记录日期、签字。

## 二、质量管理体系文件的编写原则

质量管理体系文件的编写应遵循系统、协调、唯一及实用的原则。

**1. 系统性** 对 TDM 工作质量管理的所有要求和规定都体现在质量管理体系文件中,包括上述质量手册、程序性文件、标准操作规程、质量和技术记录 4 个层次的文件,各个层次的文件相互衔接。

**2. 协调性** 体系内的文件之间相互协调、相互补充,且应与有关行政管理部门的要求相协调,避免互相矛盾或留下管理空白。

**3. 唯一性** 对 TDM 工作来说,体系文件是唯一的,每个文件都应有唯一性标识。

**4. 实用性** 文件规定的内容在实际工作中能够实现,方便实施。

## 三、建立质量管理体系的准备工作

1. 确定实验室的组织结构。

2. 确认实验室工作人员的从业资格。

3. 法律法规、指导原则、专业指南等的收集和应用。

4. 制定规章制度,包括医、教、研及行政等各个方面,上级部门已有的规章制度可以直接应用。

5. 明确实验室当前或即将开展的检测项目。

6. 确认分析仪器和分析试剂的状态。

7. 建立项目及仪器 SOP 文件。

## 第二节　TDM 检测全过程的质量管理

全面质量管理是保证检测结果的重要手段，可依据发生的阶段分为检测前、检测中和检测后质量控制，涉及整个检测流程，如表 1-4-1 所示。

**表 1-4-1　TDM 检测过程**

| TDM 检测过程 | | |
|---|---|---|
| 检测前： | 检测中： | 检测后： |
| • TDM 申请 | • 仪器、方法、试剂 | • 结果审核 |
| • 患者准备 | • 标准操作规程 | • 报告 |
| • 样本采集、转运、接收 | • 参考区间 | • 样本储存、处置 |
| • 样本前处理、暂存 | • 质量控制 | • 报告解读 |

上述任何一个环节的质量好坏都会影响检测的最终质量，造成检测结果质量问题，所以需要对所有相关要素进行全过程质量管理。管理要点应用书面形式记录，形成程序性文件和标准操作规程。

## 第三节　检测前的质量管理

### 一、对 TDM 申请医师的指导与质量管理

TDM 申请是检测前阶段的第一步。TDM 申请的质量控制主要包括正确的患者、正确的项目、正确的样本类型和完整的申请信息等。

例如：对服用奥卡西平而未服用卡马西平的患者申请检测卡马西平的血药浓度，即申请项目有误。对使用万古霉素的患者申请常规的万古霉素血药浓度监测，申请者却不清楚万古霉素需要规律用药后第 3 天才能在体内达稳态血药浓度，在用药第 2 天就采血进行万古霉素血药浓度监测，导致检测结果不能准确反映万古霉素的稳态血药浓度，即申请的采样时间有误；当然，如果能运用定量药理学进行计算，也不一定需要达稳态血药浓度后采样。

因此，TDM 实验室应建立供临床医师使用的"TDM 项目手册"，至少应包

括开展的全部项目的中文名称、英文缩写、方法学、样本类型、采样时间、主要临床意义、参考区间、报告时限等,必要时注明项目申请注意事项和方法学的主要性能参数(如检测限、可报告范围等)。

## 二、对样本采集人员的指导与质量管理

样本采集是检测前阶段质量控制的重要环节,影响因素多,潜在变异大。TDM 样本的质量控制主要包括正确的患者状态和正确的样本。

例如:医师为使用他克莫司的患者申请他克莫司血药浓度监测,需使用抗凝全血,护士采血后未充分混匀导致样本部分凝血,可导致检测结果不准确,即样本有误,应拒收。

因此,TDM 实验室应建立供采血人员及运输人员使用的"治疗药物监测样本采集手册",至少应包括项目名称、样本类型、最佳采集时间、对患者状态的要求、采样容器、采样量、运送前保存及运送方式等。

## 三、对患者的指导与质量管理

患者是样本采集的被动接受者,医师、护士或 TDM 工作人员在样本采集前应与患者进行充分沟通,以保证结果的准确性。

例如:长期服用抗癫痫药的患者应定期监测抗癫痫药的血药浓度,但有的外地患者前来就医时,因出门前忘记带药而漏服药,血药浓度监测结果不能反映患者平时正常服药时药物在体内的暴露情况,应对患者进行教育,告知采样前的准备及注意事项。

## 四、对 TDM 样本接收人员的指导与质量管理

应建立严格的样本接收制度,有相应的人员依照实验室既定程序对样本进行验收,并做好记录。

应建立严格的不合格样本拒收制度,收样人员应拒收不合格样本,同时注明拒收原因,及时与送检科室沟通并做好记录。对有缺陷但可以接收的样本,应记录样本的缺陷并在报告中备注。

例如:某血药浓度监测所需的样本量一般不少于 2ml,但婴幼儿采样困难,导致样本量不足,应及时针对该情况与临床沟通,告知可能需要稀释后

进行检测,并在 TDM 报告单上注明以提示医师应考虑该因素对检测结果的影响。

# 第四节 检测中的质量控制

## 一、预防性室内质量控制

包括研究和控制所有可能影响测定结果准确性的各个方面的因素,主要有:

1. 加强实验室管理,建立健全实验室规章制度和标准操作规程。

2. 明确岗位职责,加强人员培训,提高实验室人员素质。

3. 定期检查、校准和检定仪器设备。

4. 对每一项分析方法进行方法学验证。分析方法验证的主要目的是证明特定方法对于测定在某种生物基质中的分析物浓度的可靠性。准确测定生物基质(如全血、血清、血浆、尿液)中的药物浓度,对于 TDM 的实施和后续个体化给药方案的制订非常重要。因此,必须完整地验证和记录应用的分析方法和方法学验证结果,以获得可靠的分析结果。方法学验证通常采用模拟生物样本和用药后的实际生物样本进行,验证内容可参考《中华人民共和国药典》(2020 年版)四部中的"生物样品定量分析方法验证指导原则",根据实际情况不同可分为完整验证、部分验证和交叉验证,具体操作可参考本手册第一篇第三章第二节中"方法学验证的标准操作规程"部分。

(1)完整验证:一般应对每个新分析方法和新分析物进行完整验证。一个生物分析方法的主要特征包括选择性(特异性)、定量下限、标准曲线、准确度、精密度、基质效应、分析物在生物基质及溶液中储存和处理全过程中的稳定性。

(2)部分验证:在对已被验证的分析方法进行小幅改变的情况下,根据改变的实质内容,可能需要部分方法学验证。可能的改变包括分析方法转移到另一个实验室,改变仪器、校正浓度范围、样本体积、基质或物种,改变抗凝剂、样本处理步骤、储存条件等。应报告所有改变,并对重新验证或部分验证的范围说明理由。

（3）交叉验证：应用不同方法从一项或多项试验获得数据，或者应用同一方法从不同试验地点获得数据，需要互相比较这些数据时，需要进行分析方法的交叉验证。如果可能，应在试验样本被分析之前进行交叉验证，同一系列质量控制样本或试验样本应被两种分析方法测定。对于质量控制样本，不同方法获得的平均准确度应在 ±15% 范围内；如果放宽，应该说明理由。对于试验样本，至少 67% 的样本测得的两组数值差异应在两者均值 ±20% 范围内。

5. 建立规范的标本接收制度，按要求保存样本。

6. 规范的检测报告单。

## 二、回顾性质量控制

分为室内质量控制和室间质量评价两部分。每个实验室都应建立内部质量控制方案，室内质量控制是室间质量评价的基础，室间质量评价是检验室内质量控制实施效果的有效手段，有条件的实验室均应参加室间质量评价。

1. **室内质量控制** 分析方法验证完成以后开始测定未知样本。在检测未知样本时应同时进行质量控制，规定接受或拒绝一个分析批的标准，以保证所建立的方法在实际应用中的可靠性，即室内质量控制（internal quality control，IQC）。国家卫生和计划生育委员会于 2015 年发布的《临床检验专业医疗质量控制指标（2015 年版）》中，涉及室内质量控制的指标有两个，分别是"室内质控项目开展率"和"室内质控项目变异系数不合格率"。室内质控项目开展率是开展室内质控的检验项目数占同期检验项目总数的比例，反映实验室开展的检验项目中实施室内质控进行内部质量监测的覆盖度；室内质控项目变异系数不合格率是指室内质控项目变异系数高于要求的检验项目数占同期对室内质控项目变异系数有要求的检验项目总数的比例，反映实验室检验结果精密度。两个指标都是检验中的重要质量指标。

药物相关基因检测属于定性实验，检测过程中应严格设立阳性、阴性和空白对照；血药浓度测定属于定量实验，室内质量控制的具体操作请参见本手册第一篇第三章第二节中"室内质量控制的标准操作规程"的内容。

2. **室间质量评价** 室间质量评价（external quality assessment，EQA）是由

专门机构组织，质量控制实验室共同进行的一种质量控制方式；是利用实验室间的比对来确定实验室能力，衡量的是实验室结果的准确性和可靠性，反映的是实验室参加室间质量评价计划进行外部质量监测的情况，体现实验室检验结果的可比性和同质性，同时为临床检验结果互认提供科学依据。

由各实验室使用同一来源、同一批号的质量控制样本，要求在统一时间内测定其中的各药物浓度，然后将测定结果反馈给专门机构。该机构再依据同一标准比较各参加实验室的工作质量，评价不同测定方法的准确性和可靠性。目前，组织 TDM 室间质量评价的机构包括我国的国家卫生健康委员会临床检验中心、美国病理学家协会（CAP）、英国政府化学家实验室（LGC）等。国家卫生健康委员会临床检验中心组织的室间质量评价计划对提升实验室质量管理水平起到积极的推进作用。

国家卫生和计划生育委员会于 2015 年发布的《临床检验专业医疗质量控制指标（2015 年版）》中，涉及室间质量评价的指标有两个，分别是"室间质评项目参加率"和"室间质评项目不合格率"。室间质评项目参加率是指参加室间质评的检验项目数占同期特定机构（国家、省级等）已开展的室间质评项目总数的比例，反映实验室参加室间质评计划进行外部质量监测的情况；室间质评项目不合格率是指室间质评不合格的检验项目数占同期参加室间质评检验项目总数的比例，反映实验室参加室间质评计划的合格情况。两个指标都是检验中的重要质量指标。在国家《三级公立医院绩效考核指标（2023 年版）》中，也包含室间质评项目参加率和室间质评项目合格率两个指标。

对于无 EQA 的检测项目，尽可能与外部实验室比对。国家卫生和计划生育委员会于 2015 年发布的《临床检验专业医疗质量控制指标（2015 年版）》中，涉及的指标是实验室间比对率（用于无室间质评计划检验项目），是指执行实验室间比对的检验项目数占同期无室间质评计划检验项目总数的比例。

# 第五节 检测后的质量管理

检测后的质量管理有 3 个方面：①形成报告、结果审核与发布；②样本保存与处理；③报告解读及临床沟通。

## 一、形成报告

检测结果分为自动传输和手工录入。自动传输是 LIS 直接抓取分析软件的实验数据，实验室需要定期对 LIS 的数据传输正确性进行验证，保证仪器检测结果与 LIS 中的导入数据一致，并与标本正确配对。若为手工录入，需核对录入结果与原始结果是否一致。

## 二、报告形式

报告形式有纸质报告单和电子报告单。条件允许的情况下优先选择电子报告单，实现无纸化传送，保护患者隐私，避免报告单实验室内的交叉污染。

## 三、报告内容要求

包括：①项目；②实验室的标识：实验室归属和名称、联系方式如地址、电话等；③患者的标识：姓名、年龄、性别、科室、病历号、床号等，必要时注明民族、诊断等；④样本的标识：样本类型、采集时间、采样人；⑤分析结果、单位、参考区间及异常提示等；⑥检测者和审核者的双签字；⑦必要时可附有报告解读；⑧一般可注明"本结果仅对此标本负责"字样。

## 四、报告审核和发放

1. 所有报告须经有关人员审核后发出，应有检测者和审核者的双签字。

（1）审核的要素：包括样本合格、仪器运转正常、分析试剂合格并在有效期内、分析人员按照 SOP 操作、室内质量控制在控、分析结果计算无误、排除其他影响因素。室内质量控制措施得到全面落实并在控时，报告由实验室已获相应专业技术资格的人员签发。

（2）审核者：审核者应当为具有丰富工作经验、中级以上职称的专业技术人员。审核者应对报告的质量负责。实习生、进修人员、见习期工作人员无报告审核权。

2. **特殊报告**

（1）危急值报告按照危急值报告制度，出现危急值后应及时审核，确认无误后立即通知临床科室并做好记录。要设立危急值质量管理目标,如危急值报告及时率、危急值报告漏报率、危急值登记完整率等,对质量目标进行系统监控是有效的质量监控方法。

(2)血药浓度不在范围内,或与该患者以往的结果相比差异较大的,或不符合临床用药实际情况的,应与开单医师和/或患者沟通确认后发出。

(3)定期统计检验报告不正确率,对不满意的项目进行原因分析并实施改进。

3. **报告时限** 应在规定的项目报告时限内及时发放报告,定期统计报告时限符合率,对不能满足报告时限的项目进行原因分析并实施改进。

4. **报告发放及结果查询方式**

(1)患者凭就诊卡、条码或其他取单凭证到人工服务台、自助报告打印机或 TDM 实验室打印报告。

(2)医师在 HIS 计算机终端查询报告。

(3)网络查询。

## 五、复测

制定样本复测制度,规定需进行原样本再次检测的情况。已发出的报告若发现有问题时应及时召回,并和临床沟通解释。

## 六、样本储存

样本在完成检测后还应保留一段时间,以便复测。储存条件和时间等应符合实验室相关制度的要求。

## 七、废弃样本处理

应严格按照实验室感染性材料和废弃物管理相关规定处理。

## 八、检验相关数据管理

实验室应管理好检验相关数据,采取有效措施保留所有报告的原始数据至少 3 年。

## 九、TDM 结果解读

TDM 结果解读需要质量控制的环节在于以下方面。

1. 应建立 TDM 结果解读相关工作制度、流程等。

2. 解读人员应参加 TDM 相关学习培训与继续教育,资质应符合要求。

3. 解读报告内容应全面、准确、规范。

4. 相关文档资料应齐全。

5. 定期整理推荐意见与临床治疗结果的相符率,并不断改进和提高。

# 第六节　质 量 改 进

质量需要控制,质量可以改进。所有改进要求改变,但并非所有改变都导致改进。设计或选择一个质量指标,分析这个质量指标的变化可以得知一个改变是否导致一个改进。那么,如何才能获得改进性改变?PDCA 循环是一个有用的质量管理工具,有助于获得改进性改变。

## 一、PDCA 循环步骤

P 是计划(plan),D 是实施(do),C 是检查(check),A 是处置(action)。

计划阶段(P):①内部审核,发现问题;②分析并找出其中的主要原因;③设定目标;④制订纠正或预防措施计划;⑤制订改进的时间进程表。

实施阶段(D):贯彻落实纠正或预防措施。

检查阶段(C):将执行结果与预定目标对比。

处置阶段(A):固化纠正或预防措施。发现问题进入下一个 PDCA 循环。

## 二、PDCA 循环案例

### 1. 计划(plan)

(1)内部审核,发现问题:TDM 实验室收到两个临床样本,均申请了伏立康唑血药浓度及伏立康唑代谢相关基因检测,伏立康唑血药浓度监测结果为样本 A 高于样本 B,但药物相关基因检测结果为样本 A 为快代谢型、样本 B 为慢代谢型。一般来说,快代谢型者的血药浓度应偏低,与检测结果不一致。药师与临床沟通后,排除了给药剂量、患者生理病理状态、用药依从性及采血等其他因素的影响。实验室复测这两个样本,血药浓度监测结果与第 1 次相反,样本 A 低于样本 B,基因检测结果则与第 1 次检测相同。核查了分析前、中、后各个环节可能的错误因素,并经过当天检测人员的回忆和分析,考虑发生错误的主要环节在于血药浓度监测转移上清液至进样瓶时,误将患者 A 的上清液转移至编号为 B 的进样瓶中,而将患者 B 的上清液转移至编号为 A 的进样瓶中,造成结果错位。

（2）分析并找出其中的主要原因:该血药浓度监测使用高效液相色谱法,需对样本进行前处理,多次转移液体的操作均为人工操作,每次转移根据容器上的编号来对应,该编号为操作人员用记号笔在容器上手写标记,操作人员极可能因多线操作而分神或流水线机械动作产生视觉疲劳,最终导致错误对应。

（3）设定目标:将现有的因人为操作因素所致的检测错误率降低。

（4）制订纠正或预防措施计划:①所有取自原始样本的部分样本应可明确追溯至最初的原始样本,所有步骤容器应做全识别标记,不简化标记,不靠记忆。要求实验人员使用标签转移法,即从收样编号开始,在采血管上粘贴写有样本编号的可移自粘标签贴,样本处理全过程均随样本的转移同时转移标签。②对所有同时开展基因检测和血药浓度监测的病例应查看结果是否符合,对结果异常的病例查阅病历医嘱等,查看结果是否与临床相符,如不能解释结果应查找原因,必要时复测。③合理排班,尽量减少人员多线操作,加强培训,强化人员的责任意识。

（5）制订改进的时间进程表。

2. **实施(do)** 贯彻落实纠正或预防措施。①调整排班,一人一岗;②准备可移自粘标签贴;③针对修订后的操作流程进行人员培训;④对每一例同时进行药物相关基因检测和血药浓度监测的患者进行联合报告解读。

3. **检查(check)** ①内部检查,所有操作人员按标签转移法操作;②对所有异常结果进行核查,未再发现样本处理过程中发生转移对应错误。

4. **处置(action)** 固化纠正或预防措施,把标签转移法加入人员培训及操作流程文件中。

操作过程中发现下一问题则进入下一个 PDCA 循环。例如,实施一段时间后发现标签为人工填写,偶有因字迹潦草出现识别错误问题,则进入下一个 PDCA 循环。

### 三、持续质量改进

1. 持续质量改进是指为进一步提高实验室检测质量,实验室根据质量管理体系的规定对所有操作程序定期系统地评审,建立质量指标,用于系统性监控、评价实验室各项工作在对患者和临床医疗服务方面的功效。保证实验室提供的相关临床服务与相应的临床医疗需求效果达到最佳状态。该项工作有以下特点:①重视检测过程,而不是检测者;②目的是加强深层培训,而不是临时应对检查;③注重问题的预防,而不是临时解决问题;④是一种主动进步的过程,而不是消极被动应付;⑤以临床服务为导向,而不是以实验室自身工作为主导。

2. **持续质量改进的应用**  可用临床服务满意度调查分析结果来确立持续质量改进目标。每年确定要关注的指标,调查目前该指标的状态,确定对该指标期望达到的水平,调查影响该指标的因素与改进方案,重新评价改进后该指标的状态,重复必要步骤,达到所期望的指标是持续质量改进工作的一个循环流程,同时也是保证科室长期发展的重要基础。

(1)每年制订质量改进计划,可参考一些行业规范、实验室认可准则等文件再结合实验室实际情况设计和制订细的质量改进计划,由实验室负责人批准后按计划实施。

(2)质量改进应包括实验室服务的所有方面,如对客户的服务、咨询服务、室内质量控制、室间质量评价等。医院内 TDM 工作还应保证实验室参与和患者医疗护理效果相关的质量改进活动。

(3)每年至少评估一次上述质量改进措施实施的有效性。

(4)保留所有关于质量改进的工作记录,如表 1-4-2 所示。

表 1-4-2　持续质量改进实施及评价报告

| 发现问题 | 负责人: | 日期: |
|---|---|---|
| 改进计划 | 负责人: | 日期: |
| 质量指标实施情况、调查情况 | 负责人: | 日期: |
| 改进效果评价及意见 | 质量负责人: | 日期: |
| | 主任: | 日期: |

# 第二篇　岗位培训

以实验室服务对象为中心，全程优质服务，不断提高监测质量，保障实验室安全，最大限度提升服务对象满意度，是 TDM 实验室质量管理所追求的永恒目标。保证实验室质量和安全的有效办法之一是做好人员管理，包括确定实验室所需的岗位类别，明确各岗位职责、任务、工作范围等；并制定配套的岗位培训内容、培训与考核制度等，形成全面的岗位培训和人员管理体系。本篇主要对实验室的岗位设置、岗位职责、岗位培训内容、培训要求和考核示例进行阐述。

# 第一章

## 岗 位 职 责

实验室人员岗位可设置管理岗位、实验岗位、报告解读岗位和其他岗位。管理岗位包括实验室负责人、质量控制小组；实验岗位包括样本处置、样本检测、质量控制岗位；报告解读岗位包括报告解读及其质量控制岗位；其他岗位包括实验室环境管理、仪器设备管理、试剂耗材管理、消防管理、感控管理、物价管理、信息管理、档案管理岗位，其他岗位可由管理岗位、实验岗位和报告解读岗位人员兼任。不同实验室可依据实际情况进行岗位增减。

### 一、管理岗位

#### 1. 实验室负责人

（1）全面负责实验室工作，对实验室实行统一领导和管理，贯彻执行国家法律、法规、政策，树立以患者为中心的管理思路和服务理念，制订实验室发展规划和工作计划，组织 TDM 新技术、新项目的引进和开发应用，促进 TDM 学科发展。

（2）批准、签署并督促执行实验室相关行政文件。组织制定和修订实验室相关规章制度、技术规范、工作流程和标准操作规程（SOP）等并督促实施，促进质量管理体系的持续改进。带领实验室人员贯彻执行各项规章制度，建立良好的工作秩序，树立严谨科学的作风，严防差错事故。

（3）负责实验室的建设和管理，确保实验室具有满足工作要求的各项条件。负责实验室仪器设备、试剂耗材等资产的管理，组织编制年度购置、安装、维修等计划。督促做好仪器设备的使用和管理，定期检查使用和维护情况。定期组织仪器设备的校验审核、维修维护工作，提高仪器设备的完好率和利用率。

（4）负责实验室安全，包括消防安全、生物安全、仪器设备安全、人员生命与财产安全等，督促相关岗位负责人切实履职尽责，明确职责任务；负责制定实验室安全相关应急预案并定期组织演练。

（5）根据实验室的工作任务、发展规划和人员情况，完善实验室的岗位设置，合理进行人员分工，保证各项工作的顺利进行。

（6）保持与临床科室或相关单位、部门的密切联系，收集建议或意见，保证持续质量改进。

（7）结合临床需求及实验室条件，对实验室人员进行合理排班，统筹安排各检测项目高效进行；掌握日常检测情况，及时作出合理调整，以保证出具报告的质量和时效性。

（8）定期主持、制订各项工作计划，并组织实施，督促检查，总结汇报，保管相关的各类资料。

（9）组织开展实验室人员的业务技能培训和技术考核，制定考核指标、奖惩制度及绩效分配制度。

（10）组织开展课题研究，带领实验室工作人员积极申请相关科研项目，承担各级各类科研项目。结合临床需要，组织实验岗位人员研发新的检测项目、更新优化实验室已有的项目检测方法与技术。

（11）定期组织各类学术讲座，鼓励实验室人员参加相关学术会议、科研工作等，促进自身发展；根据日常监测工作、科研任务和学科发展需求，制订各级岗位人员的进修学习和培训计划，确保本学科人才梯队和结构的合理性，并符合长远发展战略的目标。

（12）统筹安排新进人员、实习生、研究生及进修人员等各级各类人员的培训及带教工作；岗前培训责任到各岗位负责人；制定相应的培训制度和考核制度。

### 2. 质量控制小组

（1）定期组织对本实验室人员进行质量与安全工作的培训和教育，加强对相关法律、法规、规章制度、行为规范及实验室规范性文件的培训学习。

（2）建立健全 TDM 全过程的质量控制体系，包括样本分析前、分析中和分析后，拟定质量控制方案，定期召开质量控制例会，对各个流程及环节进行实时监控、指导，做好质量管理记录并妥善保存；对发现的问题及时整改，提出改进计划和措施，组织实施、解决问题，推进实验室持续质量改进。

（3）制定实验室各岗位质量控制的核查指标，并与人员绩效考核、评优评先等挂钩，定期抽查和考核。

（4）督促室内质量控制的正常开展；组织参与和完成室间质量评价工作。

## 二、实验岗位

**1. 样本处置** 包括样本运送、接收、保存及销毁。制定本实验室样本验收（拒收）、保存及销毁等相关规章制度和标准操作规程，严格执行，按要求做好记录。

**2. 样本检测**

（1）制定本实验室样本检测（复测）的相关规章制度和标准操作规程。

（2）根据需要检测的项目，结合检测系统的分析性能等选择恰当的检测仪器和检测方法对样本进行检测、出具报告。检测过程中需按照要求完成室内质量控制，并填写相关记录。

（3）仪器设备的日常维护保养。

**3. 质量控制**

（1）日常质量控制监测：负责监控日常检测的质量控制情况，包括是否在控、是否按要求记录等；定期评估分析质量控制记录，发现问题应及时上报质量控制小组。

（2）报告审核：对检测全过程的每个环节进行质量控制，确保检测结果的真实性、可靠性和可溯源性。

（3）检测项目维护：①及时处理日常检测过程中的质量控制、方法和仪器问题；②定期盘点检测项目所需的试剂、质控品、耗材等，及时请领，以保证有足够的库存试剂、质控品和耗材备用；③现有项目的检测方法优化与技术更新；④开展课题研究，研发新的检测项目。

（4）其他：包括但不限于①定期抽查检测全过程的相关记录是否完善；②定期抽查报告时限是否符合既定要求；③定期抽查样本保存是否符合要求，是否有漏／错检测样本、漏审核报告等。

## 三、报告解读岗位

### 1. 报告解读

（1）报告解读药师可由取得临床药师岗位培训证书或者具有临床药学工作经验2年以上且具备中级及中级以上专业技术职称的药师兼任。

（2）出具规范化的TDM解读报告。根据最新指南、共识或药品说明书等，运用药动学、药效学、临床药物治疗学、遗传药理学等知识，综合分析检测方法和结果，结合患者个体情况（包括人口学数据、生理病理特征、临床特殊诊疗操作、用药情况、依从性、遗传学信息、生活及饮食习惯等），分析与解读检测结果，实施定量计算，为临床干预提供建议，应包括但不限于：①临床诊疗方案建议；②监护与随访建议；③患者自我管理建议。

### 2. 质量控制

（1）制定TDM报告解读的相关工作制度、流程等。

（2）定期组织相关人员参加学习培训与继续教育，保证人员资质符合要求。

（3）审核解读报告内容是否全面、准确、规范。

（4）定期抽查推荐意见与临床治疗结果的符合率。

## 四、其他岗位

### 1. 实验室环境管理

（1）负责实验室环境监控，包括实验室温度、湿度、水、电、墙面、地面、天花板、柜子、椅子、电话等的维护，以保证实验室的环境能够满足检测工作的需求。

（2）负责安排和监督实验室的环境整洁，包括：①操作台面、地面、储物柜和仪器设备清洁；②实验室张贴的各种标识清晰、无脱落；③实验用品有序摆放，使用后放回原处；④实验完成后，实验人员应将容器、玻璃器皿、实验台面等及时进行清洁；⑤实验台面除必需品外，不得摆放其他物品；⑥实验人员应保持个人的清洁卫生，工作服应定期清洗。

（3）督促实验室人员遵守劳动纪律，规范穿着工作服；严禁在实验室饮食、吸烟，不得存放与工作无关的物品；防止陌生人进入实验室。

2. **仪器设备管理**

（1）负责实验室仪器设备管理工作，建立仪器设备管理台账。单个仪器设备管理应责任到人，由专人（仪器负责人）管理。

（2）按照实验室仪器管理制度建立仪器档案，制定仪器设备的标准操作、维护规程，有使用、维护、维修及校准等记录，定期归档。

（3）确保每台仪器由完成并通过岗位培训和考核的人员操作。

（4）掌握实验室仪器设备的技术状况，负责仪器设备的定期校准和检定，确保仪器设备的受检率达100%；根据仪器设备的校准和检定结果对其进行标识；对需要维修的仪器设备及时上报维修，并做好维修、校准和检定记录。

3. **试剂耗材管理**　负责实验室各类试剂耗材的日常监管，包括登记入库、出库、清点盘存、保管、报废等工作，做到账册与实物相符，防止试剂耗材变质、过期和浪费；按需及时申购，以保证日常检测工作的正常开展。

4. **消防管理**

（1）负责消防器材、设施、设备的配置、维修、保养等工作，定期检测；并放在便于使用的地方，保证随时可用。

（2）定期组织消防安全培训和演练，普及消防知识。

5. **感控管理**

（1）负责实验室感控管理的各项工作，协助负责人制定和修订实验室的感控管理制度、应急预案并组织实施。

（2）定期组织感控、生物安全知识培训和考核。

（3）实验室人员发生职业暴露时，及时上报并协助处理。

（4）在实验室配备职业暴露防护箱，并放置在方便取放的醒目位置。定期盘点箱内的防护用品，保证品类齐全、物品完好且在有效期内。

### 6. 物价管理

（1）负责对各个检测项目的收费标准进行确认，严格执行政府定价，及时调整变动，定期自查。

（2）按要求做好检测项目的价格公示工作。

（3）负责新项目成本测算与申报。

### 7. 信息管理
实验室信息管理包括实验室信息系统（LIS）、医院信息系统（HIS）、计算机、网络等的管理。

（1）负责实验室计算机、网络、软件的规范有序运行，信息系统、相关软件的操作培训，以及与信息管理部门的沟通和联络。

（2）负责硬件的保养与维护，包括计算机、打印机、计算机与相关自动分析仪的数据端口连接等。

（3）负责制定信息系统相关应急预案，定期组织培训和演练；定期验证LIS的数据传输准确性、安全性及效率；存储数据定期备份，避免各种原因造成的数据丢失或改变。

（4）负责LIS、HIS相关记录文件的制定、修改和维护；根据实验室工作需求及时对LIS、HIS进行调整设置，以优化工作流程。

（5）负责信息系统、相关软件的升级、维护，包括系统升级、项目信息维护、网络维护、数据传输及传输结果一致性核查等。

### 8. 档案管理
负责实验室档案管理，包括学科建设管理档案、人员档案、仪器设备档案、科研档案、教学档案、质量控制管理档案等，档案妥善保存，方便查阅、备份、修订。

# 第二章

# 人 员 培 训

## 第一节 概  述

治疗药物监测是一门应用性的交叉学科。作为药师开展精准化个体化药学监护的重要支撑,TDM 已成为现代药物治疗中的重要技术手段,具有重要的临床意义。因此,开展 TDM 岗位培训和人员培训尤为重要。

卫生人才的培养一般包含学校教育和在岗培训。然而,目前我国药学教育体系中缺乏相应的 TDM 人才培养方案,TDM 岗位的药师多为药物分析相关专业人员,或由临床药师兼职或转岗为 TDM 药师,大多不能涵盖 TDM 所需的广泛技能和知识。加之 TDM 检测自建方法普遍,缺乏标准化且质量参差不齐。同时,新药上市层出不穷,药物分析新技术、新方法日新月异,TDM相关研究也不断更新,持续在岗培训显得尤为重要。本章内容主要以 TDM药师的岗位培训为主要内容,介绍相关培训教育课程的设计与实施。

TDM 药师的岗位培训按不同的维度分类可有多种形式和途径。

(1)岗前培训和持续在岗培训:岗前培训是正式独立上岗前的培训,包括医院层面的岗前培训、科室层面的岗前培训和实验室层面的岗前培训。持续在岗培训则是正式独立上岗后,为保证持续质量改进,提高人员专业技术水平,以及适应学科和技术发展而持续开展的培训。

(2)自我培训、内部培训和外部培训:自我培训以自学为主,包括专业书籍、学术论文及网络资源等。其中,网络资源可选择诸如中国药理学会治疗药物监测研究专业委员会网站、药物治疗网等相关网站,以及相关微信公众号及视频平台等。内部培训是内部人员之间互相学习和交流,包括专题讲座、业务学习、文献汇报、小组讨论、案例讨论等;也可利用外部资源进行培训,包括请进来和送出去两种方式。请进来可以邀请外单位的专家现场指导、仪器设备工程师现场培训等；送出去包括学历提升、进修、参加培训班或学术会议等。如国际治疗药物监测和临床毒理学会主办的"国际治疗药物监测和临床毒理学大会"，中国药理学会治疗药物监测研究专业委员会主办的"全国治疗药物监测学术年会"，中国药师协会治疗药物监测药师分会主办的"治疗药物监测药师岗位培训"，中华医学会检验医学分会主办的"全国检验医学学术年会"及质谱相关的大会等。

TDM 药师岗位培训的内容主要包括理论知识培训和技能操作培训。

（1）理论知识培训：由于 TDM 的学科交叉性和复杂性，TDM 药师需要有针对性地强化理论知识。包括但不限于：①药学理论知识，包括药理学、药动学、药物分析、分析化学、体内药物分析、仪器分析、药剂学、定量药理学、分子生物学等；②相关专业知识，如临床医学、医学检验学、统计学等；③实验室管理和质量控制等。此外，新进人员入职前还应接受医院的岗前培训，包括但不限于相关法律法规和行业规范等内容。

（2）技能操作培训：TDM 是一项药学实践服务，TDM 药师还需要进行专项技能培训，包括药学实验技能和临床实践技能。药学实验技能包括方法建立、方法学验证、样本检测，以及各种检测仪器设备如液相色谱仪、质谱仪、PCR 仪等的使用和维护。此外，实验室常用小型仪器设备的正确使用对保证实验结果的准确性也至关重要。因此，移液器、混匀器、离心机等小型仪器的使用和考核也是实验技能培训中的重点部分。临床实践技能主要是指 TDM 报告解读的能力，报告解读人员应经过相关的专业知识培训及考核。

中国药理学会治疗药物监测研究专业委员会发布的《治疗药物监测工作规范专家共识（2019 版）》中明确指出，分子生物学是研究核酸和蛋白质等生物大分子的结构及其在遗传信息传递和细胞信号转导中作用的学科，是 TDM 考虑遗传因素影响的重要理论和方法工具。因此药物相关基因检测也纳入 TDM 范畴，检测药物相关基因经常使用的荧光定量聚合酶链反应、荧光原位杂交、基因芯片、基因测序技术、飞行时间质谱技术及相关理论也是需要对岗位药师进行培训的。

TDM 药师培训的目标：①知晓医疗机构的相关法律法规、规章制度和行业规范；②能利用分析检测技术，为临床提供准确的检测结果；③能根据检测结果，结合临床实际，分析和解读结果，并能为临床提供个体化合理用药建议；④能开展 TDM 相关科研工作。

实验室人员培训均应留有培训记录，见表 2-2-1。

表 2-2-1　实验室培训记录表

| 题目 | | | | | |
|---|---|---|---|---|---|
| 被培训人（签字） | | | 培训人（签字） | | |
| 培训时间 | | 培训地点 | | 培训方式 | |
| 培训内容： | | | | | |
| 备注： | | | | | |

# 第二节　人员培训的重点内容

## 一、实验室规章制度培训

基于实验室制定的规章制度对工作人员进行培训，有利于增强工作人员的规范化意识，提高工作人员操作的准确性。新入职人员必须按照岗位职责的要求，执行"先培训、后上岗"的原则，培训考核合格后由实验室负责人授权上岗，岗前培训和考核记录归档留存。同时还应对实验室工作人员进行定期培训和考核，以确保能够维持工作人员的工作质量。

1. **实验室工作制度培训**　对 TDM 实验室概况、各项基本工作制度进行培训，包括岗位设置及岗位职责，仪器设备概况、检测项目、质量控制指标等内容。与此同时，应对相关法律法规文件、认证认可文件、标准规范文件及质量体系文件进行宣讲与培训，可印发相关规章制度，供实验室工作人员学习，包括且不限于以下文件：《中华人民共和国传染病防治法》《医院感染管理办法》《医疗机构管理条例》《医疗机构临床实验室管理办法》《医疗机构临床基因扩增检验实验室管理办法》《医疗废物管理条例》《医疗卫生机构医疗废物管理办法》《危险化学品安全管理条例》《实验室生物安全通用要求》《生物安全实验室建筑技术规范》《临床实验室设计总则》《临床实验室室间质量评价要求》《临床实验室定量测定室内质量控制指南》《医学实验室质量和能力认可准则》及地方性相关法规、行业标准等。

2. **临床基因扩增检验实验室培训** 临床基因扩增检验（PCR）实验室制度培训应着重强调谨防检测前、检测中和检测后的交叉污染。非本实验室工作人员未经允许不得进入基因扩增检验实验室，工作人员在操作时也不能随意进出，以免造成不应有的污染。

3. **仪器设备使用培训** TDM 实验室仪器设备应设置仪器负责人，仪器负责人由工程师进行培训。工作人员初次使用任何仪器设备前，均需由仪器负责人进行严格、系统的培训。内容涉及仪器设备的工作原理、日常操作程序、保养方法、常见故障排除、检测结果分析等。培训后经考核合格方可使用。

4. **试剂使用培训** TDM 实验室的不同试剂应按照其理化性质分类储存与保管。对实验室工作人员进行试剂使用与保管培训，要求所有试剂应在规定地点依次摆放好，取用后立即放回原处，尤其是需低温保存的试剂，应防止室温放置过久而导致试剂变质；遇光易变质的试剂，取用后用黑纸包好，并存放于避光处；使用有挥发性的强酸、强碱（如浓硝酸、浓盐酸、浓氨水）和有毒试剂（如溴）时，应在通风橱内开启瓶塞，操作宜迅速，用毕立即盖紧瓶塞。

5. **样本管理培训** 此项培训应针对实验室、医、护、运送等相关人员进行，避免由于样本采集、运送等因素影响检测质量及生物安全。重点强调样本核收时应仔细核对患者基本信息（姓名、性别、年龄、科室、住院号等）、检验项目等完整正确，且与申请单一致，并有唯一标识。不能及时检测的样本，要按规定的储存条件及方式妥善保管备测。

6. **报告审核发放及解读培训** 实验室应对报告审核人进行审核培训，使其熟悉所审核项目的检测流程，具备运用临床、药物分析等相关知识对检测结果的准确性和可靠性进行判断的能力。实习、进修、见习期工作人员及研究生无报告审核权。所有检测报告须经审核后方可签发，应有检测人和审核人的双签字。报告解读人应需具备 TDM 结果解读相关知识，并经过相关的专业知识培训及考核。

7. **危急值报告培训** 危急值报告培训主要是要求工作人员应谨记相关药物的危急值，一旦检测结果确认为危急值必须迅速报告临床科室，并及时在"危急值报告登记本"上详细记录。若临床危急值发生变化，应及时告知相关工作人员。

8. **急诊检测培训** 急诊检测培训时应着重强调急诊检测必须及时、准确地检测并发出报告。实验室应配备有资质的急诊检测人员和设备,按照急诊检测制度开展急诊检测工作,提高检测的质量和工作效率。

9. **差错和投诉处理培训** 对实验室工作人员进行工作态度及服务态度培训,能够有效减少和防止重大差错事故的发生,定期进行培训并通过持续改进实验室的工作质量及服务态度,提高满意度,降低投诉率。当发生差错事故或投诉时,应立即给予纠正,并及时上报实验室负责人,及时处理,防止差错进一步扩大,将可能造成的损害降至最低。

10. **安全培训** 实验室安全管理制度培训对人身安全和财产安全至关重要,也是保证实验室工作质量与效率的重要前提。实验室安全制度培训主要涉及生物安全、试剂安全、强电安全、消防安全及个人防护与处理等方面。实验室负责人、感控管理员及消防安全员应定期开展安全制度与应急流程的培训,并进行实验室安全检查。

11. **值班培训** 实验室工作人员值班前应接受系统培训,分别从理论与实践进行培训,独立值班之前应进行跟班学习,包括值班岗位职责、应急处理方法、样本验收、室内质量控制、危急值报告、仪器使用及维护保养等各项记录。值班人员负责值班期间的实验室环境卫生,以及门、窗、水、电、气等安全工作。

12. **信息管理系统培训** 进行信息系统及医院信息系统功能讲解和使用培训非常重要。使用 LIS 的实验室应设有专人进行 LIS 管理,对使用人员进行岗前培训。实验室信息系统培训涉及样本核收、数据存取、报告审核和签发等操作过程。考核合格后由实验室负责人授权使用信息系统,不同的操作者应授予不同的权限。

13. **相关专业知识培训** 坚持以专业培训和自学相结合的原则,每周或每月定期组织科室或实验室进行业务学习,内容包括专题讲座、论文交流、案例分析、课题计划及进度汇报等,互传互授相关知识和技术。

## 二、安全培训

人为的失误和不规范的操作会极大地损害实验室工作人员的人身安全,

影响检测工作的顺利开展。提高实验室工作人员的安全意识,确保检测操作规范化与标准化,是预防实验室感染、差错和事故的关键。因此,安全事件的预防及应急处理培训是实验室人员岗位培训的重要组成部分。

安全培训涉及岗前培训及工作中的定期培训,尤其当安全规定或标准更新或补充完善后,应及时对全体工作人员进行培训,并着重强调对新增条款及重要内容的讲解。实验室安全培训的主要内容包括生物安全培训、消防安全培训、个人防护与处理措施等。

**(一)生物安全培训**

**1. 生物安全培训内容** TDM 实验室生物安全培训涉及的内容包括生物安全相关法律、法规、办法、标准,本实验室生物安全手册、生物安全管理制度、应急预案、紧急事件上报及处理程序、生物安全风险评估、生物安全操作规范、个人防护用品使用方法、实验室消毒与灭菌、感染性废弃物处置等,明确所从事工作的生物安全风险,提高自我保护意识。实验室感控管理员应定期组织实验室全体人员进行生物安全培训与考核。对新上岗的工作人员进行生物安全知识、生物安全手册等的培训。当有关部门新颁发、修订生物安全相关法律、法规、规范、标准等时,实验室生物安全手册应进行更新,并及时组织开展相关内容的培训。

**2. 生物安全培训考核方式** 考核形式可多样化,如生物安全知识笔试作答、口头提问与实践操作等相结合的方式,应建立并保存培训与考核档案。

**(二)消防安全培训**

**1. 消防安全培训要求** 为保证实验室的所有工作人员自觉熟悉和遵守相关的安全规章制度,维护实验室、科室及医院的安全,减少安全事故或伤害事件的发生,实验室应定期进行消防安全培训,以保证实验室工作人员及来访人员的安全。所有员工,特别是新入职人员必须接受消防安全培训。

消防安全培训包括基本安全制度、个人基本防护、注意事项、安全出口位置和紧急疏散路线等。工作人员应积极参加实验室组织的消防培训和消防演练,并做相关记录。消防培训的内容包括灭火设备如手提灭火器的使用、火灾发生时的基本措施和自救方法及紧急疏散演练。消防演练应由消防部门指导进行。

实验室工作人员应自觉学习消防安全知识,在消防安全培训时可组织消防知识竞赛、有奖竞答等激励性措施,提高人员的参与度和积极性。将消防安全培训内容纳入实验室考核内容,制订培训计划,研究培训内容,确保落到实处。

**2.消防安全培训内容**

(1)消防安全培训目标

1)四懂:懂得发生火灾的危险性;懂得预防火灾的措施;懂得扑救火灾的方法;懂得逃生疏散的方法。

2)四会:会使用消防器材;会报火警;会扑救初起火灾;会组织疏散逃生。

3)四个能力:提高检查消除火灾隐患的能力;提高组织扑救初起火灾的能力;提高组织人员疏散逃生的能力;提高消防宣传教育培训的能力。

4)五个第一:第一时间发现火情;第一时间报警;第一时间扑救初期火灾;第一时间启动消防设备;第一时间组织人员疏散。

(2)消防安全知识培训:坚持以人为本,坚持"安全第一,预防为主,重在教育"的原则,加强对实验室工作人员的安全教育培训,提高实验室人员的安全意识和自我保护能力,掌握必要的安全行为知识和技能。了解相关的法律法规常识,学习掌握安全常识,具备基本的救护常识和自救互救能力,清晰各自岗位的安全责任,切实增强工作责任心,知晓如何预防火灾发生及发生火灾后应采取的急救措施。做到实验室内人人都有维护消防安全、保护消防设施、预防火灾、报告火警的义务。

(3)消防器材使用培训:实验室工作人员需学习如何正确使用消防器材。消防器材培训主要针对具体器材开展,如实验室常见种类的灭火器、消防栓、灭火毯、灭火弹、消防报警系统等。实验室工作人员经培训后应明确知晓实验室消防器材的放置位置,熟悉各种类型消防器材的性能特点及使用方法,发生火灾时能够迅速应用适宜的消防器材防止火情蔓延。

(4)消防演练培训:有计划、有组织地开展消防安全活动,定期与消防部门联合组织消防演练,督促实验室工作人员积极参与。可设置有奖竞赛、趣味消防活动等,调动实验室工作人员的积极性,提高消防安全意识,降低安全隐患,增强自救能力。

（5）消防安全培训方式

1）由实验室负责人和消防安全员组织实验室人员进行消防安全培训。

2）邀请消防部门专业人员进行授课及消防演练。

3）通过制作壁报、宣传手册等方式进行消防安全教育。

4）通过集体观看宣传教育片进行消防安全教育。

（6）消防安全培训考核方式：可组织消防知识竞赛、有奖竞答等激励性措施，提高人员的参与度和积极性；也可组织消防技能测试与竞赛对工作人员的消防能力进行考核。

**3. 个人防护与处理措施** TDM实验室是进行血药浓度监测的重要场所，为了保障实验室工作人员的安全，实验室个人防护措施是必不可少的。个人防护措施是保障实验室工作人员安全的重要手段，实验室工作人员应认真遵守防护措施，确保自身安全，同时也应该积极参与实验室安全管理，共同维护实验室安全。

（1）个人防护措施

1）穿着白大褂，佩戴手套、口罩及帽子，必要时佩戴护目镜，避免直接接触化学品、生物制品等物质，防止发生腐蚀及烧伤事件。

2）注意个人卫生，及时洗手，摘取手套及口罩时应避免交叉感染和污染。

3）严格遵守实验室规章制度与标准操作规程，培养良好的工作习惯。

4）将所有生物样本作为具有高度的传染性来对待，操作中工作人员要注意必要的防护。

（2）处理措施：实验室工作人员发生意外伤害时，应立即到医院急诊或相关科室救治。以下所提供的方法为紧急情况下的基础救助，并非专业救治。

1）若有样本溢出，必须立即对溢出物进行处理并对相关区域消毒。

2）被火烧伤时应立即将烧伤部位没入冷水中，遇酸或碱烧伤时立即以大量清水冲洗受伤部位，必要时去掉受伤部位的衣物反复冲洗。

3）划伤、刺伤时，在伤口旁轻轻挤压，尽可能挤出损伤处的血液，再用肥皂液和流动水进行冲洗，禁止进行伤口的局部挤压。受伤部位的伤口冲洗后，应当用消毒液（如75%乙醇或0.2%安尔碘）消毒并包扎伤口。

4）若发生电击伤，应立即关闭电源开关，小心地用绝缘物体移开带电物，受害人停止呼吸时要立即呼救和进行人工呼吸。

5）浓酸、强碱等具有强烈的腐蚀性，使用时应在通风橱中操作，如不小心溅到皮肤或眼内，应立即用清水冲洗，然后用 5% 碳酸氢钠溶液（酸腐蚀时采用）或 5% 硼酸溶液（碱腐蚀时采用）冲洗，最后用清水冲洗。

6）误食强酸、强碱时，迅速给予误食者适当的中和剂（忌用碳酸氢钠及碳酸钠作中和剂；碳酸盐中毒时用清水稀释，忌用酸类）与消化道黏膜保护剂；误食其他毒性物质时，应按照其标签上的说明救助。但对神志不清的受害者绝对不能给水或其他液体。

# 第三节　理论知识与实践技能培训

## 一、体内药物分析相关理论知识培训

体内药物分析是药物分析在生物体内应用的重要分支学科，开展机体内药物及其代谢物和内源性物质的定量分析是该学科的研究任务之一。TDM 的本质是体内药物浓度水平的测定，因此体内药物分析的相关理论是开展 TDM 工作的基础。

### （一）体内药物分析的定义、意义、任务及特点

体内药物分析（pharmaceutical analysis in biological sample）是一门研究动物、人或细胞等生物机体中的药物及其代谢物，以及内源性物质的质与量的变化规律的分析方法学，是药物分析学科在临床药学领域的进一步巩固和发展，也是现代药学的创新和延伸。

药物进入体内后，经过吸收、分布、代谢和排泄过程，其化学结构与存在状态均可能发生变化。药物在体液中除了以游离型的原型药或代谢物存在外，也有以原型药或代谢物与葡糖醛酸等内源性物质结合的缀合物形式存在的，或以与蛋白质结合的结合药物或代谢物存在。体内药物分析是对动物或人体体液或组织中的游离药物浓度或药物总浓度的分析，主要包括以下任务。

1. **生物样本分析方法的研究**　体内药物分析的样本来自生物体，其组成较复杂、基质干扰大、药物浓度低，有效的分析方法是关键问题。开展药动学研究时，要求分析方法灵敏、专属、准确、可靠；TDM 工作直接服务于临床，这类分析的特点是要求结果获得及时且往往样本容量较大，因此需要简便、准

确和高通量的分析方法。体内药物分析的首要任务也是进行分析方法的研究与开发，提供优化的最佳分析条件：评估各种分析方法能达到的灵敏度、专属性和准确度；探讨各种方法应用于体内药物分析中的规律性问题。

**2. 为新药的体内研究提供数据** 在新药研究过程中，按照国家新药注册审批有关规定要提供药物在动物和人体内的药动学参数，这些数据的获得首先基于体内药物浓度的准确测定，这些研究工作的开展依赖体内药物分析来完成。

**3. 为临床治疗药物监测提供数据** 为保证临床用药安全、有效，体内药物分析应为治疗药物监测提供准确的血药浓度数据，并对血药浓度数据进行具体分析和合理解释，提供药学情报和信息，参与指导临床合理用药、确定最佳剂量、制订治疗方案。

**4. 滥用药物检测** 麻醉药品和精神药品的滥用问题在世界范围内日益严重，如何确证嫌疑人存在药物滥用现象已成为一个重要的课题。对于吸毒者体内的毒品（冰毒、海洛因等）和运动员体内的禁药（兴奋剂等）的检测，也必须依据体内药物分析手段和技术才能完成。

**5. 内源性物质监测和代谢组学研究** 体内的内源性生命物质如激素、儿茶酚胺和尿酸等在机体正常生理条件下均处于一定的浓度范围内，当这些标志物在体内的浓度发生显著变化或出现异常时，提示机体发生病变。监测体内内源性物质的浓度变化，即代谢物谱或代谢轮廓的改变对于某些疾病的诊断及治疗均具有重要意义。

体内药物分析开展过程中可能会遇到的困难包括以下方面。

（1）生物样本基质复杂：生物样本中含有蛋白质、脂肪、尿素、钠、钾等大量内源性有机和无机物质，以及药物自身在体内形成的代谢产物和／或各种缀合物或结合物。生物样本中共存的各种内源性或外源性物质往往干扰分析测定，因此样本一般均需经过分离净化后才能进行分析，以适应分析方法的专属性与耐用性要求。

（2）待测药物的浓度低：体内药物分析中的生物样本量一般较少，且多数在特定条件下采集，不易重新获得；同时，待测药物往往浓度低、变化幅度大。因此，经初步分离后，生物样本在测定前大多还需要经过浓缩、富集等处理，以使其适应分析方法的灵敏度要求。

（3）分析方法要求高：由于生物样本中待测药物的浓度较低，对分析方法的灵敏度与专属性要求较高。同时,供药物浓度检测的分析方法要求简便、快速,以便迅速为临床用药及中毒解救提供体内信息及相关数据。

（4）实验室仪器设备要求高:体内药物分析实验室应拥有可以进行多种分析项目的设备和能力。如样本冷贮、萃取、离心分离、浓集等必要的设备及高灵敏度、高专属性的分析仪器等。

（5）测定目标与数据处理复杂:有时由于生物样本中待测药物的浓度极低,需要测定其代谢产物。同时,体内药物分析的工作量大,分析目的涉及不同学科与专业领域,使得测定数据处理和结果的阐明有时不太容易。

**（二）常用的体内药物分析相关技术**

体内药物分析中应用的分析方法包括经典的色谱法,如高效液相色谱法（high performance liquid chromatography,HPLC）、液相色谱-串联质谱法（LC-MS/MS）、免疫分析法（immunoassay,IA）、光谱法、电化学分析法等。其中,HPLC、LC-MS/MS 及免疫分析法是 TDM 工作中常用的分析方法。

1. **高效液相色谱法** 是将试样注入色谱柱的前沿,借助流动相送入柱内。通过试样中的不同组分在固定相与流动相间物理作用的差异达到分离,并从色谱柱先后洗脱。为了缩短色谱分离时间、提高分离能力,除加快流动相的流速外,为防止待测物质在非平衡状态下通过色谱柱而造成分离状态异常,还需要使用具有高分离能力的填充剂,以使组分在固定相和流动相之间尽快达到平衡。20 世纪 60 年代末,在研制出能使液相色谱法高速化的高性能耐压定量泵后,又开发出多种具有高分离能力的填充剂,加之高灵敏检测器的开发和应用形成现代高效液相色谱法。

HPLC 具有分离性能高、分离模式多样、应用范围广、分析速度快、检测灵敏度高、操作自动化程度高、与多种技术（如质谱、核磁共振波谱等）均实现联用等特点,特别适合具有复杂基质的体内生物样本中的药物及其代谢物、内源性物质等的分析。在体内生物样本分析中,最常采用的 HPLC 是反相高效液相色谱法（reversed phase high performance liquid chromatography,RP-HPLC）。RP-HPLC 是以极低极性或非极性的化学键合相作为色谱柱填料,以极性较大的水-甲醇或水-乙腈溶剂系统作为流动相的色谱分析方法。RP-HPLC 的应用特点如下。

（1）分析时间短:在 RP-HPLC 中极性大的组分不易被色谱柱保留,生物样本中的内源性物质通常具有较大的极性,故通常比极性相对较小的亲脂性药物先流出柱,整个色谱分析时间相对较短。

(2)样本处理简单:RP-HPLC 的样本处理方法简单,通常经过蛋白沉淀后即可进样分析。

(3)适用范围广:适用于 RP-HPLC 的色谱柱种类繁多,其固定相大多是硅胶表面键合十八烷基硅烷、辛烷基等疏水基团。其中,最常用的是十八烷基硅烷键合硅胶,简称 ODS 或 C18。

另外,RP-HPLC 与离子对色谱技术结合,可以同时分析各种极性的离子型和无极性的非离子型药物及其代谢物。

2. **液相色谱 - 串联质谱法** 液相色谱 - 串联质谱是以 MS 为检测器的 HPLC,它集 HPLC 的高分离率与 MS 的高灵敏度、高专属性于一体,已成为体内药物及其代谢产物的定性定量与药动学研究最强有力的分析工具之一。LC-MS/MS 技术方法的建立及优化涉及基质效应,然而随着 LC-MS/MS 技术的发展,逐渐发现生物基质会引起待测物质的响应与浓度发生非线性变化,即基质效应(matrix effect,ME),ME 的评估在 LC-MS/MS 方法的建立中非常重要。

ME 是指样本中存在的干扰物质对待测物质的响应造成的直接或间接影响,使待测物质的离子化效率降低或者增强。引起 ME 的成分一般为生物样本(如血浆、尿液、组织等)中的内源性物质,也可能是药物的代谢产物或同服的不同药物,这些成分常因在色谱分析中与目标化合物分离不完全或未被检测到而进入 MS 后产生基质效应。ME 产生的机制一般认为可能是源于待测物质与未检出的来源于基质的共洗脱物在 LC-MS/MS 接口处竞争与初级离子反应的结果,其竞争结果会显著降低(离子抑制,ion suppression)或提高(离子增强,ion enhancement)LC-MS/MS 接口处待测物质离子的生成效率。

ME 的简易评价方法如下:通过对加入不同来源的(至少来源于 6 个批次或个体)某种生物基质中的待测物质的质谱响应值进行比较获得。如果基质难以获得,可使用少于 6 个批次的基质,但应说明理由。制备两组不同浓度的待测物质溶液,每个浓度水平至少制备 6 份样本。第一组用流动相制备,第二组用不同来源(至少 6 个批次)的空白生物样本的提取液或提取物(提取液吹干后所得)加流动相复溶制备。第一组测定结果可评价色谱系统和检测器的性能及整个系统的重现性。第二组测定结果与第一组测定结果比较，若待测物质响应值的相对标准偏差明显增加，表明存在基质效应的影响。从基质计算的内标归一化的基质因子的相对标准偏差不得大于 15%，该测定应分别在低浓度(定量下限的 3 倍以内)和高浓度(接近定量上限)下进行。

如果将第一组和第二组各浓度水平测得的相应峰面积(由空白基质提取后加入分析物和内标测得)分别用 $A$ 和 $B$ 表示,可按下列公式计算 ME。

$$ME(\%) = \frac{B}{A} \times 100\%$$

当 ME 值等于或接近 100% 时，表明不存在基质效应的影响；当 ME 值>100% 时，表明存在离子增强作用；当 ME 值<100% 时，表明存在离子抑制作用。一般 ME 值在 85%~115%，ME 可以忽略。除正常基质外，还应关注其他样本的 ME，例如溶血的或高血脂的血浆样本。

当确定存在 ME 的影响时，通过适当的样本前处理方法及色谱分离，大多数待测成分都能有效避免 ME 的干扰。具体措施如下。

(1)优化改进样本提取制备方法，如采用合理的固相萃取方法能够在很大程度上消除 ME。

(2)优化色谱条件，如调节色谱保留，适当的色谱保留可以使待测物质与引起基质效应的内源性物质分开，并使大多数内源性基质都在死时间附近被洗脱，不进入质谱系统；改善色谱峰形，良好的色谱峰形可以保证待测物质流出色谱柱时尽可能得到富集和浓缩，进而降低内源性物质造成的竞争性离子抑制产生的基质效应；梯度洗脱，待测物质色谱峰出完后，大幅提高流动相的洗脱能力，将进样时带入色谱系统的内源性物质全部洗脱去除，避免干扰后续样本的分析；加入添加剂，在流动相中加入少量甲酸、乙酸等添加剂，能够有效降低基质带来的背景干扰。

(3)减少进样体积或稀释样本也可以降低 ME。

(4)根据待测物质的离子化机制选择合适的质谱接口并优化质谱分析条件。

(5)用某一物质为基准补偿基质效应，以适应多组分物质分析的需求。

LC-MS/MS 已成为体内药物分析及其相关研究领域中不可或缺的工具，虽然该技术具有高选择性、高灵敏度及高通量等特点，但在体内药物分析方法学研究中仍面临诸多挑战和问题，如待测物质需衍生化、复方制剂体内多组分同时测定时高浓度组分的质谱响应饱和、方法专属性误判、基质效应、残留效应等。

3. **免疫分析法** 是指以特异性抗原 - 抗体反应为基础的分析方法。由于免疫分析试剂在免疫反应中体现出独特的选择性和极低的检测限，使这种分析手段在临床、生物制药和环境化学等领域中得到广泛应用。在体内药物分析中，免疫分析法的应用主要集中在临床前和临床药物动力学研究中测定生物利用度和药物动力学参数等临床药学数据，以便了解药物在体内的吸收、分布、代谢和排泄情况；以及在临床治疗药物监测中对治疗指数小、超过安全剂量易发生严重不良反应，或最佳治疗浓度和毒性反应浓度有交叉的药物进行血药浓度监测。

当抗原 - 抗体反应达到平衡后，根据是否需要将标记抗原 - 抗体结合物与游离的标记抗原或抗体分离后检测，免疫分析又可分为直接检测法与分离后检测法。因为分离操作是在反应体系中加入分离剂，使均相的反应体系分成非均相的液 - 固两相，所以直接检测法与分离后检测法通常称为均相免疫分析与非均相免疫分析。

（1）均相免疫分析：当抗原 - 抗体反应达到平衡后，反应液中游离的标记物（抗原或抗体）生成结合的标记物后产生可检测信号或原有的可检测信号消失，因此不需将两者分离即可在均相溶液（原反应体系）中直接测定。此类免疫分析法称为均相免疫分析，如酶放大免疫分析。

（2）非均相免疫分析：当抗原 - 抗体反应达到平衡后，反应液中游离的和结合的标记物（抗原或抗体）具有相同的检测信号，只有在反应体系中加入分离剂，将游离的标记物（抗原或抗体）和结合的标记物分离后，才能分别测定各游离的与结合的标记物的浓度。由于这种信号的测定是在液 - 固两相中完成的，故称为非均相免疫分析。放射免疫分析即属于此类。

**（三）治疗药物监测**

1. **TDM 的定义** 传统来说是应用分析技术测定患者体液或组织中的药物及其代谢产物浓度，利用药动学原理，调整给药方案，实现个体化治疗，提高疗效，减免毒副作用的医院药学服务。但药物的有效性和安全性不仅与体内的药物浓度有关，而且受机体内的药物作用靶点、药物转运体和药物代谢酶及其相关基因差异性的影响，随着分子生物学、药物基因组学等新技术的引入，开展药物作用靶点、药物代谢酶和药物转运蛋白的相关基因检测并以此来设计或调整给药方案也快速发展。因此，目前 TDM 的定义是通过测定患者体内的药物暴露、药理标志物或药效指标，利用定量药理模型，以药物治疗窗为基准，制订适合患者的个体化给药方案的医院药学服务。

按照药品说明书推荐的剂量给药，不同病理、生理状态下的患者在相同剂量下的临床反应不一致，大部分患者能获得满意的疗效，另一些患者要么疗效不佳、要么出现不良反应，这是因为药物因素、机体状态及环境条件等都会影响药物的临床疗效，目前尚无法综合所有影响因素来预判药物疗效。不过好在很多药物具有简单明确、反应快速、易监测的疗效指标，如降血糖药可以测定血糖值直接反映药物疗效、抗高血压药可以观察血压值来反映药物疗效，医师可以通过这些疗效指标来调整给药方案。但也还有很大一部分药物并没有直接的疗效监测指标，例如抗癫痫药在常规剂量下每个患者的疗效和不良反应发生情况个体差异大，医师很难在短时期内判定疗效，也无法为每个患者找到最合适的剂量，从而造成盲目地增减药物剂量或换药。

直到 20 世纪 40 年代后期，Brodie 等发现药物的药理作用与血药浓度密切相关，远远强于与剂量的相关性。例如苯妥英钠在大部分患者抗惊厥和抗心律失常时的有效血药浓度在 $10\sim20\mu g/ml$，随着血药浓度增高，毒性反应也加重。血药浓度在 $20\sim30\mu g/ml$ 时可出现眼球震颤，$30\sim40\mu g/ml$ 时可出现运动失调，超过 $40\mu g/ml$ 可出现精神异常。

为什么药理作用与血药浓度密切相关？由于药物经各种途径进入体内后，随血液循环分布到达相应的效应组织、器官和体液中，并在作用部位与相应的受体结合，产生药理效应。理论上药物作用的强弱、维持时间的长短与靶部位中的药物浓度相关，但在临床实践中直接测得靶部位的药物浓度非常困难，而血液、细胞外液和细胞内液的药物浓度存在可逆平衡，并存在一定的比例关系。因此，可以通过血药浓度来反映作用部位的药物浓度，间接反映药物的疗效，这也是 TDM 的原理。正因为如此，监测血药浓度可以找到最佳的给药方案，并把药物浓度调整在最合适的治疗范围内，以获得最佳的治疗效果及最低的治疗风险。本书中的 TDM 除包括血药浓度外，同时也包括药物相关基因检测。

生物样本原则上包括生物体的任何体液（如血液、尿液、唾液、胆汁、脑脊液、羊水等)、组织、器官和排泄物等,临床最常用的生物样本是血液。但在某些特殊情况下,也可以检测其他生物样本中药物浓度的情况。如颅内感染时,万古霉素可透过血脑屏障进入颅内,使用脑脊液作为样本检测其中的万古霉素药物浓度,则更能直接反映药物在感染部位的暴露量,对药物疗效的预测也更准确。

把最低有效药物浓度作为治疗浓度的下限,最小中毒浓度(或最大有效浓度)作为治疗浓度的上限,这个范围是治疗窗(therapeutic window),也是药物浓度的安全有效范围,以此来调整血药浓度,设计给药方案。

**2. TDM 的意义**

(1)制订合理的个体化给药方案:如前所述,药品说明书往往是针对一般人群制订的常规治疗方案,无法适用于所有患者。如在 109 份抗真菌药伏立康唑的 TDM 数据中,以 2.0~5.5μg/ml 作为有效治疗范围,只有 45.9% 的患者其血药浓度在范围内,提示有接近一半以上的患者在使用标准剂量进行治疗时可能存在临床疗效不佳或不良反应发生率升高的情况。由于患者个体的生理、病理、遗传及生活习惯等多种因素的影响,同一药物在不同患者个体内的药动学特性各不相同,这是药物反应个体差异大的原因之一。基于 TDM 实施中获得的信息,制订合理的个体化给药方案是 TDM 的主要任务。

(2)TDM 是临床药理学的基础之一:大部分药物在体内是通过细胞色素P450(CYP450)代谢消除的,一些药物的代谢与 TDM 之间存在紧密联系。药物合用时,药物代谢酶可能会被诱导或抑制,从而引起药物浓度的显著改变,导致药物效应发生变化。此外,许多代谢酶、受体等存在基因多态性,这种基因多态性会引起某些药物的体内过程和药效学发生特殊表现。因此,由常规TDM 获取的血药浓度信息成为临床药理学研究的基础。如测定伏立康唑的血药浓度时,发现 CYP2C19 强代谢和慢代谢人群体内的药物浓度具有显著性差异;而当患者同时服用文拉法辛和氟西汀时,文拉法辛的体内药物暴露量会因与氟西汀合用而增加,从而导致其不良反应 5- 羟色胺综合征的发生率增加。

(3)其他:对于特殊疾病如精神障碍疾病,其在药物治疗过程中普遍存在患者依从性差、用药过量或药物不良反应与疾病本身难以相鉴别的情况。如抑郁障碍患者通常存在心慌等躯体症状,然而当体内的抗抑郁药 5- 羟色胺再摄取抑制剂浓度水平过高时也会引起心慌。因此开展 TDM 也可为临床提供客观的实验室依据,以帮助医师判断患者依从性、药物过量的程度、鉴别不良反应等。

**3. 开展 TDM 的药物特征与原则** TDM 具有重要的临床指导意义,但并不是所有药物都需要进行 TDM。一般来说,临床需要进行 TDM 的药物应符合以下基本条件:①血药浓度变化可以反映药物作用部位的浓度变化;②药效与血药浓度的相关性超过与剂量的相关性;③药物的药理效应不能用其他及时的、易观察的、客观的、可量化的指标评价;④有效血药浓度范围已知;⑤血药浓度监测方法的特异性、敏感性及精确性要高,简便快速。

具体临床指征因情况而异,主要有以下几种情况。

(1)需要 TDM 的药物:严格来说,下述是需要进行药物浓度监测的药物,而不是 TDM 本身,因为目前药物相关基因检测也属于 TDM 范畴,但由于后续有专门的内容介绍药物相关基因检测,因此这部分的 TDM 特指药物浓度测定。

1)治疗窗窄、毒副作用强的药物。如地高辛、茶碱等。

2)个体间血药浓度差异较大,或遗传因素使之有快代谢或慢代谢人群的药物。如伏立康唑。

3)在治疗范围内存在非线性动力学特征,难以通过剂量来估计血药浓度的药物。如苯妥英钠,其血药浓度与剂量之间只在一定范围内呈线性关系,由于代谢酶能力有限,当血药浓度达到一定水平后,药物剂量稍有增加,即可导致血药浓度显著增高,易产生毒副作用。

4)药物过量引起的毒性反应与该药治疗的疾病症状相似,难以判断是剂量不足或药物毒性。如苯妥英钠中毒时引起的抽搐与癫痫发作不易相区别;又如地高辛可用于治疗室上性心律失常,但浓度过高也可引发室上性心律失常的毒性反应。这时,TDM 有助于医师对临床具体情况作出正确的判断。

5)一旦药物浓度不达标将导致治疗失败且后果严重的某些药物治疗。例如抗癫痫药、器官移植的抗排斥药。

6)随着对药理学、药效学研究的深入,越来越多以前认为不需要监测的药物也逐渐开展 TDM。如碳青霉烯类抗生素、英夫利昔单抗等生物类似物。

（2）需要 TDM 的情况

1）特殊人群或在某些疾病状态下，如老年人、新生儿、肝肾损伤、胃肠道疾病、大面积烧伤、蛋白质水平降低等可能影响药物的代谢和排泄，从而导致血药浓度发生变化。例如患者急性腹泻会引起小肠上壁的 P 糖蛋白表达减少或功能破坏，从而导致他克莫司的血药浓度升高。

2）合并用药：药物之间的相互作用可能影响药物的体内过程，使血药浓度发生变化。如伏立康唑与他克莫司合用时，他克莫司的血药浓度会发生显著升高；又如卡马西平是 CYP3A4 强效诱导剂，因此可降低主要通过 CYP3A4 代谢的药物的血药浓度。

3）长期用药且依从性不好的患者需要监督其用药情况的，如抗精神病药。

4）怀疑药物中毒时，如急诊收治的昏迷患者且怀疑服用苯二氮䓬类药物，可监测苯二氮䓬类药物的血药浓度以协助诊治。

**4. TDM 的工作流程** 国内在 20 世纪 80 年代初开展 TDM 工作，经过 40 多年的发展，几乎所有三级医院都已开展 TDM 工作。TDM 的核心是个体化给药，个体化给药方案包括初始给药方案和调整后的给药方案。前者是以用药经验来制订给药方案；后者则是在进行 TDM 的基础上，根据估算药动学参数和患者的实际情况而对给药方案进行调整后得到的维持治疗方案。TDM 的工作流程如图 2-2-1 所示。

（1）TDM 的申请：医师对患者明确诊断后，一般初始给药方案多为药品说明书上推荐的标准剂量方案。若患者个体情况较特殊，如肝肾损伤患者，医师、药师可根据其具体情况估算初始剂量并开始治疗，观察临床效果，在患者用药并达稳态血药浓度后，医师开具 TDM 申请并注明样本采集时间。

（2）样本采集：正确地采集样本对获得准确的血药浓度监测数据极其重要，通常情况下采血时间会影响血药浓度的结果。

1）常规 TDM 应在用药达稳态血药浓度后监测。因为多剂量用药达稳态血药浓度后，药物的吸收速率与消除速率达到平衡，血药浓度稳定在一定范围内波动，此时判断血药浓度是否在有效血药浓度范围内才具有临床意义。若在达稳态血药浓度前采样，测得的血药浓度偏低，仍以此为依据提高剂量，则易导致药物在体内蓄积而过量中毒。一般多剂量给药后经过 5～6 个半衰期，可以认为已达稳态血药浓度。

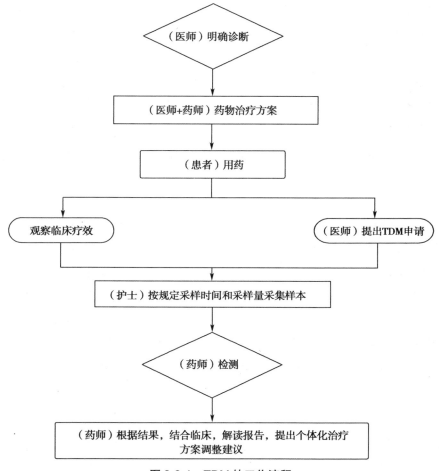

图 2-2-1 TDM 的工作流程

2）常规监测稳态谷浓度。即使已达稳态血药浓度，它仍然在给药间隔时间内有波动，表现出一个峰浓度和一个谷浓度。测定峰浓度，主要观察波动范围是否超过中毒浓度；测定谷浓度，主要观察波动范围是否低于最低有效浓度。因为一般谷浓度与药 - 时曲线下面积的相关性较好，基本能代表药物在作用部位或靶器官的浓度；且波谷时血药浓度变化相对较缓，采样时间的微小差异对血药浓度监测结果的影响不大。因此，一般常规监测稳态谷浓度，即在下次给药前的一定时间内采血。但有时为了计算药 - 时曲线下面积，或单次剂量较大需关注峰浓度是否过高等，也可同时监测峰浓度。

3）当怀疑患者出现中毒反应或急救时，可随时采样。静脉给药需检测血药浓度时，应在给药对侧的手或足静脉采血。

4）根据检测项目要求的样本类型（全血、血浆、血清或脑脊液等）选择采血管或容器。采集全血样本时应置于含抗凝剂的采血管内，采血后轻轻翻转采血管 5～10 次，以保证血液样本与抗凝剂充分混合，即得到全血样本。全血样本在 2 500～3 000r/min 的条件下离心 5～10 分钟，取上层淡黄色液体即为血浆样本。若使用不含抗凝剂的采血管，采血后室温放置 30～60 分钟后，在 2 500～3 000r/min 的条件下离心 5～10 分钟，取上层淡黄色液体即为血清样本。

5）采样时应记录患者的服药时间和采样时间，有助于结果的分析和解读；样本采集后立即送实验室，以免放置过程中出现药物分解或溶血而影响结果的准确性。对于特殊样本，如溶血、乳糜血也应根据方法学验证时干扰因素的考察结果来决定是否可用。TDM 对是否空腹一般没有特殊要求。

（3）样本分析：获得准确的检测结果是将 TDM 用于指导临床个体化给药的基础。样本采集后应尽快送检，否则应根据检测方法建立时的稳定性考察结果储存样本。实验室接到样本后应选择特异性、灵敏度、准确度及时效性都满足要求的，并在实验室内经过验证的检测方法进行检测。

**5. 基于血药浓度监测结果制订个体化给药方案**

（1）血药浓度的影响因素：体内药物浓度的影响因素较多，包括患者病理、生理（如疾病类型及严重程度、性别、体重）、遗传因素（如药物代谢酶活性多态性等）及环境因素（如饮食和药物相互作用）等。以下将以药动学理论为基础分别描述可能对血药浓度造成影响的因素，以期对临床血药浓度监测结果的解读提供依据。

1）药物吸收的影响因素：口服是临床上最常用的给药途径之一，然而药物在胃肠道中的吸收速率和程度首先与药物本身的理化性质相关，包括脂水分配系数、解离度、溶解度、剂型及转运方式等。除此之外，饮食、胃肠道 pH、胃排空及蠕动情况等均会导致药物的吸收发生变化。

如抗真菌药泊沙康唑，在研究中发现其吸收具有饱和性，单剂量（50～800mg）口服时泊沙康唑的血药浓度与剂量成正比，而单剂量给药超过 800mg 时血药浓度则不再增加，因此其临床给药方案为 200mg t.i.d.。在空腹、普通饮食或高脂肪餐的不同状态下，分别服用混悬剂、片剂时，泊沙康唑的体内暴露量不同，从而带来体内血药浓度的差异。其中泊沙康唑的暴露量为高脂肪餐服用混悬剂>高脂肪餐服用片剂>普通饮食服用混悬剂>空腹服用混悬剂，如图 2-2-2 所示。另外胃肠道 pH 同样影响泊沙康唑的吸收，如图 2-2-3 所示，同服碳酸饮料>碳酸饮料加质子泵抑制剂>质子泵抑制剂>单用泊沙康唑。然而对于同属于三唑类抗真菌药的伏立康唑而言，其体内药物暴露量却以空腹时服用最高，因此为保证其临床疗效，伏立康唑口服时需与用餐间隔至少 2 小时以上。

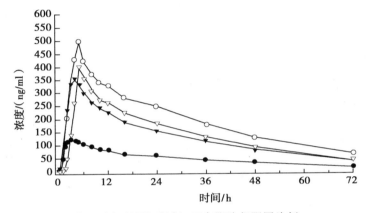

○高脂肪餐服用混悬剂；▽高脂肪餐服用片剂；
▼普通饮食服用混悬剂；●空腹服用混悬剂。

图 2-2-2 食物对口服不同剂型的泊沙康唑后血药浓度的影响

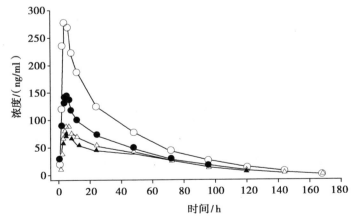

○碳酸饮料；△碳酸饮料加质子泵抑制剂；▲质子泵抑制剂；●单用泊沙康唑。

图 2-2-3 pH 对口服不同剂型的泊沙康唑后血药浓度的影响

　　除此之外,当患者出现呕吐、腹泻等症状时,胃肠道排空速度增加会大大减少药物在肠道的吸收。因此,在对患者的血药浓度监测结果进行分析时应详细询问患者的饮食、基础疾病及生活习惯等,从而制订合理的给药时机。

　　2) 药物分布的影响因素:分布是药物随血液循环输送至各器官、组织,并通过转运进入细胞间液、细胞及细胞器内的过程。药物在体内的分布可达到动态平衡,但往往并不是均匀(浓度相等)的,只有分布到靶器官、组织或细胞的药物才能产生药理效应。而以被动转运的方式分布的药物,其靶位浓度与血药浓度往往是成比例的。药物在体内的分布除受药物本身的分子大小、$pK_a$、脂溶性等理化性质影响外,还受到下列因素影响。

　　①血浆蛋白结合率:只有游离药物才能进行被动转运分布发挥作用。通常弱酸性药物主要和白蛋白结合,弱碱性药物和 $\alpha_1$- 酸性糖蛋白或脂蛋白结合。与血浆蛋白同一位点结合的药物之间存在竞争性抑制,使游离药物的浓度发生改变,这点对血浆蛋白结合率高的药物尤应引起注意。

　　②特殊的膜屏障:如血脑屏障,只有高度脂溶性的药物才能以被动扩散的方式透过血脑屏障进入脑脊液、脑组织。

　　③生理性体液 pH 差异:生理情况下细胞外液的 pH 约为 7.4,细胞内液的 pH 为 7.0;乳汁的 pH 更低,约为 6.7。由于 pH 对药物解离的影响,弱酸性药物主要分布在血液等细胞外液中,而弱碱性药物则在细胞内液和乳汁中的分布高。

　　④主动转运或具有特殊亲和力:少数药物可被某些组织细胞主动摄取而形成浓集,如甲状腺滤泡上皮细胞对碘的主动摄取,使甲状腺中的碘浓度比血浆高数十倍。另有少数药物对某些组织、细胞成分具特殊亲和力或形成难解离的共价结合,也可导致药物在这些部位的高分布。

　　3) 药物代谢的影响因素:药物代谢是指药物在体内发生的结构变化。大多数药物主要在肝脏代谢,参与药物代谢的酶主要是肝细胞微粒体混合功能氧化酶;部分药物也可通过其他组织的微粒体酶进行代谢。

　　①酶诱导性:有一些药物使用一段时间后可以诱导药物代谢酶的合成,使酶的催化作用增强,从而加快药物的代谢,导致药效降低。对于一些通过代谢产生活性的前体药物,则由于酶诱导作用,使药理作用加强或产生毒性。在人体内,酶诱导作用通常发生在使用诱导剂 3 天后,在 7~10 天达到最大诱导效果。

利福平是一种强效的酶诱导剂,具有很强的诱导肠和肝中的 CYP3A4 酶的作用,显著降低 CYP3A4 底物的血浆中浓度和效应,停药后可以恢复,恢复半衰期约为 2 天。临床其他诱导剂如表 2-2-2 所示。

表 2-2-2 临床常见的 CYP450 亚型底物、抑制剂及诱导剂

| CYP | 底物 | 抑制剂 | 诱导剂 |
|---|---|---|---|
| 1A2 | 茶碱,咖啡因 | 氟伏沙明 | 吸烟 |
| 2B6 | 依非韦伦 | | 利福平 |
| 2C8 | 瑞格列奈,罗格列酮 | 吉非罗齐 | 利福平 |
| 2C9 | 华法林,甲苯磺丁脲 | 氟康唑,胺碘酮(用于慢代谢受试者) | 利福平 |
| 2C19 | 奥美拉唑,兰索拉唑,泮托拉唑 | 奥美拉唑,氟伏沙明,吗氯贝胺(用于慢代谢受试者) | 利福平 |
| 2D6 | 地昔帕明,右美沙芬,托莫西汀 | 帕罗西汀,奎尼丁(用于慢代谢受试者) | 未确证 |
| 2E1 | 氯唑沙宗 | 二硫化物 | 乙醇 |
| 3A4/3A5 | 咪达唑仑,丁螺环酮,非洛地平,辛伐他汀,洛伐他汀,依来曲普坦,西地那非,三唑仑 | 阿扎那韦,克拉霉素,茚地那韦,伊曲康唑,酮康唑,奈法唑酮,奈非那韦,利托那韦,沙奎那韦,泰利霉素,伏立康唑 | 利福平,卡马西平 |

②酶抑制性:有些药物能对肝微粒体中的酶产生抑制作用,从而使其他药物的代谢减慢,导致药理活性增强、药物作用时间延长及毒性反应增加。一般而言,酶抑制作用所致的代谢过程中药物相互作用的临床意义远大于酶诱导作用,约占药物代谢作用的 70%。临床常见的代谢酶抑制剂如表 2-2-2 所示。

③酶的基因多态性:药物代谢酶在人群中广泛存在遗传多态性现象,这是造成人群中药物代谢个体差异明显的主要原因。所谓遗传多态性(genetic polymorphism)是指一个或多个等位基因发生突变而产生遗传变异,在人群中呈不连续多峰分布,其代谢药物的能力明显不同。根据其代谢快慢的不同,可分为超快代谢型(ultrarapid metabolizer,UM)、快代谢型(extensive metabolizer,EM)、中间代谢型(intermediate metabolizer)和慢代谢型(poor metabolizer,PM),后者发生药物不良反应的概率通常较高。

参与 I 相反应的主要 CYP450 酶如 CYP2C19、CYP2C9、CYP3A4、

CYP2D6、CYP1A2 和 CYP2E1 等都具有不同程度的遗传多态性。其中 CYP2C19 和 CYP2D6 是比较典型的例子,已研究得较为清楚,PM 的比例根据人种不同而不同。CYP2C19 的 PM 在日本人群中的发生率约为 25%,在中国人群中约为 13.6%,而在北美和欧洲白人中仅约为 2%。抗抑郁药艾司西酞普兰进入体内后主要经过 CYP2C19 进行代谢,当患者为慢代谢型或慢代谢表型时其血药浓度大约为正常代谢人群的 2 倍,如图 2-2-4 所示,由此不良反应的发生率会升高。

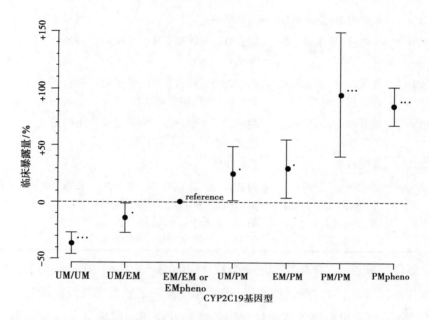

图 2-2-4　艾司西酞普兰的体内暴露量与 CYP2C19 基因型的相关性

　　4)药物排泄的影响因素:肾脏是药物及其代谢物排泄的主要器官。肾脏排出药物及其代谢物涉及 3 个过程,即肾小球滤过、肾小管主动分泌、肾小管重吸收。

　　多数药物以膜孔扩散的方式经肾小球滤过。只有游离药物才能滤过,滤液中的药物浓度与血浆中的游离药物浓度相等。通常人的肾小球滤过率约为 125ml/min,若药物仅从肾小球滤过,既无重吸收,也无肾小管分泌,则其游离药物的肾清除率等于肾小球滤过率。当游离药物的肾清除率大于肾小球滤过率时,提示存在肾小管主动分泌。

多数有机酸类化合物如丙磺舒、β- 内酰胺类药物、尿酸及氟康唑等除肾小球滤过外，还有肾小管主动分泌参与，其肾清除率有可能大于肾小球滤过率。主动分泌过程往往因药物竞争同一载体而发生相互作用，如丙磺舒抑制肾小管药物转运蛋白而导致青霉素延迟排泄，从而延长其疗效。

有些药物到达肾小管后被肾小管重吸收，肾小管重吸收有主动过程和被动过程两种类型。①主动重吸收主要发生在近曲小管，主要重吸收营养成分如糖、氨基酸、维生素和电解质等；②被动重吸收大多为外源性物质，这种重吸收主要是被动扩散，其吸收程度取决于药物的脂溶性和解离度。碱化尿液和酸化尿液均会影响药物的重吸收。如口服对甲基苯丙胺，正常情况下，16 小时有 16% 的药物从尿中排出；若加服碳酸氢钠碱化尿液，则仅有 1%～2% 的药物排泄；若服用氯化铵，则排出量达 70%～80%。

5）急危重症患者的特殊影响因素：急危重症患者具有特殊的生理特点，容易导致药物在体内的药动学特征发生变化。肠道蠕动下降会影响某些口服药物的生物利用度；当患者因疾病或治疗方式引起体内液体溢出或丢失时会引起表观分布容积增大，如脓毒血症、外伤、严重低蛋白血症、心输出量减少、烧伤早期、胸膜渗出、腹水、纵隔炎或液体支持治疗、胃肠外营养、引流管放置等，表观分布容积增大则会导致药物的血药浓度降低，在开展急危重症患者的血药浓度监测时应考虑这些相关因素；重症患者体内的白蛋白水平较普通患者降低、糖蛋白水平较普通患者升高，因此酸性药物的游离药物浓度升高、碱性药物的游离药物浓度减低。

危重症患者的肝脏代谢酶活性发生变化，引起药物暴露量发生改变；由于肝脏血液灌流下降，以肝脏为主要清除器官的药物的清除率下降，导致药物暴露量升高；最后，危重症患者的药物排泄主要取决于个体肾功能情况，个别药物会诱发肾小管上皮的主动转运功能，导致药物的排泄增加。

（2）定量药理学在治疗药物监测中的应用：药物在体内的过程及其发挥药理作用的程度受多种因素影响，且与患者病理生理情况密切相关。为了能全面且形象地揭示药物在体内的过程，由此诞生了定量药理学。

1）定量药理学是利用建模与模拟技术对药动学（pharmacokinetics，PK）、药效学（pharmacodynamics，PD）、机体功能、疾病机制和试验进程等信息进行定量化研究的一门学科。主要应用定量技术及方法，将药物在体内的处置和发挥药理作用的各个环节及影响这些过程的重要因素通过严格的逻辑推理建立数学模型并进行模拟,从而合理且系统地整合药物和生物系统相关信息,发现并建立新的规律,并运用这些规律来制订药物的给药方案,以提高临床研究决策效率和个体化治疗。与 TDM 结合较为密切的研究包括药物群体药动学及药物的 PK/PD 研究。

2)群体药动学与 TDM:群体药动学是关于个体之间的药物浓度变异来源及其相关性的研究。这些"个体"是指按临床上相关剂量服用某种药物的目标人群,这些目标人群的人口学特点、病理生理特点包括体重、排泄和代谢功能及所接受的治疗会有规律地改变剂量-浓度关系。例如由肾脏排出的万古霉素在肾衰竭患者中的稳态血药浓度通常高于相同剂量下肾功能正常患者中的稳态血药浓度,而群体药动学的目的是找出那些使剂量-浓度关系发生变化的、可测定的病理生理因素,确定剂量-浓度关系变化的程度,并形成一定的模型、公式或软件,从患者个体情况推测其接受某个剂量治疗时可能的血药浓度,或者根据已知的血药浓度及其个体情况推测理想血药浓度下所需的治疗剂量。

目前临床使用较多的是由高雄医学大学开发的 Java PK® for Desktop (JPKD)软件,该软件可用于多种药物的给药方案设计并可用于运行新的药动学模型。近年来复旦大学附属华山医院牵头收集中国人群的万古霉素 PPK 特征参数,结合 R 语言 rjags 包的最大后验贝叶斯反馈法,开发出个体化给药决策辅助系统 SmartDose,可针对普通成人及新生儿、老年人、神经外科患者等特殊人群制订个体化给药方案,包括制订初始方案、根据监测结果调整方案和自定义方案三大功能模块,为临床制订给药方案提供有力支持。

3)抗菌药物的 PK/PD 与 TDM:抗菌药物是临床上应用最广泛的一类药物。由于细菌耐药性增长过快等原因,抗菌药物也是我国管控最严格的药物之一。抗菌药物的个体化给药方案制订是目前临床研究的一个热点。抗菌药物的 PK/PD 是将药物浓度与时间和抗菌活性结合起来,阐明抗菌药物在特定剂量或给药方案下血液或组织浓度抑菌或杀菌效果的时间过程。因此,基于 PK/PD 原理制订的抗菌治疗方案可使抗菌药物在人体内达到最大杀菌活性,获得最佳临床疗效和安全性。抗菌药物的相关指数及靶值如表 2-2-3 所示。

通过 TDM 获得抗菌药物的体内药物浓度水平,即可根据药物的 PK/PD 特点及临床治疗需求调整给药方案以达到个体化治疗的目的。如万古霉素,其临床和细菌学疗效的 PK/PD 参数为 $AUC_{0\sim24}$/MIC，当患者为耐甲氧西林金黄色葡萄球菌所致的下呼吸道感染时，PK/PD 参数应达到 $AUC_{0\sim24}$/MIC≥400，因此临床可通过 TDM 手段获取患者用药前 0.5 小时的谷浓度及用药后 1 小时的峰浓度进行 AUC 计算，判断其是否达到适宜浓度，当 AUC 不达标时则可通过群体药动学模型进行浓度推算获得适宜的临床治疗方案。

表 2-2-3　各类抗菌药物的最佳 PK/PD 指数及其靶值

| 抗菌药物 | 最佳 PK/PD 指数 | 杀菌靶值/% | 临床疗效靶值/% |
|---|---|---|---|
| 青霉素类 | $\%T>$MIC | ≥40~50 | ≥40~50 |
| 头孢菌素类 | $\%T>$MIC | ≥60~70 | ≥45~100 |
| 碳青霉烯类 | $\%T>$MIC | ≥40 | ≥50~75 |
| 氨基糖苷类 | $C_{max}$/MIC（最优） | — | ≥8 |
| | $AUC_{0\sim24}$/MIC | 80~160 | 50~100 |
| 喹诺酮类 | $AUC_{0\sim24}$/MIC | 30~200 | 35~250 |
| | $C_{max}$/MIC | ≥8 | ≥8 |
| 多黏菌素 | $AUC_{0\sim24}$/MIC | 50~65 | — |
| 达托霉素 | $AUC_{0\sim24}$/MIC | 388~537 | — |
| | $C_{max}$/MIC | 59~94 | — |
| 利奈唑胺 | $AUC_{0\sim24}$/MIC | 50~80 | ≥80 |
| | $\%T>$MIC | ≥40 | ≥85 |
| 万古霉素 | $AUC_{0\sim24}$/MIC | 86~460 | 400~600 |
| 替加环素 | $AUC_{0\sim24}$/MIC | — | 12.8~17.9 |
| 大环内酯类 | $AUC_{0\sim24}$/MIC | — | 25 |
| 米诺环素 | $AUC_{0\sim24}$/MIC | — | 200[ef] |
| | | — | 15~20[eg] |

注：a. 所有数值均为游离药物浓度；b. 动物研究；c. 临床研究；d. 总药物浓度；e. 体外研究；f. MRSA；g. 鲍曼不动杆菌。

定量药理学可以定量研究药物、疾病和患者三者之间的关系，从而确定影响因素及随机变异的大小，因此近年来是临床开展个体化药物治疗的重要理论依据和手段。

6. **治疗药物监测报告解读**　在临床实践中，TDM 结果解读是指药师结合患者个体情况，对患者的药效学（疗效、不良反应）和体内药物浓度指标进行评估,如果评估结果明显偏离预期值,则提示需要对初始方案进行调整,实施定量计算,为临床干预提供建议,进行个体化给药方案的制订和调整,然后再进行新一轮治疗。根据具体情况,可重复上述过程,直到获得满意的个体化给药方案,最终实现临床个体化用药。

为兼顾专业性与时效性,解读时药师应结合患者基本特征、生理病理特征、监测目的、治疗浓度范围、历次检测结果等信息综合判断哪些监测结果需重点解读。需重点解读的结果应包括但不限于以下情形:检测结果不在参考范围内;与前一次监测结果相差较大;具有与药物代谢或不良反应密切相关的特殊遗传表型;特殊病理生理状态,如肝肾功能不全、腹膜透析、血液透析、体外膜氧合,以及老年人、儿童、孕妇、危重患者等;临床疗效不佳或出现不良反应时。

TDM 结果解读的基本流程包括解读前患者信息重整、检测结果分析与解读、提出推荐意见并出具解读报告等步骤。

(1)患者信息重整:解读前应对患者信息进行整理,内容包括但不限于以下几个方面。

1)监测药物及 TDM 结果(包括既往检测结果及遗传药理学信息)、监测药物给药方案及采血时间。

2)患者人口学数据:性别、年龄、体重、生活与饮食特征等。

3)病史、诊断及生理病理状态:是否为儿童、妊娠期等特殊人群或生理状态,肝肾功能如何,是否在进行透析、连续性肾脏替代治疗等。

4)合并用药:注意可能影响所监测药物的药动学的其他药物。

5)疗效、不良反应及依从性评估等。

以上患者信息重整可通过查询病历系统、患者管理档案或询问患者及医护人员等途径获得。

(2)检测结果分析与解读:表 2-2-4 所列的为临床上常规开展 TDM 的药物及其安全有效血药浓度范围。需要注意的是:①参考范围是一个统计均值,该范围会随着 TDM 研究的深入而发生变化,药师应参考最新的指南、专家共识或药品说明书等关于参考区间的推荐。②因为特异性的差异,检测方法不同则检测结果会有所差异,所对应的安全有效范围也不同。③有的药物有多个适应证,不同的治疗目的所需的有效血药浓度不同。例如免疫抑制剂他克莫司,随移植器官不同、病程时间长短或用于其他免疫系统疾病,都有不同的治疗窗。④参考范围来自群体资料，但由于靶器官、组织或细胞对药物反应性存在个体差异，因此在解释判断 TDM 结果时不能拘泥于参考范围，而错误地认为只要药物浓度在治疗浓度范围内就会产生期望的临床疗效。实际情况是如果药物浓度在该范围内，出现期望的临床疗效可能性较大，出现不良反应的概率较小，因此还必须结合具体患者的临床表现及治疗效果来进行分析。

表 2-2-4　临床上常规开展 TDM 的药物及其安全有效血药浓度范围

| 药物 | 安全有效血药浓度范围 |
| --- | --- |
| 卡马西平 | $4 \sim 10 \mu g/ml$ |
| 苯巴比妥 | $15 \sim 40 \mu g/ml$ |
| 苯妥英钠 | $10 \sim 20 \mu g/ml$ |
| 丙戊酸 | $40 \sim 100 \mu g/ml$（癫痫）<br>$40 \sim 125 \mu g/ml$（双相障碍） |
| 万古霉素 | $10 \sim 20 \mu g/ml$（谷浓度）<br>$25 \sim 40 \mu g/ml$（峰浓度） |
| 利奈唑胺 | $2 \sim 7 \mu g/ml$ |
| 替考拉宁 | $\geqslant 10.0 \mu g/ml$<br>（重症感染：$15 \sim 30 \mu g/ml$） |
| 伏立康唑 | $1.0 \sim 5.5 \mu g/ml$（谷浓度）<br>$3.0 \sim 8.0 \mu g/ml$（峰浓度） |
| 环孢素 | $75 \sim 375 ng/ml$（谷浓度）<br>$600 \sim 2\,000 ng/ml$（峰浓度）<br>（不同适应证，范围不同） |
| 他克莫司 | $5 \sim 20 ng/ml$（不同适应证，范围不同） |
| 地高辛 | $0.5 \sim 2.0 ng/ml$ |
| 茶碱 | $5 \sim 15 \mu g/ml$ |
| 甲氨蝶呤 | 给药开始后 44h 的浓度应 $<1 \mu mol/L$ |
| 氟西汀 | $80 \sim 200 ng/ml$ |
| 舍曲林 | $10 \sim 150 ng/ml$ |
| 帕罗西汀 | $30 \sim 120 ng/ml$ |
| 度洛西汀 | $30 \sim 120 ng/ml$ |
| 艾司西酞普兰 | $15 \sim 80 ng/ml$ |
| 米氮平 | $30 \sim 80 ng/ml$ |
| 氯氮平 | $350 \sim 600 ng/ml$ |
| 奥氮平 | $20 \sim 80 ng/ml$ |

结果分析时，药师应首先排除因实验室检测误差、采样时间不适宜或用药依从性不佳等因素导致的检测结果异常；然后结合前述重整的患者信息，以及患者现有的治疗方案、合并用药、病理生理状态、饮食、遗传学特征等，分析可能影响所监测药物药动学的因素，综合得出可能产生该监测结果的原因。

（3）提出推荐意见：根据解读结果，利用药动学、药效学、临床药物治疗学、遗传药理学等知识，同时评估该监测结果对药物治疗效果、安全性等方面的影响，基于可获得的最佳证据提出推荐意见，为临床医师确定药物治疗方案、药师实施药物治疗管理及患者居家自我管理提供参考。

TDM结果解读的推荐意见应包括但不限于以下方面。

1）临床诊疗方案建议：基于可获得的最佳证据，给出监测结论及干预建议，当临床治疗方案需要调整时，有条件的机构可利用定量药理学、遗传药理学等方法推算调整剂量。目前剂量调整可参考的方法有稳态一点法、重复一点法、血清肌酐法及定量药理学方法等。

2）监护与随访建议：结合患者个体情况、药物治疗特点、疾病特征等制订个体化患者监护与随访计划。

3）患者自我管理建议：为患者提供居家自我管理（依从性、有效性、安全性）、饮食等方面的建议。

## 二、药物基因组学相关理论知识培训

### （一）药物基因组学的定义

药物基因组学最早起源于遗传药理学。1957年Motulsky博士发表了遗传药理学的第一篇论文《药物作用、酶和生化遗传学》，文章指出"药物反应性可能是遗传和环境在特定的疾病状态下交互作用的结果"。1959年德国药理学家Friedrich Vogel首次提出"遗传药理学"的概念。早期的遗传药理学研究主要围绕药物代谢酶表型活性进行，主要通过某种药物的代谢率判断药物代谢活性的降低或缺失。随着分子生物学技术的发展，遗传药理学的研究也从表型研究转为对药物效应相关基因的单碱基突变研究。其中最为常见的是根据不同的基因突变可以将代谢酶划分为不同的代谢类型，如超快代谢型、快代谢型、中间代谢型和慢代谢型，通过代谢型的判断可以预测通过该酶代谢药物的药动学和药效学特征。

1997 年 Marshall 首次提出"药物基因组学"的概念,但此时的药物基因组学因为分子生物学检测技术的局限,因此大多数研究还是基于单个基因或单个多态性位点进行分析。2003 年随着人类基因组计划的完成和分子生物学检测技术的飞速发展,药物基因组学已经实现从全基因组水平去探讨基因多态性与药物效应个体差异之间的关系。

总体来说,药物基因组学是研究遗传因素在药物反应个体变异中的作用的一门交叉学科,而遗传药理学是从基因水平研究基因序列的多态性与药物效应多样性之间的关系。两者的共同点都是研究药物效应的差异与遗传因素的关系,不同点是药物基因组学研究的是多个基因与药物效应的关系,而遗传药理学研究的是单个基因对药物效应的影响。

**（二）药物基因组学的研究内容**

药物基因组学研究主要涉及的是遗传因素对药动学和药效学的影响。药动学包括药物的吸收、分布、代谢和排泄 4 个环节,因此药物基因组学研究也就针对这 4 个环节涉及的酶或蛋白质的编码基因多态性开展研究。此外药物基因组学研究也会涉及药效学的影响和遗传因素的相关性,这主要涉及一些与药物相互作用的受体或药物作用靶点的基因多态性。遗传因素导致的药动学和药效学的改变最终导致药物效应的个体差异,因此药物基因组学的研究内容主要集中在药物代谢酶、转运蛋白和受体或药物作用靶点遗传多态性与药物效应个体差异的关系。

1. **药物代谢酶** 药物代谢酶会对药物产生活化或消除作用,因而影响药物的药动学参数。药物代谢反应通常分为Ⅰ相代谢反应和Ⅱ相代谢反应,其中Ⅰ相代谢反应包括水解、还原和氧化,这些反应通常会降低化合物的疗效或毒性,但是有时也会导致具有毒性的代谢物生成。药物代谢酶的基因多态性对药物效应个体差异的影响较大,特别是Ⅰ相药物代谢酶的基因突变与药物效应的个体差异密切相关,其中最重要的是药物的氧化代谢酶细胞色素 P450 酶。通过此类酶代谢灭活的药物毒性大且治疗窗窄,则在治疗中代谢能力弱的患者毒性反应会非常明显。相反,一些前药需要酶活化后产生活性代谢产物才能起效,则慢代谢型患者的药效可能较差。

P450 酶是由 CYP450 基因超家族编码形成的酶蛋白。CYP450 家族成员之间的一级结构差异较大,但空间结构有较大的相似性。根据氨基酸序列及其同源性，可以将 CYP450 分为多个家族和亚家族，目前有 200 多个 CYP450 基因家族被命名。人类中存在 18 个 CYP450 基因家族，编码 57 个 CYP450 基因，但只有 CYP1、CYP2 和 CYP3 家族的酶在药物代谢中发挥重要作用。

CYP450 酶根据代谢速率的快慢可以分为 4 种不同的表型：弱代谢型（PM）导致功能完全缺失；中间代谢型（IM）导致药物氧化能力降低；快代谢型（EM）是"正常"表型，通常占人群中的大多数；超快代谢型（UM）是表型变异导致代谢功能增强。CYP450 基因突变是导致代谢表型差异的重要原因。基因多态性影响较大的酶有 CYP1A2、CYP2D6、CYP2C9、CYP2C19 和 CYP3A4 等。

（1）CYP1A2：*CYP1A2* 基因位于 15 号染色体上，全长 7.8kb，有 7 个外显子和 6 个内含子。最常见的 *CYP1A2* 基因多态性是 *CYP1A2\*1C（-3860G>A）* 和 *CYP1A2\*1F（-163C>A）*。如来氟米特需要 CYP1A2 进行活化，CYP1A2\*1F 会引起酶活性的增加，因此会导致携带 *CYP1A2\*1F* 的 CC 基因型的类风湿关节炎患者使用来氟米特后发生毒性反应的风险显著提高。同时对于精神分裂症患者，综合 *CYP1A2\*1C* 和 *CYP1A2\*1F* 的基因型，发现其基因多态性可影响奥氮平的血药浓度，其中 GG/AA、GG/CA 和 GA/AA 型患者用奥氮平治疗时血药浓度偏低，导致药物疗效可能较差。

（2）CYP2D6：CYP2D6 是 P450 酶系中重要的一种氧化代谢酶，在生物体的内源性物质和外源性物质的代谢中发挥重要作用，其基因多态性则是构成药物代谢个体差异和种族差异的基础。*CYP2D6* 主要表达于小肠、肝脏和肺，全长约 7kb，有 9 个外显子和 8 个内含子。目前发现 *CYP2D6* 约有 80 个突变位点，这些基因多态性可能引起 CYP2D6 的个体活性差异。对于抗抑郁药帕罗西汀，研究表明在不同的基因型中，*CYP2D6\*10* 突变等位基因可减慢帕罗西汀在人体内的代谢，该类患者的帕罗西汀血药浓度较高，容易引起药物不良反应。他莫昔芬主要通过 GYP2D6 代谢，其代谢产物具有活性，而 *CYP2D6* 基因多态性对他莫昔芬的疗效有直接影响。研究发现乳腺癌患者使用他莫昔芬后，携带 *CYP2D6\*10/\*10* 基因型的患者酶活性低，其活性代谢物的血药浓度也低，因此患者的复发率及死亡率较高。

（3）CYP2C9：*CYP2C9* 基因位于 10 号染色体上，全长约 55kb，有 9 个外

显子和 8 个内含子。目前已发现 *CYP2C9* 存在 *CYP2C9\*2* 和 *CYP2C9\*3* 等多种突变等位基因。*CYP2C9\*2* 和 *CYP2C9\*3* 基因多态性是影响华法林剂量调整的重要因素，这些基因多态性会引起华法林代谢速率的下降，从而增加华法林的敏感性，导致出血风险增加。*CYP2C9* 基因多态性也会影响甲苯磺丁脲的代谢，*CYP2C9\*3* 纯合子和 *CYP2C9\*1/\*3* 杂合子个体的药物清除率显著低于 *CYP2C9\*1* 纯合子个体，提示慢代谢型或中间代谢型患者其发生毒副作用的风险更高。

（4）CYP2C19：*CYP2C19* 基因位于 10 号染色体上，全长约 55kb，有 9 个外显子和 5 个内含子。*CYP2C19* 除野生型等位基因 *CYP2C19\*1* 外，存在 *CYP2C19\*2* ～ *CYP2C19\*28* 等多种突变等位基因，其中 *CYP2C19\*2*、*CYP2C19\*3* 和 *CYP2C19\*17* 为中国人群 *CYP2C19* 基因的常见基因多态性。*CYP2C19\*2*、*CYP2C19\*3* 会导致酶活性下降，而 *CYP2C19\*17* 则会导致酶活性升高。携带 *CYP2C19\*2* 或 *CYP2C19\*\*3* 等位基因的 PCI 术后或 ACS 患者在使用氯吡格雷治疗后的总体预后较差，且冠状动脉支架内血栓的风险更高。对于一些质子泵抑制剂（如奥美拉唑、兰索拉唑和泮托拉唑），超快代谢型患者的代谢加快、快代谢型患者的代谢正常，因此同等剂量下相较中间代谢型和慢代谢型患者，超快代谢型和快代谢型患者在进行幽门螺杆菌根除治疗时失败的风险更高。但中间代谢型和慢代谢型患者由于血药浓度较高，长期使用可能会具有更高的 PPI 相关不良事件风险。

（5）CYP3A4：*CYP3A4* 基因位于 7 号染色体上，全长约 27kb，有 13 个外显子和 12 个内含子。*CYP3A4\*1G* 是中国汉族人群中突变频率较高的位点，其会导致酶活性降低。*CYP3A4* 基因多态性会通过影响阿片类镇痛药的代谢速率和活性药物的血药浓度，从而影响其镇痛效果或者不良反应的发生。研究发现在妇科术后行芬太尼静脉自控镇痛患者中，突变型纯合基因 *CYP3A4\*1G/CYP3A4\*1G* 携带者的酶活性显著低于野生型等位基因携带者，因此突变等位基因携带者治疗疼痛的芬太尼需求量可能会更少，提示 *CYP3A4\*1G* 等位基因携带者可用更低的芬太尼剂量控制疼痛。对于使用舒芬太尼镇痛的人群，*CYP3A4\*1G/CYP3A4\*1G* 携带者其对舒芬太尼的需求量也较野生型等位基因携带者少。

2. **药物转运体**　药物转运体通常在细胞膜上表达，介导物质的跨膜转运。药物转运体可以分为两大超家族：ATP 结合盒（ATP-binding cassette，ABC）转运体超家族和溶质载体（solute carrier，SLC）超家族。根据物质被转运的方向，转运体也可分为外排转运体和摄取转运体。外排转运体是将底物从细胞内向细胞外转运，而摄取转运体是将其底物从细胞外向细胞内转运。

（1）ABC 转运体：是一类分布较广的跨膜转运体，其依靠三磷酸腺苷水解和转运体中间物磷酸化提供能量来实现逆浓度差转运。目前研究最多的与药物转运关系密切并具有基因多态性的 ABC 转运体主要有 ABCB1、ABCG2 和 ABCC2。

1）ABCB1：*ABCB1* 基因编码 P 糖蛋白（P-glycoprotein，P-gp），位于 7 号染色体上，全长>100kb，有 28 个外显子和 27 个内含子，mRNA 全长 4.7kb。目前已发现近 50 个单核苷酸多态性（SNP）位点，其中 19 个位于外显子区、18 个位于内含子区、11 个为非同义突变。P-gp 主要在肝、肠、肾和胎盘等重要器官上具有分泌和排泄功能的上皮细胞膜表达，其主要功能是依赖能量将细胞内的药物及代谢物泵出，这些药物及代谢物包括胆红素、某些抗肿瘤药、强心苷、免疫抑制剂、糖皮质激素、HIV-1 蛋白酶抑制剂等。研究发现 *ABCB1* 基因的 SNP 可改变多种组织中 P-gp 的表达和功能，外显子区的突变可能造成编码区碱基组成或排列顺序的改变，影响翻译过程，从而影响 P-gp 的表达；启动子区的突变可能影响转录因子的结合效率，从而引起基因表达量的改变。

2）ABCG2：*ABCG2* 基因编码乳腺癌耐药相关蛋白（breast cancer resistant protein，BCRP），位于 4 号染色体上，全长 66kb，由 16 个外显子和 15 个内含子组成，编码 655 个氨基酸。BCRP 主要分布于肝细胞的管腔膜和肾近端小管细胞的管腔膜侧，少部分位于肠道、胆囊上皮细胞、胎盘及血脑屏障等的内皮细胞，其主要功能是主动转运阴离子型药物结合物。*ABCG2* 基因迄今已报道 80 余个 SNP，且各基因多态性位点在不同种族中的分布频率不同。近年来许多研究发现 *ABCG2* 基因的 SNP 可改变多种组织中 BCRP 的表达和功能，但其功能机制仍未完全明确。部分他汀类药物的药动学参数会受到 *ABCG2* 基因 *421C>A* 多态性的影响，导致生物利用度出现个体差异。

3）ABCC2：又称为多药耐药蛋白 2（multidrug resistance protein 2，MRP2），或小管多种有机阴离子转运体（canalicular multispecific organic anion transporter，cMOAT）。*ABCC2* 基因位于 10 号染色体上，共有 32 个外显子。

目前已发现 ABCC2 基因有 400 多个 SNP，*ABCC2* 基因多态性可影响其编码蛋白质的表达和功能，其中的一些 SNP 还与药物转运体的活性和耐药性有关。已有研究发现 *ABCC2* 基因的 *-24C>T*、*1249G>A* 和 *3972C>T* 均与辛伐他汀的不良反应具有相关性。

（2）SLC 超家族：大部分都是摄取转运体，负责将营养物质、维生素及内源性物质等摄入细胞内，主要包括有机阳离子转运体（OCT）、有机阴离子转运体（OAT）和有机阴离子转运多肽（OATP）。SLC 超家族本身不能水解 ATP 提供能量，所需的能量主要来自细胞膜内外的电位差或离子浓度差。

1）OCT：有机阳离子转运体（organic cation transporter，OCT）是 SLC 超家族的重要一员，主要分为 OCT1、OCT2 和 OCT3 三个亚类。OCT1 在人体主要分布于肝细胞，负责转运小分子有机阳离子；OCT2 在人体内主要分布于肾脏近曲小管细胞上，主要负责将血液中的有机阳离子物质转运进入肾脏进行排泄；OCT3 在肝、肾、脑、小肠、骨骼肌和胎盘等组织中均有分布，主要负责一些重要的内源性物质在中枢神经系统中的转运。

OCT1 的编码基因为 *SLC22A1*，定位于 6 号染色体上，全长 37kb。*SLC22A1* 基因包含 11 个外显子，已发现 40 多个多态性突变位点，其中 Met420del 和 Arg61Cys 均会影响肝脏中的二甲双胍浓度，但其多态性是否与二甲双胍的降血糖作用相关，仍需要研究证实。OCT2 的编码基因是 *SLC22A2*，定位于 6 号染色体上，包含 11 个外显子。*SLC22A2* 具有基因多态性，且部分突变对 OCT2 的功能有明显影响。研究发现 *SLC22A2* 基因 *808G>T* 突变会使 OCT2 的转运能力降低，导致其与使用顺铂治疗的患者发生肾毒性的风险密切相关。

2）OAT2：有机阴离子转运体（organic anion transporter，OAT）和 OCT 同属于 SLC22 家族，但是 OAT 主要负责转运有机阴离子底物，包括多种内源性物质如马尿酸盐、尿酸、环核苷酸等，以及 β- 内酰胺类抗生素、非甾体抗炎药（NSAID）、血管紧张素转化酶抑制剂（ACEI）等外源性阴离子型药物。OAT 家族主要包括 OAT1、OAT2、OAT3 和 OAT4 四个亚型，其中 OAT1、OAT2 和 OAT3 主要表达在肾近曲小管的基侧膜上，负责将药物底物从血液中摄取到肾小管细胞内；而 OAT4 分布在肾近曲小管的顶膜上，负责将其底物向肾小管分泌。OAT1 的编码基因为 *SLC22A6*，OAT3 的编码基因为 *SLC22A8*，两个基因均具有多态性，但其多态性是否会对药物转运产生影响还需要更多的研究进行证实。

3）OATP：有机阴离子转运多肽（organic anion-transporting polypeptide，OATP）也称为 SLCO（solute carrier organic transporter family），是 SLC 超家族的重要一员。OATP 主要分布于肝、肠、肾等重要器官中，在组织摄取和转运内外源性物质的过程中起十分重要的作用。目前研究较多的主要为 OATP1B1。OATP1B1 由 *SLCO1B1* 基因编码，该基因定位于 12 号染色体上，全长 10.86kb，有 14 个外显子。该基因具有高度多态性，目前发现其 *388A>C* 和 *521T>C* 基因多态性对药物的消除和代谢都会产生影响，都与使用他汀类药物的患者发生肌病等不良反应的风险相关。

3. **药物作用受体或靶点**　药物与机体生物大分子的结合部位即药物作用靶点，包括受体、酶、离子通道等。药物作用靶点的基因多态性同样能够导致药效及不良反应的个体差异。

如维生素 K 环氧化物还原酶（vitamin K epoxide reductase，VKOR）是华法林的主要作用靶点，能够催化环氧化维生素 K 生成还原型维生素 K，而华法林主要是通过抑制 VKOR 来阻止还原型维生素 K 的生成，从而达到抗凝效果。VKOR 由 *VKORC1*（维生素 K 环氧化物还原酶复合体亚单位 1）基因编码，*VKORC1* 基因多态性在计算患者的华法林需求剂量中发挥重要作用。*VKORC1*、*CYP2C9* 基因型和临床因素（即年龄、体重、药物作用、吸烟等）同时考虑时可以解释至少 50% 的华法林需求剂量的个体差异。

**（三）药物基因组学的检测方法**

目前用于靶标检测的方法主要包括荧光定量 PCR 法、PCR- 直接测序法、PCR- 焦磷酸测序法、PCR- 基因芯片法、PCR- 高分辨率熔解曲线法等。

1. **荧光定量 PCR 法**　目前使用最为广泛的实时荧光 PCR 法主要为探针法。探针法的原理为利用与突变型或野生型模板互补的探针，两端分别应用含不同荧光染料标记的报告基团和淬灭基团，当探针与模板结合并扩增时，淬灭基团与报告基团分离，释放相应的荧光，根据荧光曲线的起峰情况或 $\triangle C_t$ 值区分相应的基因型。

实时荧光 PCR 法的灵敏度高，分型准确，操作简便快捷，所用的仪器容易普及，易于推广使用。但该方法的通量不高，主要适于对少量位点、大样本进行分型。

2. PCR-**直接测序法** 该方法基于双脱氧核苷三磷酸（ddNTP）末端终止法，根据核苷酸在某一固定点开始延伸，随机在某一特定碱基处终止，由于掺入的每个碱基都进行了荧光标记，因此产生相差 1 个碱基的不同长度的系列核酸片段；通过毛细管电泳分离这些片段后读取待测核酸的碱基序列。Sanger 测序法是 DNA 序列分析的经典方法，由于该方法可直接读取 DNA 的序列，因此被认为是基因分型的金标准。

PCR-Sanger 测序法的操作过程主要包括 PCR 扩增和 PCR 产物纯化、测序反应、测序和结果分析 4 个主要步骤。该方法属于定性检测，优点是测序长度较长，可发现新的变异位点。缺点是灵敏度不高，对试剂和仪器有特殊要求，不易普及；操作复杂，成本相对较高，速度慢，通量低。

3. PCR-**焦磷酸测序法** 该方法是由 4 种酶催化的同一反应体系中的酶级联化学发光反应。PCR 过程中带生物素标记的测序引物与模板 DNA 退火后，由 DNA 聚合酶、ATP 硫酸化酶、荧光素酶和腺三磷双磷酸酶 4 种酶协同作用，将引物上每个 dNTP 的聚合与一次荧光信号的释放偶联起来，通过检测荧光的释放和强度，即可测定 DNA 序列。

该方法的主要优点为检测灵敏度较高，分型准确可靠，通量较高，实验设计灵活，可发现新的突变或遗传变异。而该方法的不足主要是对试剂和仪器有特殊要求，不易普及；检测灵敏度有限等。

4. PCR-**基因芯片法** 该方法以特定的寡核苷酸片段作为探针，将其有规律地排列固定于支持物上，然后将样本 DNA 通过 PCR 扩增、荧光标记等过程，按碱基配对原理与芯片杂交，再通过荧光检测系统对芯片上的荧光信号进行检测和分析，从而迅速获得个体的基因型信息。基因芯片分型法的操作过程包括 PCR 核酸扩增、杂交、芯片扫描和结果分析。其主要优点是可进行高通量的 SNP 位点检测，但其缺点是结果存在判读灰区、操作过程复杂、设备要求高。

5. PCR-**高分辨率熔解曲线（HRM）法** 该方法通过对 PCR 反应的熔解曲线分析进行基因分型。PCR 扩增的熔解曲线取决于其扩增序列，序列中 1 个碱基的差异都可导致双链 DNA 的解链温度发生变化。HRM 法应用实时荧光定量 PCR 仪监测这种细微的温度变化，确定所扩增的目的片段中是否存在突变，从而用于基因分型。HRM 法操作简便、快速、通量大、使用成本低、结果准确,有利于实现闭管操作,但由于单个碱基突变导致 DNA 解链温度的变化非常小,因此该方法的缺点是对仪器的灵敏度和分辨率有较高要求。

## 三、实践技能培训

实践技能培训包括信息系统使用、样本采集与保存、试剂申请使用与保管、基本操作、仪器设备、检测项目培训、方法建立培训 7 个方面。应根据不同岗位完成部分或全部培训内容,并结合实践进行考核。

### (一)信息系统使用

1. 实验室信息系统的基本操作,包括样本核收、报告审核和签发、数据存取、数据统计、系统维护及常见问题解决等。

2. 数据备份,包括备份的数据类型、备份频率、备份介质保管等。

3. 危急值项目及数值,包括报告要求、报告流程、记录内容。

4. 急诊项目及其样本验收、报告审核发放。

5. 实验室计算机的正确使用,包括保持清洁和妥善维护,按规定程序开启和关闭计算机系统,禁止在工作计算机上使用个人光盘、移动硬盘、U 盘等。

### (二)样本采集与保存

1. 按照治疗药物监测样本采集手册填写或录入检测项目、样本类型、采集容器、抗凝剂选择、采集方法、采样量、采集时间、送检时限等。

2. 样本采集后的运送要求。

3. 合格样本的要求,包括患者基本信息、检验项目、样本采集等符合要求。

4. 样本验收、登记、处理的标准操作规程。

5. 样本验收后的处理方法,包括当天检测样本和留存待测样本的处理方法。

6. 样本编号方法。

7. 检测完成后的样本的保存方法及废弃样本的处理。

8. 样本采集、运送及检测人员须严格执行的生物安全防护要求。

### (三)试剂申请使用与保管

1. 试剂申购流程,申购及请领的试剂、校准品、质控品等的验收与保存流程。

2. 试剂验收及入库步骤,验收人、验收时应核对的内容、拒收情况、入库时应详细记录的内容。

3. 试剂存放,包括试剂存放原则、分类存放方法、标准品和对照品管理。

4. 试剂使用,包括使用时核对标签、启用标签的书写、应分装使用的试剂、不同类型试剂的取用要求(如标准品和对照品、挥发性试剂、固体试剂、标准溶液等)、实验室自配试剂方法及要求。

5. 自配试剂的标签书写要求及内容。

6. 试剂盘点的内容、方法和时间。

7. 试剂报废情况及处理流程。

8. 试剂批号管理。

9. PCR 生物检测试剂质检要求,包括新批次试剂的校验实验、判断试剂不合格的情况。

10. 空白生物基质(如空白人血浆、血清、全血等)的使用,领取、分装、保存和使用的规范和要求。

11. 常用洗液的配制方法,如合成洗涤液、铬酸洗液、碱性洗液、浓盐酸、含氯消毒液等。

### (四)基本操作

1. 不同玻璃器皿(如圆底试管、离心试管等普通玻璃器皿,大肚吸管、移液管、容量瓶等精细定量玻璃器皿,新的砂芯玻璃滤器等)的洗涤程序及清洗效果评估方法、不同干燥方式的选择、分类保存方式与要求。

2. 常用溶液的配制 储备液的配制步骤,包括取用标准品或对照品前的检查、溶剂的选择、配制容器的选择、计算称量、固体和液体试剂的精密称量、溶剂取用体积、溶解和混匀方法、书写标签及保存方法;TDM 实验室常用工作液(例如待测物质标准曲线系列工作液、内标工作液等)的配制步骤,基本配制步骤包括确定配制浓度和溶剂、配制容器的选择、保存方法及使用。

3. 抗凝全血基因组 DNA 的提取方法与步骤,涉及实验原理、试剂准备与分装及 DNA 保存等,方法包括溶剂法、吸附柱法。

4. 基因扩增实验室的净化方法及净化管理、净化标准与操作步骤;基因扩增实验室交叉污染的预防和污染后的处理操作,包括辨别污染的原因、污染的预防措施、污染的监测手段、污染的处理措施。

**（五）仪器设备**

**1. 常用的药物分析仪器**

（1）临床化学分析仪检测血药浓度的基本操作，包括开机前准备、开机、样本测定、结果查看、关机；该仪器的工作环境要求，如温度要求、湿度要求、防尘、防风等；仪器的日常维护，包括周维护、季维护和年维护的内容；使用该仪器的相关注意事项，如测试结果受环境温度、湿度、气流的影响较大，使用时应留意相关环境指标。

（2）高效液相色谱仪用于样本中药物、内源性物质等定量检测的基本操作，包括开机前准备、开机、样本测定、色谱图查看、结果分析、关机；该仪器的工作环境要求，包括温度、湿度，远离高电干扰、高振动设备；仪器的日常维护，包括周维护、季维护和年维护的维护内容及维护方法；使用该仪器的相关注意事项。

（3）超快速液相色谱-串联质谱仪用于样本中药物、内源性物质等定量检测的基本操作，包括开机前准备、开机、样本分析、色谱图查看、结果分析、关机（关液相色谱仪）等步骤；该仪器的工作环境要求，包括温度、湿度、防尘、防风、电源、电压等；该仪器的日常维护，包括周维护、季维护和年维护的内容。

（4）全自动二维液相色谱仪用于样本中药物、内源性物质等定量检测的基本操作，包括开机前准备、开机、样本分析、色谱图查看、结果分析、关机等步骤；该仪器的工作环境要求，包括温度、湿度等；该仪器的日常维护，包括周维护、季维护和年维护的内容。

**2. 常用的基本仪器**

（1）移液器的基本操作，包括认识移液器的规格，根据所需的取液量选择相应规格的移液器及与之适配的一次性塑料吸头，设定移液量，使用不同的移液方法（正向移液法、反向移液法或带预洗的正向移液法）取液，除去吸头、擦净移液器并妥善放置；使用移液器的注意事项，包括核对使用的移液器是否在校准期内、液体温度对取液量的影响、调节移液量的合理方式及固定旋钮的使用等；定期进行检定/校准和维护。

（2）离心机的基本操作，包括开机、放入样本及平衡、设置离心温度、设置离心时间、设置离心速度、设置离心时的升速与降速速度、取样及关停等；瞬时离心；固化离心程序的设定和选择。

（3）电子天平的基本操作，包括开机前检查（调节水平）、开机、预热、内部校准、选择称量模式、称量（去皮、简单称量）、称量完毕后处理。

（4）超声清洗仪的基本操作，包括开机准备（超声池内装入清洗液）、开机、使用（超声脱气、超声清洗或超声溶解）、关机。

（5）纯水系统的基本操作，包括开机前检查、开机、注水、使用（注意查看电阻率是否合格）、关机。

（6）实验室冰箱的使用注意事项，包括冰箱开关门、存放物品清单、分类分区整齐摆放物品、冰箱内物品须粘贴标签、放入冰箱内的所有物品必须密封保存、存放特殊物品（危险化学药品、易燃易爆危险品、放射性物品、剧毒或高致病性生物制剂、有机溶剂、强酸与强碱及腐蚀性物品）时应注意的情况；超低温冰箱的使用注意事项；实验室冰箱的定期维护内容。

（7）温度管理系统的基本使用，包括启动、数据采集、历史数据及信息查询、退出程序。

（8）pH 计的基本操作，包括开机前检查、开机、标定（两点校正法）、冲洗电极、测量 pH、冲洗电极、关闭电源。

（9）恒温干燥箱的基本操作，包括开机前检查、开机、温度设置、速度设置、时间设置、使用、关机。

（10）电热恒温水浴箱的基本操作，包括开机前准备（注水）、开机、设定温度、使用、关机。

（11）恒温摇床的基本操作，包括开机前检查、开机、温度设置、速度设置、时间设置、使用、关机。

（12）氮吹浓缩仪的基本操作，包括开机、调节温度、放置样本、调节吹针位置、打开气源并调节气流、吹干样本、关闭气压阀、关闭电源、取出样本；该仪器的工作环境要求。

（13）自动洗瓶机的基本操作，包括开机准备（打开水源）、开机、程序选择、运行（各种指示符的意义）、结束、关机。

**3. 基因检测相关仪器设备**

（1）荧光定量 PCR 仪的基本操作，包括开机（包括开启 PCR 分析仪所连接的计算机、开启 PCR 分析仪、开启控制软件）、孔板编辑、放置反应试管于模块中、实验运行、读取实验结果（扩增曲线、原始曲线、$C_t$ 值等）、保存实验结果；此外注意该仪器的工作环境要求。

（2）超微量核酸定量仪的基本操作，包括开机、选择所需检测的核酸种类、使用前清洁光纤探头、空白设定、样本测定、数据保存、使用后清洁光纤探头、关机。

（3）生物安全柜的基本操作，包括打开电源锁、开机、打开前窗玻璃并将当天所有要用到的实验用具放入柜中、关闭前窗玻璃、打开紫外线灯消毒 30 分钟、关闭紫外线灯、打开前窗玻璃并打开风机运行 30 分钟以上、用浸有 75% 乙醇的棉球按一定顺序擦拭生物安全柜内表面、进行实验操作、操作后消毒、关机。

（4）紫外线消毒车的基本操作，包括打开保护门、灯管及开关消毒、打开带灯开关、设定照射时间、置于物表合适距离直接照射、关闭开关。

**（六）检测项目培训**

1. 药物浓度定量分析的室内质量控制操作、检测结果、失控处理；质量控制策略，包括质控品的浓度水平、质控品的检测频率、质控品的检测位置、质量控制规则（中位线、控制限、标准偏差）；质量控制失控的分析与处理，包括确定误差类型、查找潜在原因、失控处理细则等。

2. 酶放大免疫法检测他克莫司血药浓度的具体操作，包括从冰箱取出检测试剂、同批次处理标准曲线、质量控制及待测样本、上机检测、查看结果、将试剂收回冰箱、出具报告、分析及解读报告。

3. 高效液相色谱法检测茶碱和多索茶碱血药浓度的具体操作，包括流动相配制、储备液配制、工作液配制、校正样本配制、质量控制样本配制、同批次处理标准曲线、质量控制及待测样本（液液萃取法）、上机检测、查看色谱图、数据处理、出具报告、分析及解读报告。

4. 超快速液相色谱 - 串联质谱法检测苯二氮䓬类药物血药浓度的具体操作，包括流动相配制、储备液配制、工作液配制、校正样本配制、质量控制样本配制、同批次处理标准曲线、质量控制及待测样本（蛋白沉淀法）、上机检测、查看色谱图、数据处理、出具报告、分析及解读报告。

5. 全自动二维液相色谱法检测万古霉素血药浓度的具体操作，包括同批次处理质控品及待测样本（蛋白沉淀法）、上机检测、查看色谱图、查看结果、出具报告、分析及解读报告。

6. 荧光探针法检测叶酸代谢相关基因多态性的具体操作，包括检测试剂分装、检测试剂加样、扩增检测（开机、软件实验设置、上机、检测）、结果判读、关机。

7. DNA 微测序法检测 CYP2C19 基因多态性的具体操作，包括试剂准备、核酸提取、检测试剂加样、上机检测、查看结果。

**（七）方法建立培训**

1. 方法学验证的样本编号规则，包括样本类型、样本浓度水平、验证项目代号、不同批次测定等内容的编号。

2. 药物定量分析的方法学验证包括完整验证、部分验证或交叉验证，验证项目的选择，验证项目包括特异性、基质效应、携带污染率、线性、定量范围、定量下限、准确度、精密度、稳定性（包含待测药物及内标储备液和工作液、含药生物样本的稳定性），验证项目的内容、方法、操作步骤、评价标准、计算方法及优化方法等。

# 第四节 培训要求与考核

## 一、培训要求

各实验室可根据实际情况，制定合适的培训要求，可根据培训内容按阶段进行培训，考核合格后方能进入下一阶段。例如：第一阶段，知晓工作相关法律法规、规章制度、行业规范等，熟悉工作流程，在带教老师指导下能按照 SOP 操作仪器设备和辅助日常检测工作；第二阶段，能独立完成日常检测工作，质量可控；第三阶段：能解决常见仪器故障、独立自建方法、撰写和发表相应的技术论文、申请和主持 TDM 相关科研项目等。此外，解读报告人员需具备 TDM 结果解读相关知识，并经过相关的专业知识培训及考核。

## 二、考 核

考核是培训效果的体现，目的是能力评估，是准入上岗的依据，也是持续质量改进的体现。考核形式可多种多样，包括笔试、操作、现场问答、答辩汇报、盲样标本比对、留样标本再测、室间质量评价标本检测等。尽量做到有培训即有考核。每次考核也都应留有考核记录。特殊岗位（PCR 分析）还需要取得管理部门指定的培训机构颁发的上岗证。列举以下考核记录表以供参考，见表 2-2-5～表 2-2-11。

## 表 2-2-5 TDM 实验室生物安全知识考核表

姓名：

| 测试评定 | □ 合格 | □ 不合格 |
|---|---|---|
| 感控员： | 日期： | |

1. 在 TDM 实验室工作中，处理患者的血液、尿液样本时应（　　）
   A. 戴手套　　　　　　　　　　　　B. 穿隔离服
   C. 穿工作服　　　　　　　　　　　D. 必要时用防护板或戴护目镜

2. 在 TDM 实验室，新打开的手套外包装袋、打印纸等应丢弃在（　　）
   A. 黑色垃圾袋内　　　　　B. 红色垃圾袋内　　　　　C. 黄色垃圾袋内

3. 在 TDM 实验室，生物污染或可能有生物污染的废物应丢弃在（　　）
   A. 黑色垃圾袋内　　　　　B. 红色垃圾袋内　　　　　C. 黄色垃圾袋内

4. 在实验室工作中，患者的标本应（　　）
   A. 视为具有生物污染性　　　　B. 按患者是否具有传染性疾病区别对待
   C. 按无生物污染性对待

5. 对使用后的一次性针头的处理，正确的有（　　）
   A. 戴上针套以减少刺伤危险　　　　B. 不戴针套直接丢弃
   C. 不戴针套，但将针尖弯曲　　　　D. 丢弃于感染性废物垃圾箱内
   E. 丢弃于尖锐物盒内

6. 离心时发现有破管，应（　　）
   A. 立即重新盖上离心机盖，30 分钟后再打开处理
   B. 立即对离心机进行消毒处理
   C. 处理时先用镊子将玻璃碎片丢弃，再用 75% 乙醇消毒离心机

7. 实验室工作中样本溢出的处理，正确的是（　　）
   A. 首先戴手套，然后喷含有效氯浓度为 2 000mg/L 的消毒液适量于标本溢出液中，消毒 15 分钟
   B. 用镊子夹住吸附棉或吸液棉，吸干溢出物与消毒液的混合物，并丢弃在有"感染性废弃物"标识的垃圾桶内
   C. 再用清水清洁桌面或地面

8. 应使用紧急淋浴的是（　　）
   A. 当被大量的化学品、污染物沾染时
   B. 操作中发生火灾需淋湿全身或物品时

9. 你认为正确的行为有（　　）
   A. 不在实验室内吃喝、吸烟、喧哗
   B. 不在实验室内处理角膜接触镜或化妆品
   C. 可用实验室冰箱贮存食物、饮用水、饮料

10. 填空题
    医疗废物分为_____废物、_____废物、_____废物、_____废物、_____废物。

11. 简答题
    发生职业暴露时，应该如何处理伤口？如何报告相关部门？

表 2-2-6  消防安全知识考核表（不定项选择）

姓名：

| 测试评定 | □ 合格 | □ 不合格 |
|---|---|---|
| 消防安全员： | 日期： | |

1. 发生火灾时，电话报警的电话号码（包括院内电话）是（    ）
   A. 119              B. 6119              C. 2371              D. 911

2. 发生火灾时，电话报警涉及的主要内容有（    ）
   A. 报地址，请写出：＿＿＿＿＿＿＿＿＿＿＿＿＿＿＿＿＿＿＿＿＿＿＿
   B. 火势大小、着火物质
   C. 人员受困情况
   D. 报警人姓名、联系电话

3. 我室现存放的手提式干粉灭火可用于（    ）
   A. 固体火灾                    B. 液体或可熔化固体火灾
   C. 气体火灾                    D. 金属火灾
   E. 带电火灾

4. 干粉灭火器的使用方法（请排序）（    ）
   A. 左手握着喷管，右手提着压把
   B. 拔掉保险销
   C. 在距火焰 4m 左右的地方，右手用力压下压把，左手拿着喷管左右扫射，喷射干粉覆盖整个燃烧区

5. 发生火灾时，逃生的自我防护方法正确的有（    ）
   A. 用湿毛巾或其他湿布类物捂住口鼻
   B. 在高楼内可坐电梯尽快离开
   C. 沿顺风方向逃生
   D. 可选择从高处往下跳
   E. 当火灾发生在室外时，处在室内的人员应及时开门逃生
   F. 在条件允许的情况下，切断电源、移走可燃物质

6. 关于电器插头、插座，正确的是（    ）
   A. 除自带电源的电器外，都应使用合格的三相插头、插座
   B. 应注意插头、插座及连接电线是否接触不良或电线老化
   C. 电源插头、插座周围不能存放易燃、可燃物
   D. 电器的插头插入插座前，应将安全开关关闭。否则，插入时产生的火花有引起火警的危险
   E. 不能将电器的电线靠近灼热的物体
   F. 电源被切断后，才能进行电器维修等操作

7. 我室的灭火器、消防栓、火警自动报警匣、电闸、电话、安全出口及逃生路线、洗眼器、沐浴室、应急灯、化学溢出物处理箱、急救箱分别在什么地方？如何使用？（现场提问，现场指认）

**表 2-2-7　仪器操作评估/考核表——移液器**

姓名：

身份：□新员工　□进修人员　□实习生　□研究生　□其他＿＿＿＿＿＿＿

考核方式：☑操作

考核者说明：直接考评入室人员按下表进行的每一步，正确与否按照当前 SOP 文件核对，在"是"或"否"栏下打"√"，在注释栏解释说明。

目的：对移液器的正确使用进行评估考核，以保证正确使用和加样准确。

授权：考核者和复核者认定评估合格并签字后，即认为被考核者具有独立使用移液器的能力，可以独立使用。

| 考核步骤 | | 考核评估 | |
|---|---|---|---|
| | | 是 | 否 |
| 移液器 | 1. 学习过移液器的 SOP 文件并签字记录 | | |
| | 2. 查看加样器校准日期是否在规定的有效期内 | | |
| | 3. 使用前核对加样体积，所用的管嘴是否正确 | | |
| | 4. 取液前是否适当饱和管嘴 | | |
| | 5. 取、排液操作是否正确，用过的管嘴是否正确放置 | | |
| | 6. 移液器加样准确度和精密度是否符合要求（见下表） | | |
| | 7. 使用完成后使移液器调回最大量程 | | |

**重量法测定移液器加样准确度和精密度记录表**

室温：　　℃　　　湿度：　　%　　　加样液体：　　　　　　比重：

| 加样体积/µl | 理论重量/mg | 加样液体重量/mg | | | | | 均值 | SD | RSD/% | 均值与理论重量的相对误差 |
|---|---|---|---|---|---|---|---|---|---|---|
| | | 1 | 2 | 3 | 4 | 5 | | | | |
| 50 | | | | | | | | | | |
| 100 | | | | | | | | | | |
| 200 | | | | | | | | | | |
| 500 | | | | | | | | | | |
| 1 000 | | | | | | | | | | |

注释：

被考核者签名：

考核者（仪器负责人）签名：　　　　　　日期：　　　　　合格 □　　　不合格 □

复核者签名：　　　　　　　　　　　　　日期：　　　　　合格 □　　　不合格 □

授权：□可独立操作　　　□需在可独立操作人员陪同下操作　　　□不允许使用

### 表 2-2-8　仪器操作评估 / 考核表——×× 免疫分析仪

姓名：

身份：□新员工　　□进修人员　　□实习生　　□研究生　　□其他_____

考核方式：操作

考核者说明：直接考评入室人员按下表进行的每一步，正确与否按照当前 SOP 文件核对，在"是"或"否"栏下打"√"，在注释栏解释说明。

目的：对 ×× 免疫分析仪的操作进行考核评估，以保证正确、规范使用仪器。

| 考核步骤 | | 考核评估 | |
|---|---|---|---|
| | | 合格 | 不合格 |
| ×× 免疫分析仪 | 1. 学习过该仪器的 SOP 文件并签字记录 | | |
| | 2. 学习过测试项目的 SOP 文件并签字记录 | | |
| | 3. 是否检查清水桶和废液桶 | | |
| | 4. 是否调节、监控仪器工作环境 | | |
| | 5. 是否检查 12 位、13 位、W 位试剂 | | |
| | 6. 灌注操作 | | |
| | 7. 盘空白操作 | | |
| | 8. 申请样本 | | |
| | 9. 待测样本预处理操作 | | |
| | 10. 室内质控品选择 | | |
| | 11. 试剂盒孵化、混匀及收回 | | |
| | 12. 待测样本上样操作 | | |
| | 13. 定标的模拟（或实际）操作 | | |
| | 14. 质量控制结果的判断和处理 | | |
| | 15. 结果判断 | | |
| | 16. 测试结束后保存结果、记录、退出程序 | | |

注释：

被考核者签名：

考核者（仪器管理员）签名：　　　　　日期：　　　　　合格□　　　　不合格□

复核者签名：　　　　　　　　　　　　日期：　　　　　合格□　　　　不合格□

授权：□可独立操作　　　□需在可独立操作人员陪同下操作　　　□不允许使用

## 表 2-2-9　仪器操作评估／考核表——××高效液相色谱仪

姓名：

身份：□新员工　　□进修人员　　□实习生　　□研究生　　□其他＿＿＿＿＿＿

考核方式：操作

考核者说明：直接考评入室人员按下表进行的每一步，正确与否按照当前 SOP 文件核对，在"是"或"否"栏下打"√"，在注释栏解释说明。

目的：对高效液相色谱的操作进行考核评估，以保证正确、规范使用仪器。

授权：考核者和复核者认定评估合格并签字后，即认为被考核者具有独立使用××高效液相色谱仪的能力，可以独立使用。

| 考核步骤 | | 考核评估 | |
|---|---|---|---|
| | | 合格 | 不合格 |
| HPLC | 1. 学习过该仪器的 SOP 文件并签字记录 | | |
| | 2. 学习过测试项目的 SOP 文件并签字记录 | | |
| | 3. 柱子的选择及安装 | | |
| | 4. 流动相的配制、过滤和脱气 | | |
| | 5. 开机操作 | | |
| | 6. 是否排气 | | |
| | 7. 平衡色谱柱 | | |
| | 8. 样本预处理 | | |
| | 9. 样本测试 | | |
| | 10. 操作系统的使用 | | |
| | 11. 色谱峰处理 | | |
| | 12. 标准曲线的模拟（或实际）操作 | | |
| | 13. 结果判读 | | |

注释：

被考核者签名：

考核者（仪器负责人）签名：　　　　　日期：　　　　　　合格□　　　　不合格□

复核者签名：　　　　　　　　　　　日期：　　　　　　合格□　　　　不合格□

授权：□可独立操作　　　　□需在可独立操作人员陪同下操作　　　　□不允许使用

**表 2-2-10 盲样标本比对考核表**

考核说明：由考核者准备高、中、低 3 个浓度水平的质量控制样本，被考核者分 3 天内完成检查。由考核者将检测结果与靶值浓度进行比对和成绩评价。

| | 待测物质 A - 低水平 | 待测物质 A - 中水平 | 待测物质 A - 高水平 |
|---|---|---|---|
| 靶值浓度 | | | |
| 测定浓度（第 1 次 日期） | | | |
| 测定浓度（第 2 次 日期） | | | |
| 测定浓度（第 3 次 日期） | | | |
| 精密度 | | | |
| 准确度 | | | |

评价：合格 □　　　　不合格 □

考核人：　　　　评价日期：

**表 2-2-11 TDM 实验室理论知识考试题**

一、请写出"治疗药物监测"的英文及缩写，并简要叙述对治疗药物监测的理解。

二、单选题

1. 治疗药物监测工作不包括（　　）

　　A. 检测患者体液或组织中的药物及其代谢产物浓度

　　B. 检测患者体内能反映病理状态的内源性生物标志物

　　C. 检测患者体内药物作用靶点、药物代谢酶和药物转运蛋白的相关基因

　　D. 结合实验室检测结果为患者设计或调整给药方案

2. 治疗药物监测使用的标本不包括（　　）

　　A. 全血　　　　　　　　　　　B. 血浆

　　C. 脑脊液　　　　　　　　　　D. 药品注射液

3. 使用地高辛时需要进行血药浓度监测的主要原因是（　　）

　　A. 患者依从性不佳　　　　　　B. 地高辛的治疗指数低，毒性大

　　C. 地高辛的个体差异大　　　　D. 地高辛具有非线性动力学特征

　　E. 心电图不能提示中毒症状

4. （　　）情况下需要进行治疗药物监测

　　A. 所有药物

　　B. 各种情况

　　C. 治疗指数低、安全范围窄、毒副作用强的药物（地高辛）

　　D. 具有非线性动力学特征的药物（苯妥英钠、茶碱、甲氨蝶呤）

　　E. 药物过量症状与疾病症状相似的药物（地高辛、苯妥英钠）

　　F. 个体差异大，同一剂量可能出现较大的血药浓度差异的药物（茶碱）

　　G. 遗传因素使之有快代谢和慢代谢人群的药物（氟尿嘧啶）

5. 以下可能需要进行血药浓度监测的药物是（　　）

    A. 阿莫西林胶囊                B. 头孢曲松注射液

    C. 他克莫司软膏                D. 阿米卡星注射液

6. 血药浓度监测的样本采样时（　　）

    A. 可随时采样送检

    B. 应根据不同的药物半衰期判断是否已达稳态血药浓度

    C. 应在特定时间采样

7. 他克莫司、环孢素的血药浓度监测应使用（　　）

    A. 抗凝管                B. 非抗凝管           C. 两者皆可

8. 丙戊酸的血药浓度参考范围是（　　）

    A. 10～20μg/ml          B. 50～100μg/ml          C. 4～10μg/ml

9. 体内药动学过程包括（　　）

    A. 吸收、分布、代谢、排泄

    B. 给药、吸收、代谢、排泄

    C. 吸收、分布、代谢、消除

    D. 给药、代谢、消除、排泄

10. 以下不属于免疫分析法的是（　　）

    A. 放射免疫分析法

    B. 红外免疫分析法

    C. 酶免疫分析法

    D. 化学发光免疫分析法

    E. 荧光免疫分析法

11. 放射免疫分析法的基本原理是（　　）

    A. 标记抗原与非标记抗原同时与过量抗体进行竞争性免疫结合

    B. 标记抗体与非标记抗体同时与限量抗原进行竞争性免疫结合

    C. 标记抗原与非标记抗原同时与限量抗体进行非竞争性结合

    D. 标记抗体与非标记抗体同时与过量抗原进行竞争性结合

    E. 标记抗原与非标记抗原同时与限量抗体进行竞争性结合

12. （　　）不常用于生物样本中的药物浓度测定

    A. 光谱法                B. 核磁共振波谱法

    C. 免疫法                D. 色谱法

    E. 质谱法

13. 临床定量检测最为常用的质量分析器是（　　）

    A. 飞行时间分析器            B. 离子阱分析器

    C. 三重四极杆分析器         D. 静电场轨道阱分析器

    E. 离子回旋共振分析器

14. "模型引导的精准用药"中的模型是指（　　）

    A. 细胞模型                B. 动物模型

    C. PK/PD 模型             D. 经济学模型

15. 易出现首过效应的给药途径是（　　　）
    A. 肌内注射　　　　　　　　　　　B. 吸入给药
    C. 胃肠道给药　　　　　　　　　　D. 皮下注射
16. 绝大多数神经精神类药物的 TDM 是以（　　　）为标准
    A. 稳态峰浓度　　　　　　　　　　B. 稳态谷浓度
    C. 稳态半衰期浓度　　　　　　　　D. 首次服药后浓度
17. *HLA-B\*1502* 基因型阳性患者避免服用（　　　）
    A. 卡马西平　　　　　　　　　　　B. 拉莫三嗪
    C. 加巴喷丁　　　　　　　　　　　D. 左乙拉西坦
18. 固定剂量等间隔多剂量给药，达稳态血药浓度（>96% 的稳态血药浓度）需经过（　　　）半衰期
    A. 1～2 个　　　　　　　　　　　B. 3～4 个
    C. 5～6 个　　　　　　　　　　　D. 7～8 个

三、多选题

1. （　　　）情况下需要进行治疗药物监测
    A. 怀疑吸毒或使用过兴奋剂的人群
    B. 特殊人群（如儿童、孕妇）使用的所有口服药物
    C. 治疗指数低、安全范围窄、毒副作用强的药物（地高辛）
    D. 具有非线性动力学特征的药物（苯妥英钠）
    E. 药物过量症状与疾病症状相似的药物（地高辛、苯妥英钠）
    F. 个体差异大，同一剂量可能出现较大的血药浓度差异的药物（茶碱）
    G. 遗传因素使之有快代谢和慢代谢人群的药物（伏立康唑、他克莫司）

2. 以下可升高他克莫司的血药浓度的药物包括（　　　）
    A. 伏立康唑　　　　　　　　　　　B. 地尔硫䓬
    C. 利福平　　　　　　　　　　　　D. 五酯胶囊

四、简答题

1. 临床需要评估药物的治疗效果以优化给药剂量而进行治疗药物监测时，一般应如何选择采血时间？为什么？
2. 请从吸收、分布、代谢、排泄 4 个方面分别列举可能影响体内药物浓度的因素。

考核者签名：　　　　　　　日期：　　　　　　　合格 □　　　　　　不合格 □
复核者签名：　　　　　　　日期：　　　　　　　合格 □　　　　　　不合格 □

# 第三篇  实践案例

实践案例主要包括 TDM 差错案例及 TDM 临床应用案例两部分内容：TDM 差错案例部分介绍了 11 个 TDM 实验室日常检测工作中可能碰到的常见差错；TDM 临床应用案例部分选取 6 个临床案例展示了分析、解读 TDM 报告并最终提出药物治疗建议的全过程。通过具体的实践案例分享希望能够使读者更深入地了解 TDM，促进 TDM 工作更好地普及和开展。

# 第一章

# TDM 差错案例

 **案例1：药物监测品种选择错误**

某外院患者送样本到 TDM 实验室欲行环孢素血药浓度监测，TDM 药师发现此前 1 天该患者已行此检测且结果低于检测限。因家属并不清楚患者用药情况，药师遂与该患者的主管医师联系后得知，患者实际需监测的项目为甲氨蝶呤。该院纸质申请单上同时有环孢素和甲氨蝶呤两种检测品种供选择，由于工作繁忙造成疏忽使得监测品种被误勾选为环孢素血药谷浓度。发现原申请检测品种有误后实验室及时作出更改，避免了患者的经济损失及治疗的延误。

通常血药浓度监测结果异常偏低可能的原因有药物给药剂量过低、采样时药物浓度尚未达稳态血药浓度、近期存在漏服或停药的情况、合并使用能显著降低药物浓度的其他药物或食物、患者存在腹泻等特殊生理状况、监测品种选择错误等。患者的血药浓度监测结果低于检测限时，一般来说次日再次连续监测的意义不大（器官移植初期需每天连续监测等特殊情况除外），且加重患者的经济负担。药师应详细了解情况，排查造成血药浓度监测结果偏低的原因、衡量患者连续监测的必要性，并及时和患者沟通。如为监测品种

231

申请有误,应及时纠正。

在 TDM 实际工作过程中,因临床工作疏忽或患者表述错误等原因致使监测品种申请有误的情况时有发生,导致不必要的检测、患者的经济损失甚至治疗的延误,应尽量避免。

【解决方法】TDM 包括医师开具检测申请、护士采血、样本送检、实验室接收、检测、结果录入、报告审核等诸多环节,要求临床和实验室相关人员均应仔细核对,尽量避免错误的发生。

 **案例2:检测项目选择错误**----------------------------------------

TDM 实验室收到某住院患者的卡马西平血药浓度监测申请,结果为未检出。药师查看病历并向患者了解用药情况后发现患者目前并未服用卡马西平。联系临床医师后得知,该患者因患有癫痫拟使用卡马西平治疗,故想通过 *HLA-B\*1502* 基因检测来预测患者使用卡马西平后出现严重皮肤不良反应的风险,以帮助确定患者的治疗用药,但申请时项目误选为该药的血药浓度监测而非药物相关基因检测。此时患者尚未开始用药,故血药浓度监测结果为"未检出",与临床实际情况相符。

目前很多 TDM 实验室除了开展传统的血药浓度监测外,还开展药物相关基因检测。因此,存在部分药物血药浓度监测和药物相关基因检测同时开展的情况,如申请时不注意则可能错选,最终因错误的检测而造成经济浪费且可能延误临床治疗。

【解决方法】应提醒临床医师血药浓度监测与药物相关基因检测两种项目各自的意义与检测时机,医师应根据患者实际情况选择恰当的项目。实验室也应了解患者用药情况和临床监测的目的,认真把关,提高有效检测率,以实现治疗药物监测的意义。

 **案例3:采血管选择错误**------------------------------------------

实验室收到一个存在凝血情况的他克莫司血药浓度监测样本,检查发现该样本所用的采血管为非抗凝管。血液中的大部分他克莫司分布于红细胞内,因此他克莫司血药浓度监测的是全血样本中的浓度,凝血会对检测结果造成一定程度的影响。因此,实验室拒收了该样本,并及时反馈临床需用

EDTA 抗凝管重新采血后送检。

　　环孢素、他克莫司及西罗莫司血药浓度监测样本均需使用全血样本，但在实验室实际工作中发现有的样本已完全凝血或部分凝血。这可能是由于临床采血操作时：①采血管选择有误，使用非抗凝管；②抗凝管采血后未能及时或有效颠倒混匀，导致血样部分凝血。

　　完全凝血的样本在送检或实验室接收时即可被发现，但部分凝血的样本可能要在样本处理时才被发现，这两种样本都不能用于环孢素、他克莫司及西罗莫司的 TDM，应拒收。

　　【解决方法】①告知临床根据不同的检测项目要求选用恰当的采血管。②提醒护士注意抗凝管采血的正确操作，采血后应立即 180° 轻轻颠倒混匀 5～6 次，以保证血样和抗凝剂充分混合以避免凝血。冬季温度低时更易发生凝血，采血后应特别注意及时有效地混匀。③凝血或部分凝血的样本不可用于全血项目的 TDM，应通知临床重新采样送检。

### 案例4：采血时机错误

　　TDM 实验室收到临床医师提出的质疑：患者的环孢素剂量未调整，血药浓度监测结果却较前次显著升高，怀疑此次检测结果有问题。实验室检测人员排查了样本检测全过程并未发现异常，随后向患者了解了具体用药情况：患者平时服药为早、晚各 1 次，但采血前 1 天晚间的药物忘记服用，在采血当天凌晨 3 点想起时才赶紧补服，而护士在早晨 7 点采血，此时距患者末次服药仅过去 4 小时，采集的样本并非谷浓度样本，故而导致此次检测结果较前次显著增高。药师向医师反馈情况，并建议规律服药 2 天后于下次服药前半小时内再次采血监测。

　　TDM 对于采血时机有较为严格的要求，只有在规律服药后的正确时间范围内采集的合格标本才能用于监测，结果才能辅助临床给药方案调整。正确的采血时机对于 TDM 至关重要，药师应该尽量确保临床医护人员知晓：①采血时间一般应在规律用药达稳态血药浓度后（特殊情况除外），不同药物的具体时间根据半衰期而定，一般需要 5～6 个半衰期。若未达稳态血药浓度就采样行 TDM，则不能准确反映该治疗方案下药物真实的谷浓度水平，这样的结果不能用于辅助临床给药方案的制订和调整。②应根据监测目的在特定的时间点采血。如监测谷浓度应在用药前半小时内采血,监测峰浓度一般应在血药浓度达峰时采血。③应确保患者平时是遵医嘱按时按量规律服用药物。如有漏服、停药、未按医嘱剂量用药、呕吐导致药物损失、显著提前或推迟用药时间等情况发生的,不宜采血行 TDM;如已采集样本也应拒收;重新送检应按要求待达稳态血药浓度后在相应的时间点采样。若这些情况是在监测后才被发现的,此次结果不能用于辅助临床给药方案的制订和调整;应注意及时和临床沟通解释。

【解决方法】注重临床宣传及患者的科普,让临床和患者了解 TDM 对于采血时机的要求,并认识到合适的采血时机对于 TDM 的重要性,尽量减少因采血时机错误而导致的不合格样本。

### 案例5:采血部位错误

某患者的甲氨蝶呤血药浓度监测结果(用药结束后立即采血)出现高达几百 μmol/L 的异常情况。向采血护士了解情况,发现血药浓度监测结果异常偏高的原因是该样本为甲氨蝶呤静脉滴注结束后立即在给药同侧的手臂采血所致。

以静脉滴注方式给药的药物在 TDM 采血时应注意采血部位的选择,不可在输液同侧的手臂采血,更不可从静脉留置针处采血,否则可能因静脉或留置针死腔中残留的药液影响而导致监测结果异常偏高。正确的采血部位为输液对侧的手臂采血。

【解决方法】加强对涉及 TDM 相关科室护士的宣传,介绍 TDM 对采血部位的特殊要求,避免相同情况的再次发生。

### 案例6:样本保存错误

实验室报告审核人员发现某住院患者的美罗培南血药浓度监测结果异常偏低,检测人员在回顾分析了样本前处理、仪器检测等多个环节均未发现异常。在向采血护士及实验室收样人员了解情况后得知,由于美罗培南血药浓度监测为新开设的项目,部分临床和实验室相关人员对美罗培南稳定性欠佳需要尽快送检的特殊要求不了解,导致该样本在临床采血后长时间放置于室温下未及时送检,实验室在收到标本后也未能及时按要求保存,样本中的美罗培南发生降解而导致检测结果异常偏低。随后通知临床重新采血按要求及时送检,实验室收到样本后及时离心取血浆于 −80℃ 低温保存待检,其检测结果明显高于第 1 次。说明首次结果偏低主要与美罗培南未按要求送检和保存有关。

美罗培南稳定性欠佳,实验室前期考察发现样品室温放置 4 小时后美罗培南可降解 10%～15%,但是 −80℃ 放置的稳定性良好。故临床采血后需马上送检;实验室收到样本后如不能立刻处理并检测的,需立即离心后取血浆冻存于 −80℃ 冰箱中。

由于实验室的仪器及人员安排等因素,使得有的样本并不能在收样当天及时检测,需要在一定条件下储存待测。每个项目的具体储存要求不同,有的药物特别不稳定,不按要求保存对检测结果的影响很大。如大部分维生素对光、热、空气等敏感,采样后应及时送检,样本到达实验室后也需要及时离心处理并检测,如不能及时检测的需要在血清中加入抗氧化剂,混匀后冰箱冷冻保存。

**【解决方法】** 应加强宣教,强化临床及实验室相关人员对于样本及时送检及规范保存的意识。尤其对于稳定性欠佳的检测品种,更需告知临床及时送检对于结果的准确性至关重要。

### 案例7:样本前处理操作错误

TDM 检测人员在 LIS 上手工录入结果时发现检测同一项目的两个患者结果与近期历史结果差别较大,较为可疑。随后电话和患者确认近期并没有调整过给药方案,采血时机也无异常。TDM 检测人员回溯整个实验过程,考虑可能是处理的最后一步转移上清液时,将两个患者的上清液转移交叉错位所致,随后重新处理样本进行检测的结果也验证了上述猜想。

TDM 通常需要对样本进行前处理以实现去除杂质干扰、富集浓缩等目的。这个过程操作步骤较多,如不注意相关要求或操作过程失误,可能对检测结果造成较大影响。首先,在样本前处理过程中,操作人员可能需要多次液体转移。为确保样本在多个步骤中的正确传递,可采用标签转移法,或每个容器都要标注清楚并一一对应,否则造成最终结果错误。其次,处理过程中应严格按每个项目的标准操作规程进行相关试剂的配制、样本和试剂的取用、样本的混匀、离心、挥干、复溶等操作，发现异常情况应及时排查、分析和解决。此外，有的检测项目待测物质不稳定，处理过程中要特别注意处理时限。如美罗培南或亚胺培南稳定性欠佳，检测时样本从 −80℃取出融化后要尽快处理，尽快进样，尽量于 1～2 小时内完成处理和检测，以防美罗培南或亚胺培南长时间置于室温下发生降解。对于此类稳定性欠佳的药物的TDM，若未按照要求及时收样、留样、处理及检测，可能导致检测结果偏离真实值。

【解决方法】在样本前处理过程中应严格按有关操作规程进行，发现异常情况应及时排查处理。

### 案例8：样本检测时系统偶发错误

霉酚酸类药物是基础免疫抑制的重要组成部分，是肝、肾移植受者的首选免疫抑制基础药物之一。目前国内常用的霉酚酸类药物包括吗替麦考酚酯和麦考酚钠，两者在体内经酶快速水解为其活性物——霉酚酸。霉酚酸采用二维液相色谱法进行检测。检测某患者的霉酚酸血药浓度时样品未出峰，是患者未服药还是有其他情况影响？查看患者病历发现该患者近期每天连续监测，其结果均在 1μg/ml 左右。审核人员在确认了前后随行的质量控制均无异常后再次详细查看该样品的色谱图，发现在色谱图的起始部分泵压力线不稳且波动明显，考虑可能是偶发原因使得色谱泵工作异常，从而影响霉酚酸在一维色谱柱上的保留。随即请检测人员重新进样，此次泵的压力线正常，样品也正常出峰了。

液相色谱条件对样品出峰有较大影响，色谱图上的压力线能在一定程度上反映样品检测时的相关问题。应特别注意，发现异常要及时解决，以免对检测结果造成影响。

【解决方法】TDM 检测采用液相色谱、质谱等方法的，其结果受色谱、质谱条件的影响较大，检测人员在检测过程中要注意观察，有异常情况及时排查解决，必要时复测。审核人员在报告审核时不仅仅要注意核对摘抄的检测结果是否和系统上一致，更要注意对色谱图或质谱图的分析判断，面对异常结果时更要谨慎，必要时可要求检测人员重新检测，以确保检测结果的准确可靠。

**案例 9：检测结果判读错误**-----------------------------------------------

霉酚酸采用二维液相色谱法进行检测，某患者的霉酚酸血药浓度监测结果为未检出。实验室报告审核人员审核时发现，由于色谱仪上该患者的霉酚酸出峰时间稍有偏离，导致仪器自动识别样品峰时在保留时间窗口内没有识别到峰，故检测人员对于霉酚酸的检测结果误判为未出峰即未检出。报告审核人员发现后及时纠正，最终为患者出具正确的报告。

【**解决方法**】无论采用什么仪器及方法，TDM 样本检测结束后在抄录结果出具报告之前都要仔细查看并再三确认：判断结果是否正确、有无异常，是否需要重新检测；尤其是对那些过高或过低的异常结果，要分析判断排查无误后才可出报告。需要排查的细节包括检测过程中样品瓶放置位置是否正确、样本量是否充足、是否有未取到样本的情况、是否有气泡干扰、试剂是否正确、仪器是否恰当配置、流动相是否有泄漏、检测条件是否出现异常、样品峰识别是否正确、样品峰积分是否完全等。检测报告出具结果时检测人员和审核人员双签字制度也能在一定程度上有助于规避一些错误。

**案例 10：检测方法选择错误**-----------------------------------------------

某 78 岁的老年男性患者规律服用地高辛 0.125mg q.d.，常规检测地高辛的血药浓度波动在 1～1.6ng/ml，病情好转后停用地高辛。医师担心地高辛是否会在老年患者身上发生药物蓄积，于停药 10 天后复测地高辛的血药浓度为 3.04ng/ml。TDM 药师紧急与临床医师联系告知浓度已达危急值，医师反馈该患者已经停用地高辛 10 天，其间患者无地高辛中毒的相关症状。该患者在随后的 4 天内复测两次地高辛的血药浓度均波动在 3ng/ml 左右。对于已经停药 10 余天的患者却检出高浓度的地高辛，是哪个检测环节发生了问题吗？

TDM 药师回顾了整个检测环节均未发现异常：本实验室的地高辛检测采用西门子药物浓度分析系统（VIVA-E），检测方法为酶放大免疫法，该方法检测操作流程极为简便，样本低速离心后采血管直接放入仪器内进行检测，不涉及样本转置操作，可以排除样本错置的问题；实验室历年地高辛的室间质量评价均合格，该患者多次检测地高辛的随行室内质量控制也均在控。虽然酶放大免疫法检测便捷快速，但其检测结果会因样本中存在某些与待测药物结构相似的抗原而出现交叉反应，从而使检测结果出现偏差。地高辛检测试剂盒说明书提到去乙酰毛花苷、洋地黄毒苷及二氢地高辛同样能够发生抗原 - 抗体反应而产生假阳性结果，据此推断可能该患者的给药方案中某种药物含有的成分能和试剂盒发生抗原 - 抗体反应而产生假阳性结果。最终，经过一系列排查后确认是该患者停用地高辛后服用芪苈强心胶囊，该药物组成中的附子、香加皮、葶苈子、丹参等含有强心苷类成分，和试剂发生抗原 - 抗体反应而产生假阳性结果。随后，该患者停用芪苈强心胶囊后再次抽血复测地高辛的血药浓度，地高辛的血药浓度开始逐渐下降也印证了该推测。

【解决方法】TDM 药师熟知实验室采用检测方法的优缺点及检测原理有助于解决实际工作中碰到的问题。当特异性欠佳的检测方法碰到有干扰的样本时，可以换用特异性更高的检测方法如高效液相色谱 - 串联质谱法。实验室在此事件后建立了高效液相色谱 - 串联质谱法检测地高辛，从而排除芪苈强心胶囊及去乙酰毛花苷等对于地高辛检测的干扰，使得检测结果更为准确。

### 案例 11：结果录入错误

某患者对自己抗癫痫药的血药浓度监测结果提出质疑，认为与用药情况不符。实验室对该患者的检测结果进行复核后发现，该患者同时监测了苯巴比妥和苯妥英钠两种药物的血药浓度，检测结果本身没有问题，但由于工作人员向系统人工录入结果时的失误，把两个药物的结果录反了，同时审核人员也未能发现这个错误，导致错误结果报告的发放。

不同于生化分析仪，高效液相色谱仪及 PCR 仪等未能与实验室信息系统（LIS）连接，不能实现数据自动传输，许多结果需人工转录，在此过程中可能出现结果抄录错误，从而造成最终的结果错误。

【解决方法】检测仪器应尽可能连入 LIS，实现数据自动传输。若无法实现数据自动传输，检测人员在抄录结果及报告审核人员审核报告时应认真仔细，若有近期的历史结果可辅助对比。

# 第二章

# TDM 临床应用案例

## 案例 1：Bayesian 法在给药方案设计中的应用

**【病史摘要】** 患者，男，20 岁，体重 55kg。因"发热、头痛 4 天"入院，入院诊断为发热、头痛查因（化脓性脑膜炎待诊）。患者 4 天前淋雨受凉后出现发热，体温高至 40.2℃，伴有头痛（双侧额、颞、顶部疼痛，呈持续性）、恶心、呕吐，无意识障碍、视物模糊、肢体抽搐等不适。患者曾就诊于当地医院被诊断为化脓性脑膜炎，给予万古霉素 + 头孢曲松抗感染、脱水降颅内压、糖皮质激素治疗 2 天，患者无发热，但仍有头痛。

患者此次入院后继续给予头孢曲松（2g q.12h.iv.gtt.）联合万古霉素（1g q.12h.iv.gtt.）抗感染治疗，经治疗后患者头痛较入院时有所改善。患者入院第 4 天行万古霉素治疗药物监测：万古霉素谷浓度为 4.4μg/ml，峰浓度为 10.94μg/ml。

**【结果分析】** 许多药动学/药效学研究显示，与传统检测谷浓度的方法相比，监测 AUC/MIC 可显著降低万古霉素暴露量及由此产生的肾毒性，而不影响疗效的发挥。《2020 中国药理学会指南：万古霉素治疗药物监测》及《2020 ASHP/IDSA/PIDS/SIDP 共识指南：万古霉素治疗严重耐甲氧西林金黄色葡萄球菌感染的治疗药物监测》等对于有条件的医疗单位更推荐监测用 AUC 取代谷浓度作为万古霉素的 TDM 监测指标。根据上述指南，实验室推荐临床同时监测万古霉素谷浓度及峰浓度，结合一级药动学方程来估算万古霉素的 AUC（参考范围为 400～650μg·h/ml）。

该患者的万古霉素峰浓度、谷浓度及采血时间结合一级药动学方程估算其 AUC 约为 217μg·h/ml，远低于参考范围。采用 JPKD 软件，选择贝叶斯（Bayesian）法，根据群体药动学模型可以大概估算患者的药动学数据及不同给药方案下的万古霉素峰、谷浓度水平，以此辅助给药方案的调整。借助该软件估算患者若按 1g q.8h.iv.gtt. 给药,其谷浓度可能约为 8.43μg/ml,峰浓度可能约为 21.92μg/ml,结合一级药动学方程估算 AUC 约为 402μg·h/ml;若按 1g q.6h.iv.gtt. 给药,其谷浓度可能约为 13.34μg/ml,峰浓度可能约为 25.86μg/ml,据此估算 AUC 约为 530μg·h/ml。鉴于该患者为中枢神经系统严重感染,万古霉素需穿透血脑屏障发挥疗效,我们倾向于使血药浓度维持在参考范围内的中、高水平段。基于此考虑,该患者使用万古霉素 3g 微量泵持续 24 小时泵入或者 1g q.6h.iv.gtt. 可能更为合适。

【药师建议】根据患者的万古霉素血药谷浓度和峰浓度结合一级药动学方程估算该患者的万古霉素 AUC 约为 217μg·h/ml,显著低于 400~650μg·h/ml 的参考范围。结合患者临床情况考虑,建议万古霉素的给药方案调整为 3g 微量泵持续 24 小时泵入或者 1g q.6h.iv.gtt.,并在调整给药方案 2 天后抽血复测万古霉素的血药浓度。

【临床反馈及转归】医师采纳药师建议,调整万古霉素的给药方案为 3g 微量泵持续 24 小时泵入,用药 4 天后复查万古霉素的血药浓度为 22.54μg/ml,估算其 AUC 约为 540.96mg·h/L,在参考范围内。经抗感染治疗后,患者无头痛,肾功能复查无异常。入院第 15 天,患者经治疗后病情好转后转当地医院继续治疗。

【总结讨论】万古霉素为糖肽类抗生素,是治疗耐甲氧西林金黄色葡萄球菌(MRSA)感染的一线用药,其治疗窗窄、个体差异大、疗效及安全性与血药浓度密切相关,万古霉素 TDM 可以显著提高治疗的有效率和降低肾毒性。应用 JPKD 软件,将患者性别、年龄、体重、血肌酐、单次给药剂量、给药间隔、输注时间、输注结束至取样的时间及患者已知的稳态血药浓度等信息依次输入,然后通过软件计算出该患者的清除率(Cl)和表观分布容积($V_d$)等信息,接着输入计划调整的给药剂量、给药间隔和输注时间,即可预测调整给药方案后的万古霉素稳态血药谷浓度和峰浓度,可以作为考察方案调整时的考虑依据。实际工作中药师可以借助上述个体化给药辅助系统优化临床给药方案,实现个体化用药。

**案例 2:药物相关基因检测与血药浓度监测相结合**

【病史摘要】患者,女,34 岁。因"反复双下肢皮肤瘀斑 2 个月,发热 1

周,伴牙龈肿痛出血"入院,诊断为急性髓系白血病。化疗后出现重度骨髓抑制、肺部感染,临床拟给予伏立康唑抗真菌治疗。因伏立康唑主要通过CYP2C19酶代谢,CYP2C19具有基因多态性。基因突变所致的酶活性下降会使代谢减慢,伏立康唑蓄积,血药浓度升高。因此,患者用药前行伏立康唑相关基因检测以制订初始给药剂量。

【药物相关基因检测结果分析】患者体重57kg,肝肾功能正常,伏立康唑的代谢酶CYP2C19表现为快代谢型(检测方法为实时荧光PCR法),可以按照药品说明书中的正常剂量给药。

【药师建议】建议给予伏立康唑0.3g q.12h.的负荷剂量1天后,以0.2g q.12h.的维持剂量进行治疗。因患者病理生理状态变化会影响体内的药物浓度,建议第4天晨起用药前30分钟内静脉采血查伏立康唑的血药浓度,并于用药期间每周复查。

【临床反馈及转归】医师按照药师建议,给予伏立康唑0.3g q.12h.的负荷剂量1天后,以0.2g q.12h.的维持剂量进行治疗。于用药第4天、第11天、第19天和第25天分别应用高效液相色谱法检测伏立康唑的血药浓度,结果分别为1.79μg/ml、2.33μg/ml、2.45μg/ml和3.01μg/ml,都在正常范围内(伏立康唑的安全有效血药浓度为1～5μg/ml),临床认为该患者使用0.2g q.12h.的伏立康唑是合适的。1个月后患者第2次入院化疗,为预防肺部真菌感染,仍然采用该给药方案,但没有及时监测血药浓度,直到患者出现视物模糊、严重幻觉与幻听的症状,药师建议立即检测伏立康唑的血药浓度,结果为8.71μg/ml↑。

【血药浓度监测结果分析】与临床护士核对用药时间和采血时间,均无特殊,排除用药依从性和采血时间错误导致的结果异常;查阅患者病历,肝肾功正常,并且第2次入院的药物治疗方案与第1次住院时基本相同,排除药物相互作用和肝肾功能对血药浓度的影响;实验室再次核对本次检测的质量控制并对该样本进行复测,均无特殊,排除实验误差;进一步查阅文献,发现少量文献还报道了反映感染程度的C反应蛋白(CRP)也会影响伏立康唑的血药浓度,伏立康唑的血药浓度随着CRP的增高而升高,其可能的机制是随着感染发展,炎症因子下调肝脏P450酶的转录和表达,从而影响伏立康唑的代谢速率,造成血药浓度升高。该患者的CRP较前明显升高,因此本次血药浓度偏高可能与CRP增高有关。

【药师建议】患者目前视物模糊、严重幻觉与幻听的症状考虑与伏立康唑的血药浓度过高有关。患者的伏立康唑血药浓度升高考虑可能与患者感染较重、CRP升高有关。建议暂停使用伏立康唑，并持续监测其血药浓度，待降至5μg/ml以下时，再根据患者病情评估是否重新启用伏立康唑；若重新启用伏立康唑，应持续监测其血药浓度。

【临床反馈及转归】临床按照药师建议，暂停使用伏立康唑，并持续监测伏立康唑的血药浓度。停药后第4天，伏立康唑的血药浓度降至2.5μg/ml，根据患者病情，重新启用伏立康唑，药师建议调整剂量为0.1g q.12h.，后续的血药浓度监测结果均在正常范围内，患者感染控制有效，且未再出现相关不良反应。

【总结讨论】伏立康唑是三唑类抗真菌药，其临床疗效与血药浓度相关。当血药谷浓度高于5μg/ml时，发生神经毒性、视觉障碍及肝损伤的风险增加；而当血药浓度低于1μg/ml时，可能导致临床疗效不佳。研究发现伏立康唑血药浓度的个体差异大，影响因素包括年龄、肝肾功能、*CYP2C19*基因多态性及由CYP2C19酶介导的药物相互作用等。用药前可通过检测*CYP2C19*基因多态性来制订和优化初始剂量，但伏立康唑血药浓度的影响因素较多，用药过程中血药浓度可能发生波动，用药过程中还需反复监测血药浓度，以提高药物治疗有效率和避免不良反应。

通过该案例可以看出，将药物相关基因检测和体内药物浓度监测纳入临床诊疗，双重保障精准用药，实现个体化给药方案调整，对指导药物合理应用具有重要意义。

### 案例3：TDM在判断患者用药依从性中的应用

【病史摘要】患者，男，16岁，165cm，50kg。癫痫病史3年，明确诊断癫痫后服用丙戊酸钠缓释片0.5g q.12h.，患者用药后癫痫未再发作。1天前患者在打篮球时突发癫痫被送至医院就诊，酶放大免疫法检测丙戊酸钠的血药浓度，结果为未检出。

【结果分析】详细询问患者情况，自开始服用丙戊酸钠缓释片后，均为家长叮嘱其按时吃药，无漏服。但2个月前患者开始就读寄宿高中，其间在校自行服药。患者认为从开始吃药后未再发作代表癫痫已经痊愈，同时想避免同学知道自己的疾病，1 个月前自行停药。患者的血药浓度监测结果为未检出是其用药依从性不佳，自行停药所致。

【药师建议】①患者的丙戊酸血药浓度未检出与其自行停药有关；②对患者进行用药教育，正确认识癫痫治疗期间规律用药的重要性和癫痫发作的危害性，并应认真记录日常用药情况和癫痫发作情况；③建议恢复丙戊酸钠 0.5g q.12h. 的给药方案，规律用药 3 天后复测丙戊酸的血药浓度及患者的肝功能，以便及时调整治疗方案。

【临床反馈及转归】患者规律用药 3 天后复测丙戊酸的血药浓度为 59.8μg/ml，肝功能正常。随访患者 1 个月，均规律服药，其间无癫痫发作，复查肝功能正常。

【总结讨论】癫痫发作具有不可预计性，只有维持体内的治疗药物浓度达到一定水平才能有效地控制癫痫发作，突然停药、减量易造成癫痫发作，因此保持良好的用药依从性对于癫痫的治疗非常重要。

对于患有癫痫、精神障碍疾病等需要长期用药，且依从性不好的患者，血药浓度监测能够反映其依从性。结合血药浓度监测结果对依从性不好的患者开展有针对性的用药教育，能够加强患者对规律用药重要性的认识，提高药物疗效。

### 案例 4：治疗药物监测与药物相互作用

【病史摘要】患者，男，10 岁，体重约 30kg。因"车祸伤及头部伴昏迷，呕吐 7 小时"入院。入院后患者存在右侧肢体抖动症状，考虑为局灶性癫痫可能，给予丙戊酸钠口服溶液 6ml（0.24g）b.i.d. 鼻饲给药后症状控制欠佳，遂将丙戊酸钠加量至 0.2g t.i.d. 鼻饲给药，癫痫仍然控制欠佳，调整给药剂量 3 天后检测丙戊酸的血药浓度监测结果为 11.2μg/ml。

【结果分析】丙戊酸采用酶放大免疫法进行检测，血药浓度参考范围为 50～100μg/ml，该患者的血药浓度显著低于参考范围。对于肝肾功能正常且体重 >20kg 的儿童，丙戊酸钠的给药剂量为 20～30mg/kg，该患者的丙戊酸钠日剂量已达 0.6g（相当于 20mg/kg），但是血药浓度异常低，该结果无法单纯用鼻饲给药和患者特殊病理状态下胃肠道吸收减少来解释。详细查看病历，该患者因为同时存在肺部感染和头皮伤口感染，目前合用美罗培南

0.5g t.i.d.iv.gtt. 抗感染治疗。美罗培南属于碳青霉烯类抗菌药物，与丙戊酸存在严重的药物相互作用，两者合用会导致丙戊酸的血药浓度大约在 2 天内降低 60%～100%。研究结果显示两者相互作用的机制如下：碳青霉烯类抗菌药物能抑制丙戊酸经小肠上皮细胞基底膜侧的吸收，抑制肠道细菌产生葡糖醛酸转移酶，从而减少丙戊酸的肝肠循环；抑制红细胞膜上的多药耐药相关蛋白，使红细胞中的丙戊酸不能排到细胞外，增加丙戊酸在红细胞内的分布，降低血浆中的丙戊酸浓度；促进丙戊酸代谢为 VPA-G，并抑制肝脏对其的水解作用，从而加快丙戊酸的清除。因此，丙戊酸钠药品说明书中明确指出不建议丙戊酸钠和碳青霉烯类药物同时使用。由于合用碳青霉烯类药物时通过加用丙戊酸钠的剂量来提高其血药浓度效果不明显，一般情况下在患者存在重症感染没办法更换抗感染药时可以推荐临床根据情况考虑换用或加用如左乙拉西坦等抗癫痫药。

**【药师建议】**①碳青霉烯类药物与丙戊酸联合应用可显著降低后者的血药浓度，增加癫痫发作风险，因此不推荐碳青霉烯类药物和丙戊酸联合应用；②若考虑继续使用美罗培南，建议换用如左乙拉西坦等其他种类的抗癫痫药；③若考虑停用美罗培南，建议 3 天后常规监测丙戊酸的血药浓度。由于鼻饲给药和患者目前特殊病理状态下可能导致胃肠道吸收减少的情况，可考虑换用丙戊酸的静脉制剂。

**【临床反馈及转归】**患者停用美罗培南，将丙戊酸钠给药改为 0.4g 微量泵持续泵入，调整给药 5 天后复测丙戊酸的血药浓度为 61.6μg/ml，患者右侧肢体抖动情况有所改善。

**【总结讨论】**临床上多药联用的现象非常普遍，而同时使用两种或两种以上药物时，一种药物的处置或效应可能受到其他药物的影响，即药物相互作用。药物相互作用可以发生在药物在体内运行的如吸收、分布、代谢和排泄等任何一个环节，从而影响血浆药物浓度。认识并克服药物相互作用所带来的不利影响有利于合理用药，而治疗药物监测能帮助临床医师及时发现药物相互作用引起的血药浓度变化，并能为调整给药方案提供依据。已知两种药物之间存在不利的药物相互作用，有时并不一定要停用其中的一种，多数情况下能够在血药浓度监测下，通过调整给药方案达到合理用药的目的。

**案例5：治疗药物监测在鉴别药物不良反应中的应用**--------------------

【病史摘要】患者，女，80 岁。因诊断为慢性心功能不全，院外长期服用地高辛 0.125mg，每天 1 次；1 周前无明显诱因出现活动后气促、心悸症状，伴乏力、头晕，不思饮食。在家休息症状无缓解后就诊。查体：体温 36.3℃，脉搏 53 次 /min，呼吸 20 次 /min，血压 115/45mmHg，心率 53 次 /min。一般情况差，精神尚可。辅助检查：血钾 4.92mmol/L，尿素 24.69mmol/L，血肌酐 219.40μmol/L。心电图：心房颤动心律，一度房室传导阻滞。结合既往病史，诊断为慢性心功能不全急性加重；高血压心脏病心脏扩大心房颤动、心动过缓一度房室传导阻滞；冠心病不稳定型心绞痛；高血压 2 级很高危组；急性肾功能不全？患者入院后行地高辛血药浓度监测，结果为 3.69ng/ml。

【结果分析】本次地高辛血药浓度监测方法为酶放大免疫法，参考范围为 0.5～2.0ng/ml。患者的监测值为 3.69ng/ml，属于危急值（>2.5ng/ml 为危急值）。药师立即报告临床，并床旁问诊患者，追问病史，患者近期有黄视、绿视症状，符合地高辛中毒症状。患者 80 岁，院外长期服用地高辛 0.125mg，每天 1 次；入院查血肌酐为 219.40μmol/L，计算肌酐清除率约为 12.8ml/min，诊断为急性肾功能不全。因此，判断该患者出现地高辛中毒与高龄和肾功能不全有关。

【药师建议】立即停用地高辛。因地高辛的半衰期较长（$t_{1/2}$ 为 32～48h），且主要以原型经肾排泄；患者入院辅助检查示肾功能不全，因此建议持续监测地高辛的血药浓度和肾功能，并予利尿、保护肾功能等对症支持治疗。

【临床反馈及转归】医师采纳药师建议，补充诊断：地高辛中毒；立即给予心电监护，进一步完善实验室检查。停用地高辛，并给予呋塞米利尿、补液、保护肾功能等对症治疗。入院第 2 天患者诉气促、心悸症状稍好转，饮食、头晕改善。查体：血压 110/50mmHg，心率 68 次 /min。再次监测地高辛的血药浓度为 2.31ng/ml，血肌酐为 190.1μmol/L，继续目前的治疗方案。入院第 4 天患者诉喘气较入院明显好转，饮食、头晕明显改善。查体：血压 110/50mmHg，心率 101 次 /min。复查地高辛的血药浓度为 1.25ng/ml，血肌酐为 117.40μmol/L。

入院第 9 天，经上述诊治后患者病情好转，予以出院。出院诊断：心律失常持续性心房颤动并二度房室传导阻滞室内传导阻滞；慢性心功能不全急性加重；高血压2级很高危组；地高辛中毒；冠心病稳定型心绞痛；心脏瓣膜病；急性肾功能不全。

【总结讨论】本例患者入院时主要表现为气促、心悸症状，伴乏力、头晕，不思饮食，心电图示心房颤动心律、一度房室传导阻滞；但患者既往有慢性心功能不全、高血压心脏病、冠心病等，无论是疾病本身还是地高辛中毒均可出现上述表现，难以进行鉴别。因此，入院时立即行地高辛血药浓度监测，结果达到地高辛中毒的标准，结合患者的表现确诊为地高辛中毒。经及时诊治，患者病情好转出院。

血药浓度监测可为药物过量中毒的诊断和治疗提供重要依据，特别是对一些只靠临床观察不易确诊的患者更为必要。例如地高辛中毒常表现为心律失常，而服用地高辛的患者一般合并有心脏疾患，此时往往与疾病本身难以相鉴别；又如普鲁卡因胺治疗心律失常时，过量也会引起心律失常；苯妥英钠中毒引起的抽搐与癫痫发作不易相区别。遇到这种情况，若能及时监测这些药物的血药浓度，可为临床提供客观的判断依据，为及时诊治提供帮助。

### 案例6：治疗药物监测在药物中毒筛查中的应用--------------------------

【病史摘要】患者，女，36岁。因"发现意识丧失4小时"入院。患者丈夫诉4小时前下班后回到家中发现患者躺于床上，呼之不应，伴皮肤苍白、眼圈发黑、肢端与口唇发绀、呼吸深快，身边可见"思诺思"药瓶（具体药量不详）、空药包装米氮平15mg×10片×2板、度洛西汀肠溶片60mg×10片×2板。后家属紧急联系120于2月15日送至我院急诊科。

既往史：患者长期失眠，自服"催眠药"（具体不详）；半个月前诊断为"抑郁症"，近期规律服用"米氮平片22.5mg每天1次、度洛西汀肠溶片（剂量不详）"。

查体：体温36.4℃，脉搏105次/min，呼吸21次/min，血压125/90mmHg，鼻导管3L/min吸氧下SpO₂100%，RLS评分4分，呼之不应，双侧瞳孔等大等圆、约2mm、对光反射灵敏，双眼睑水肿，双肺呼吸音减弱。

入院诊断考虑"药物中毒"，给予胃管置入、洗胃、口服药用炭、血液透析、补液扩容等对症支持治疗，同时急行苯二氮䓬类药物筛查及精神类药物血药浓度监测。2月15日急诊血药浓度监测结果显示艾司唑仑334.90ng/ml、度洛西汀 10.25ng/ml、米氮平 52.96ng/ml，其余苯二氮䓬类药物及精神类药物未检出。

【结果分析】根据患者现病史，考虑药物过量的可能性大，但具体过量药物不详。患者的血药浓度监测结果显示艾司唑仑的血药浓度（334.90ng/ml）超过艾司唑仑的正常治疗浓度（42～100ng/ml），度洛西汀及米氮平的血药浓度在正常治疗浓度范围内，故可确诊艾司唑仑过量。

艾司唑仑过量的处理措施包括催吐或洗胃，以及呼吸、循环系统的支持治疗。由于该药的血浆蛋白结合率高、不易被透析所清除，因此血液透析不适用于对该药中毒的解救。苯二氮䓬受体拮抗剂氟马西尼可用于该类药物过量中毒的解救。

【药师建议】患者服用艾司唑仑过量，目前已行洗胃、口服药用炭治疗，建议密切监测患者的生命体征，动态复查血药浓度，必要时可予氟马西尼拮抗药物作用。

【临床反馈及转归】患者经洗胃、口服药用炭、护肝、保胃、补液、营养支持等治疗后，生命体征尚平稳。2 月 16 日复查血药浓度：艾司唑仑 34.10ng/ml，度洛西汀 9.29ng/ml，米氮平 33.03ng/ml。2 月 19 日复查血药浓度：艾司唑仑 19.80ng/ml。请精神科会诊考虑重度抑郁、自杀未遂；根据血药浓度水平建议重新开始给予米氮平 3.75mg 口服每晚 1 次，度洛西汀 15mg 口服每晚 1 次。后患者病情好转，予拔除气管插管，停止血液净化，予以出院。

【总结讨论】用药过量是可能危及患者生命的紧急情况，然而由于患者送至医院时往往已出现意识丧失、无法配合问诊，因此通常无法获知患者的准确用药史。通过治疗药物监测能够快速筛查出患者过量服用的药物及其过量程度，让临床医师能够及时有针对性地采取适宜的抢救措施，因此是用药过量患者抢救过程的有力帮手。同时通过后续动态监测过量药物的血药浓度，也能够反馈抢救及治疗措施的效果，并进一步为患者的后续用药及治疗提供参考依据。

# 附录

## TDM 工作开展相关文件名录

1. 《医疗卫生机构检验实验室建筑技术导则（试行）》
2. 《医疗机构临床实验室管理办法》
3. 《医疗机构临床基因扩增检验实验室管理办法》
4. 《医院感染管理办法》
5. 《医疗卫生机构医疗废物管理办法》
6. 《治疗药物监测工作规范专家共识（2019版）》
7. 《治疗药物监测结果解读专家共识》
8. 《临床检验专业医疗质量控制指标（2015年版）》

# 参考文献

[1] 郭伟强.分析化学手册1：基础知识与安全知识.3版.北京：化学工业出版社，2016.

[2] 杨惠，王成彬.临床实验室管理.北京：人民卫生出版社，2015.

[3] 李玉中.检验科管理规范与操作常规.北京：中国协和医科大学出版社，2018.

[4] 李文魁，张杰，谢励诚.液相色谱 - 质谱（LC-MS）生物分析手册：最佳实践、实验方案及相关法规.李文魁，刘佳，张杰，等译.北京：科学出版社，2017.

[5] 柴逸峰，邸欣.分析化学.8版.北京：人民卫生出版社，2016.

[6] 胡征.现代实验室建设与管理指南.天津：天津科技翻译出版有限公司，2014.

[7] 谷春秀.化学分析与仪器分析实验.北京：化学工业出版社，2012.

[8] 中国药理学会治疗药物监测研究专业委员会.治疗药物监测工作规范专家共识（2019版）.中国医院用药评价与分析，2019，19（8）：897-898，902.

[9] 江佳佳，李晓华.临床基因扩增检测的全面质量管理.中华临床实验室管理电子杂志，2017，5（4）：251-254.

[10] 万卫红，肖瑜，胡锡阶，等.临床基因扩增检验实验室风险评估与防范措施的分析.中国医药指南，2017，15（32）：297-299.

[11] 华露，任少伟.临床PCR实验室日常工作规范.医药前沿，2014（1）：77-78.

[12] 毛源，夏玲芝，王晶.聚合酶链反应实验室污染的发现及处理.检验医学与临床，2012，9（21）：2781-2782.

[13] 李园.PCR实验室的消毒与防污染措施.检验医学与临床，2010，7（3）：285-286.

[14] 国家药监局，国家卫生健康委.药物临床试验质量管理规范.[2022-04-16].https：//www.gov.cn/gongbao/content/2020/content_5525106.htm.

[15] 中国合格评定国家认可委员会.CNAS-CL02：医学实验室质量和能力认可准则.[2022-05-04].https://www.cnas.org.cn/images/rkgf/sysrk/jbzz/2023/06/01/16855853 02344000916.pdf.

[16] 佚名.临床检验操作规程编写要求.中国临床实验室，2002，1（4）：5.

[17] 国家药典委员会.中华人民共和国药典：2020年版.四部.北京：中国医药科技出版社，2020.

[18] 陈刚.治疗药物监测（理论与实践）.北京：人民军医出版社，1988.

[19] 邓远雄，李晓宇.体内药物分析.长沙：中南大学出版社，2016.

[20] 中国药理学会治疗药物监测研究专业委员会，中国药学会医院药学专业委员会，中国

## 参 考 文 献

药学会循证药学专业委员会，等．治疗药物监测结果解读专家共识．中国医院药学杂志，2020，40（23）：2389-2395.

[21] KRISHNA G，MOTON A，LEI M，et al.Pharmacokinetics and except absorption of posaconazole oral suspension under various gastric conditions in healthy volunteers. Antimicrobial agents and chemotherapy，2009，53（3）：958-966.

[22] HIEMKE C，BERGEMANN N，CLEMENT H W，et al.Consensus guidelines for therapeutic drug monitoring in neuropsychopharmacology：update 2017. Pharmacopsychiatry，2018，51（1-02）：9-62.

[23] AITCHISON K J，REYNOLDS G P，HUEZO-DIAZ P，et al.CYP2C19 genotype predicts steady state escitalopram concentration in GENDEP.Journal of psychopharmacology，2012，26（3）：398-407.